보건의사소통

HEALTH COMMUNICATION

보건 의사소통

HEALTH COMMUNICATION

대표저자 | 손애리
공동저자 | 박아현, 이혜규, 최명일(가나다순)

도서출판
한미의학

보건의사소통

초판 1쇄 발행 2021년 4월 30일

대표저자 손애리
공동저자 박아현, 이혜규, 최명일(가나다순)
펴낸이 이광재
펴낸곳 도서출판 한미의학(2021 Printed in Korea)

책임편집 서영주
본문편집 오인택
책임교정 이순례, 전용찬
마 케 팅 이종희
경영지원 이종희, 박희숙

출판등록 1999년 7월 13일 제22-1586호
주소 서울시 마포구 동교로23길36 리앤리빌딩
전화 02-336-3477
팩스 02-336-6762
메일 k_medical@hanmail.net
www.hanmibook.co.kr

ISBN 979-11-90322-25-6 93510
정가 25,000원

※ This book was supported by the Sahmyook University Research Fund in 2021.

서문

최근 들어 우리 사회에 커뮤니케이션에 관한 관심이 부쩍 높아졌다. 그도 그럴 것이 우리 일상생활의 삶 자체가 커뮤니케이션이라고 할 수 있기 때문이다. 영국의 소설가이자 시인이었던 러디어드 키플링(Rudyard Kipling)이 "언어는 인류가 사용해 온 가장 훌륭한 약"이라고 비유한 것처럼, 커뮤니케이션은 건강에 매우 중요한 영향을 미친다. 말 한마디가 천 냥 빚을 갚을 뿐만 아니라 사람의 생명도 좌우할 수 있을지 모른다. 기업은 물론이고 개인, 가정, 학교, 정부의 공공기관에 이르기까지 사회의 모든 영역에서 효과적인 커뮤니케이션의 중요성이 부각되고 있다.

헬스 커뮤니케이션은 그동안 하나의 학문영역이라기보다는 의사, 약사, 간호사 혹은 보건전문가의 환자나 고객과 효율적인 의사소통을 하기 위한 수단이나 기술로 간주된 경향이 있었다. 하지만 근래에 들어와 보건전문가와 환자 혹은 피교육자와의 효율적인 의사소통은 업무수행에 지대한 영향을 미치기 때문에 그 중요성이 인식되기 시작했다. 과거에는 주로 의사가 소비자인 고객에게 직접 의료 지식을 전달했으나, 현재는 책이나 웹사이트, 신문, 잡지, 라디오, TV와 같은 다양한 미디어를 통해서 제공한다. 건강증진 시대를 맞아 보건정보의 전달, 효과적인 건강 메시지의 개발, 캠페인과 리스크 커뮤니케이션이 중요한 과제로 대두됨에 따라 헬스 커뮤니케이션의 영역은 학문으로서 자리매김하게 되었다. 이처럼 헬스 커뮤니케이션은 학문영역으로서 지속적으로 발전하고 있으나, 우리나라에서는 헬스 커뮤니케이션에 입문하는 학생들이나 종사자들을 위한 기본적인 이론서가 드물다. 특히 헬스 커뮤니케이션 이론에 근거하여 상황을 분석하고 대처하는 전략을 제시하는 교재는 매우 부족하다.

그런 의미에서 이 책은 보건교육사를 포함한 보건전문가가 어려운 헬스 커뮤니케이션 상황을 분석할 수 있고, 효과적인 의사소통 지식과 기술을 습득할 수 있게 하여 보건교육사를 포함한 보건관리 전문인을 위한 안내서의 역할을 할 수 있을 것이다. 그리고 보건관리 과정을 운영하는 대학과 대학원 학생에게 유용한 교재가 될 것으로 생각한다. 이 책은 총 8장으로 구성되었고, 각장의 주제에 따라 커뮤니케이션 이론의 소개뿐만 아니라 이론을 어떻게 적용해야 하는지에 관한 사례로 이루어졌다.

이 책은 필자를 포함하여 4명의 교수님들이 직접 집필에 참여해 주셨고, 원고를 여러 번 수정 검토하시고, 많은 비판과 훌륭한 제언을 해 주셨다. 본 교재가 나오기까지 아낌없는 지원과 독려를 해 주신 여러 교수님과 학생들에게 감사를 드린다. 특히 본 교재가 나오기까지 협조를 아끼지 않은 도서출판 한미의학 이광재 사장님과 실무에서 애를 쓴 편집부 직원님께 감사의 말씀을 드린다.

2021년 4월

삼육동 바울관 204호실에서

손애리 (aerees@hanmail.net)

저자 소개

대표저자

손애리 삼육대학교 보건관리학과

공동저자 (가나다순)

박아현 서울시 통합건강증진사업지원단

이혜규 한동대학교 경영경제학부

최명일 남서울대학교 광고홍보학과

목차

제1부

헬스 커뮤니케이션 이론

헬스 커뮤니케이션의 개념

1

학습목표

- 헬스 커뮤니케이션의 주제가 되는 헬스, 즉 건강에 대한 포괄적 의미와 커뮤니케이션의 범위를 이해함으로써 헬스 커뮤니케이션을 정의하고 그 범위를 정할 수 있다.
- 헬스 커뮤니케이션이 발전해 온 배경과 미래 환경 변화를 이해함으로써 헬스 커뮤니케이션이 나아가야 할 바람직한 방향을 생각해 본다.

본 장은 헬스 커뮤니케이션[1]의 발전에 대한 역사적 배경과 특징, 헬스 커뮤니케이션에 대한 정의와 범위를 다룬다. 또한, 최근 헬스 커뮤니케이션의 이슈와 미래 환경 변화를 통해 헬스 커뮤니케이션이 나아가야 할 바람직한 방향에 대한 고찰을 다루고 있다.

1 헬스 커뮤니케이션의 역사적 배경

1) 학문영역으로서의 변화

헬스 커뮤니케이션은 보건 영역에서 핵심적인 역할을 한다. 커뮤니케이션을 하지 않고 올바른 태도를 형성하고 건강행동을 위한 동기부여 메시지를 전달할 수 없다. 헬스 커뮤니케이션(health communication)은 '21세기의 가장 중요한 보건과 관련된 과학(healthcare-related science)'으로 미국 정부기관이 중요하게 여기는 분야이다. 미국의 건강증진 분야에서 중요하게 다루고 있으나 학문영역으로서의 역사는 상대적으로 그리 길지 않다. 지난 50년간 헬스 커뮤니케이션의 이론적 기반이 발전되었다는 견해가 있지만 1975년부터 발전의 시작이라고 보는 것이 적절할 것 같다.

1) 헬스 커뮤니케이션을 일반적으로 보건의사소통으로 번역되나 커뮤니케이션은 의사소통의 의미 이외에도 더 넓은 의미를 포함하고 있으므로 본 교재는 보건의사소통 대신 헬스 커뮤니케이션으로 사용했음.

헬스 커뮤니케이션은 국제커뮤니케이션학회(International Communication Association)에서 1975년에 헬스 커뮤니케이션 분과를 만들면서 본격적인 논의가 시작되었다. 이후 40여 년간 미국을 중심으로 도약적인 발전을 했는데, 미국은 국가적 차원에서 헬스 커뮤니케이션을 중요하게 인식하여 많은 자원을 투입했다. 특히, 미국 질병통제예방센터(The Center for Disease Control and Prevention)에서 헬스 커뮤니케이션 부서를 1996년에 신설해 운영해 오고 있다. 그 다음 해인 1997년에 미국 공중보건협회의 '보건교육·건강증진'의 하위영역으로 헬스 커뮤니케이션이 신설되었다. 미국 국립암센터(The National Cancer Institute)는 암에 관한 커뮤니케이션의 중요성을 인식해 1999년에 '암 관련 커뮤니케이션의 중요한 기회(Extra Opportunity in Cancer Communication)'라는 프로젝트를 시작했다. 그 외에도 커뮤니케이션국(NCI Office of Communications)에 '미디어 관계 및 대외협력부(Media Relations and Public Affairs)'를 두고, 건강 문제에 관한 PR 등 암에 관한 커뮤니케이션을 강화했으며, 1999년부터는 헬스 커뮤니케이션 연구에 재정적인 지원을 하고 있다. 미국은 10년간 중점적으로 진행할 건강증진 프로젝트를 발표했는데, 2000년 1월에 발표한 "건강한 국민 2010(Healthy People 2010)"에서 27개의 건강증진 사업 중 하나로 헬스 커뮤니케이션을 포함하였다. 특히, 사회적 약자나 소수 계층의 건강증진을 위하여 계층 간의 건강 격차를 해소하기 위해서 헬스 커뮤니케이션의 역할이 중요함을 강조하였다. 헬스 커뮤니케이션은 계속 중요한 분야로 인식되고 있으나 이를 전공하는 학과는 아직까지는 많지 않다.

2) 인식적 변화

헬스 커뮤니케이션은 그동안 하나의 학문영역이라기보다는 보건 분야에서 사용되는 일종의 기술(skill)로 인식되어 온 경향이 있었다. 이런 인식은 과학적 근거에 대해서 보건학적 지식과 정보를 알리는 데 사용되는 도구로 이용되었으므로 헬스 커뮤니케이션의 적용이 매우 제한적이었다. 그러나 현재는 헬스 커뮤니케이션은 보건학의 핵심요소이고, 과학에 기반을 둔 학문이며, 보건중재 프로그램의 개발 시 반드시 필요한 학문으로 여겨지고 있다.

헬스 커뮤니케이션이 지속적으로 발전하고, 관련 연구가 확장되고 발전했다는 인식이 있는 반면 아직도 학문에 대한 이해가 낮고 소홀히 다루어지는 경향이 있다. 이러한 인식의 이면에는 수십 년간 학문발전의 역사적 배경을 지닌 미국에서조차 헬스 커뮤니케이션에 입문하는 학생이나 종사자를 위한 이론서가 부족하였기 때문이다. 특히 정교하고, 체계화되고, 합의된 이론적 근거를 제시하는 교재의 부족은 피할 수 없는 한계이다.

❷ 헬스 커뮤니케이션의 정의

헬스 커뮤니케이션이라고 하면 일반적으로 주민에게 건강정보를 제공하는 것이라고 간단히 여기는 경향이 있다. 그러나 헬스 커뮤니케이션의 배경에서 언급한 바와 같이 헬스 커뮤니케이션은 기술이 아닌 '과학'이며, 단순히 과학이 아니라 '훈련과 열정을 요구하는 과학'이다. 미국 보건복지부(United States Department of Health and Human Services: HHS)는 헬스 커뮤니케이션을 "**개인, 조직, 공중에게 중요한 건강 이슈에 관한 정보를 제공하고(informing), 영향력을 행사하며(influencing), 동기를 부여하는 기술과 방법(motivating)**"이라고 정의한다. 이 정의에 따르면, 건강정보를 제공하는 일은 헬스 커뮤니케이션의 일부이긴 하지만 전부는 아니다. 헬스 커뮤니케이션은 개인과 조직, 공중이 건강을 증진할 수 있도록 돕는 모든 활동을 포함하는 활동이다. 예를 들면, 개인과 조직의 건강을 증진시키는 데 도움이 되는 기술 개발, 건강을 해치는 기업 활동에 압력을 가하는 일, 환자들의 권익을 위해 국가 정책에 영향을 미치는 활동 등이 포함될 수 있다. 그러므로 헬스 커뮤니케이션은 건강 관련 정보를 공유하고, 여러 다른 수용자에게 전달되도록 하는 다면적이고 다학제적(multi-faceted and multi-disciplinary) 접근이 요구된다(Schiavo, 2007). 우리나라에서는 금연과 음주 같은 주제를 중심으로 개인과 집단의 태도와 행동 변화를 위해 수행되는 공공 캠페인, 즉 매스 커뮤니케이션 차원의 활동과 연구가 가장 활발하며, 그밖에 의료진과 환자 간의 커뮤니케이션 활동에 대한 연구가 있다.

헬스 커뮤니케이션은 **'동등한 자격'을 지닌 '쌍방향 상호작용의 바탕' 위에 '이해와 참여를 높이는 과정'을 포함**한다. 헬스 커뮤니케이션이 제공한 구체적 보건 문제와 개입에 대한 지식과 이해는 대중의 '역량 강화'에 기여하고, 효과적인 행동에 대한 '합의'를 도출할 수 있다. 과학적 근거가 필요한 이유는 변화를 장기적으로 지원하고 지속하기 위해서다. 개인과 공중보건의 '과정의 향상뿐만 아니라 그 결과를 옹호하는 과정을 모두 포괄하는 것이 헬스 커뮤니케이션이다. 아울러 '건강증진의 효과적 전략'도 포함된다.

❸ 헬스 커뮤니케이션의 중요성

국민의 건강과 생명에 관한 커뮤니케이션을 다루는 만큼 헬스 커뮤니케이션의 중요성은 말할 필요가 없을 것이다. 헬스 커뮤니케이션의 중요성은 '건강관리 전달 관점'과 '건강증진 관점' 차원에서 파악할 수 있다.

1) 건강관리 전달 관점에서 헬스 커뮤니케이션의 중요성

수많은 연구에서 보건의료전문가들의 커뮤니케이션 기술은 의사 지시에 대한 환자의 순응도, 만성질환자의 관리와 생활에 필수적인 예방 행동에 밀접한 관련이 있는 것으로 나타났다. 반면, 잘못된 커뮤니케이션은 의료사고의 원인이 될 수 있다. 미국에서 1995~2005년까지의 자료를 분석한 결과 모든 의료사고의 66%가 잘못된 커뮤니케이션이 근본 원인이었던 것으로 드러났다.

보건의료전문가의 커뮤니케이션은 의료진에 대한 환자의 신뢰와 매우 관련이 있어서, 환자가 의료진을 신뢰할 때 의료진의 지시사항을 잘 따르고, 결국 헬스케어의 효과를 기대할 수 있었다. 사람들은 누군가를 만났을 때 처음 3초 내에, 길게는 90초 내에 첫인상을 결정한다. 의료진에 대한 환자들의 태도 역시 유사하다. 환자가 진료실에 처음 들어올 때 의료진이 던지는 한 마디가 이후의 환자케어 성과에 지대한 영향을 미칠 수 있다.

환자를 진료하는 과정 동안 환자 스스로 말하는 증상이나 문제점은 매우 중요한 정보인데, 보건의료전문가가 어떻게 커뮤니케이션을 하느냐에 따라 대화의 질과 양이 달라질 수 있다. 예를 들면, 환자가 자신의 문제를 이야기하는 동안 의사가 이야기를 중단시킨다면 환자는 그 문제가 중요하지 않다고 여길 수 있고, 다음 번에도 그 이야기를 하지 않을 수 있다. 이로 인해 의료진은 불충분한 정보로 환자의 문제점을 진단하고, 바람직하지 못한 치료를 할 수 있다.

커뮤니케이션은 보건의료전문가의 지시사항에 대한 환자들의 순응도에 영향을 미치는 매우 중요한 이슈이다. 보건의료전문가의 지시사항을 제대로 이해하지 못하고 오해를 할 수도 있으며, 지시사항에 의문점이 있거나 동의하지 않을 때 환자는 의료진의 지시사항을 따르지 않을 수 있다.

이 외에도 보건의료현장에서 커뮤니케이션은 환자의 만족도에 큰 영향을 미친다. 보건의료전문가가 환자의 말에 귀 기울일 때, 상황과 정보를 정확히 설명할 때, 환자의 경험과 문제에 공감을 표현할 때, 그리고 문제를 해결할 수 있는 방안을 다양하게 제시할 때 만족도는 상승한다.

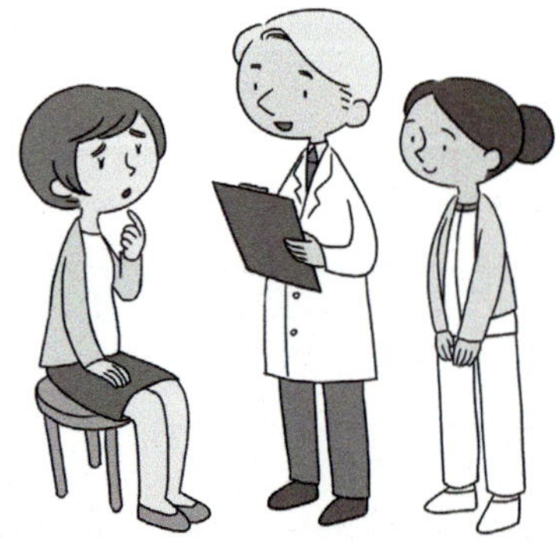

그림 1-1 보건의료전문가와 환자 상담

2) 건강증진 관점에서의 헬스 커뮤니케이션의 중요성

정부 기관과 여러 단체들은 막대한 예산을 쏟아 헬스 캠페인을 수행하여 국민의 행동과 생활 양식을 건강에 이로운 방향으로 변화시키려고 노력을 하고 있다. 실제, 이러한 헬스 캠페인이 성공적으로 수행되었을 경우 개인의 건강증진은 물론 막대한 의료비용을 절감하는 효과가 있다. 다음 표의 내용은 미국 보건복지부(HHS)에서 헬스 커뮤니케이션의 역할에 관한 소개이다.

- 건강 이슈에 대해 상기시키고 공중의 지식을 증가시킬 수 있다.
- 건강 이슈에 대한 공중의 인식, 태도, 믿음에 영향을 주고, 행동을 바꿀 수 있다.
- 건강한 삶을 영위할 수 있는 스킬을 배양하는 데 도움을 줄 수 있다.
- 건강 이슈에 대해 사회적 관심을 일으키고 보건 정책에 영향을 줄 수 있다.
- 보건의료서비스에 대한 사회적 지지를 증진시킬 수 있다.

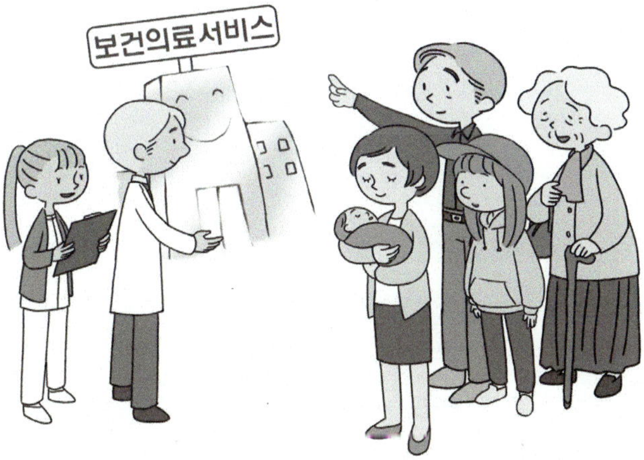

그림 1-2 보건의료서비스

❹ 헬스 커뮤니케이션의 핵심적 특징

헬스 커뮤니케이션의 속성은 개념과 정의에 대한 다양성으로 이어진다. Schiavo(2007)는 헬스 커뮤니케이션의 핵심적 특징을 10가지로 제시하고 있다. **표 1-1**에 나타난 청중중심, 연구기반, 다학제, 전략, 과정지향성, 비용효과성, 창의성, 구체성, 관계형성 및 변화목표 등이 이에 해당한다.

표 1-1 헬스 커뮤니케이션의 핵심적 특징

① 청중중심	② 연구기반	③ 다학제	④ 전략	⑤ 과정지향성
⑥ 비용효과성	⑦ 창의성	⑧ 구체성	⑨ 관계형성	⑩ 변화목표

1) 청중중심

헬스 커뮤니케이션에서의 청중은 목표달성의 표적임과 동시에 헬스 커뮤니케이션 개입의 적극적 참여자다. 청중은 헬스 커뮤니케이션 개입에서 수동적 존재가 아닌, 모든 과정에서 권한을 부여받은 핵심 주역이라는 의미이다. 건강이슈, 연구조사 결과에서 제시된 해결책이 적절한지에 대한 분석과정에 청중은 헬스 커뮤니케이션 팀의 구성원이다. 즉 개입 프로그램의 요소나 전략 등도 청중과 함께 논의와 검토가 이루어져야 하므로 청중의 욕구는 헬스 커뮤니케이션의 시작과 끝의 기준이 된다. 단 표적 청중이 선택될 경우 그 청중은 대표성이나 타당성이 확보되어야 한다.

2) 연구기반

헬스 커뮤니케이션 개입은 이 분야 종사자나 전문가의 숙련도에 기반한 직관이 아닌 근거(evidence)에 기반하여 신뢰도와 타당도를 확보해야 한다. 이런 기획의 계획단계에서 상황분석과 청중 프로파일이라는 근거 확보는 매우 필수적인 요소이다. 여기서 상황분석은 '개인, 사회, 정치 및 행동 관련 요인' 등에 대한 분석을 의미하며, 건강 쟁점에 대한 태도, 행동, 사회규범 및 정책에 영향을 미칠 수 있는 것이 분석 대상에 해당한다. 상황분석을 위해 제시된 7단계를 **표 1-2**에 참고로 표시했다. 청중 프로파일은 모든 주요 청중의 특징에 관해 전략적이고 포괄적인 기술을 하는 것이다. 즉, 인구사회적 통계, 욕구, 가치, 태도 및 행동 등을 조사해서 파악하는 것이 필요하다.

표 1-2 상황분석의 주요 단계

① 건강문제의 정의 및 이해
② 핵심 청중 확인
③ 사회적, 정치적 및 기타 외적 영향력에 대한 이해
④ 청중 프로파일과 프로파일의 하부집단 개발
⑤ 기존 프로그램, 새로 시작하는 프로그램 및 자원에 대한 연구조사
⑥ 채워지지 않은 커뮤니케이션 욕구 강조
⑦ 프로그램 수행과 제안된 변화에 대한 총체적 장애 기술

출처: Schiavo, 2007, p.241에서 재인용

WHO 서태평양 지부에서 지난 2008년 구분한 공공 헬스 커뮤니케이션의 5개 탐구 핵심영역에서 제시하고 있는 대상을 살펴보면 다음과 같다. 첫째, 지리적 및 사회적 소외 범주에 속한 이들이 경험하는 접근성 문제가 있다. 사회적 매체와 언어 등 커뮤니케이션 도구의 장애도 이에 포함된다. 둘째, 공공 헬스 커뮤니케이션의 실패에 대한 검토다. 담배산업이나 화석연료 관련 기업에 의해 성공한 반공중보건 캠페인을 통해서 교훈을 얻을 수 있다. 셋째, 극단적 건강 위기 상황에서의 커뮤니케이션이 있다. 인도주의적 재난이나 질병유행도 이 범주에 해당된다. 이런 상황에서의 성공적 위험소통(리스크 커뮤니케이션)은 긴급한 생명구조 개입, 건강보호, 자원동원 등에 결정적인 역할을 할 수 있다. 넷째, 공공 헬스 커뮤니케이션의 목적을 달성에 이용할 수 있는 전통적 혹은 새로운 기술에 대한 연구이다. 예를 들면, 라디오와 모발 메시지의 대조적인 역할이다. 다섯째, 공공 헬스 커뮤니케이션 모니터링과 효과평가가 있다. 이러한 주제가 국내에서도 중요한 이슈이지만 연구가나 전문가의 확인 후 수행되어야 한다.

3) 다학제

다학제의 특징은 앞서 설명한 바와 같이 헬스 커뮤니케이션이 하나의 학문영역의 이론이나 모형에 뿌리를 두고 있지 않음을 의미한다. 건강증진을 향한 행동변화와 사회변화의 복잡성을 인식한다면, 여러 학문영역에서 발달된 이론 중 표적 청중의 마음을 움직일 수 있는 최적 이론이나 모형을 선택해서 개입을 하는 것이 매우 중요하다. 즉, 청중이 중심이 되는 철학이 요구된다.

피애트로(Piatrow)는 헬스 커뮤니케이션 시대를 병원기, 현장기, 사회마케팅기, 전략적 행동 커뮤니케이션기 등 4시대로 분류한 바 있다. 병원기는 생의학 모형에 기초한 이론을 적용한 주제나 접근방식이 채택된 시기이다. 현장기에는 활동지역인 지역사회와 관련된 주제에 대해서 미리 대책을 강구하는 접근법이 우선시되었다. 사회마케팅기에는 마케팅 영역의 개념에서 도입된 청중 요인이 주제가 되었다. 마지막으로 전략적 행동 커뮤니케이션 시대에는 행동과학 이론이나 모형에 초점을 두어 접근한다. 그러나 현재가 전략적 행동 커뮤니케이션 시대라고 해도 다른 시대의 이론적 접근방식이 동시에 사용되고 있으며, 이는 다학제적 특징과 이론적 유연성에 있음을 반영하고 있다. 따라서, 이론적으로는 여러 학문영역에 기초한 다면적 접근방법을 이용하며, 구체적 주제와 청중에 대한 최적의 모형은 개별적 접근법(case-by-case approach)을 채택한다.

4) 전략

헬스 커뮤니케이션이 전략적이라는 점은 앞서 언급한 특징들과 깊은 연관이 있다. 청중의 욕구, 즉 이들이 삶을 영위하고 있는 환경에 대한 고려없이는 전략적 커뮤니케이션은 실행할 수 없다.

과학적 연구결과에 기반하여 목표 달성에 필요한 모든 접근법이 헬스 커뮤니케이션 전략의 전제가 된다. 자원은 제한되고 한정되어 있으므로 관련 종사자는 브로슈어, 비디오, 워크숍, 보도자료 등과 같이 기존의 많은 자료를 확보해야 하고, 없다면 조사해야 한다.

5) 과정지향성

헬스 커뮤니케이션은 과정지향적이다. 다학제적 바탕 위에 청중 중심의 연구기반을 마련하고, 그 과학적 결과에 기초하여 행동변화와 사회변화를 목적으로 한다. 따라서, 전략적 헬스 커뮤니케이션은 목적을 달성하기 위하여 장기간의 시간이 필요하다. 그러므로 목적 달성 자체뿐 아니라 진행 중인 단계별 목표에도 가치를 두고 하나의 성취로 인정해야 한다.

여론지도자, 다른 핵심 역할자, 의료소비자, 전문가협회, 정책입안자, 청중 구성원 등 많은 관련 집단의 참여와 투입에 기반을 두어 전문가가 고안한 프로그램의 대부분은 중간중간에 변화되고 발전하기 마련이다. 표적 청중에게 건강 쟁점이나 행동기술을 교육하는 것은 장기적인 과정의 첫 단계일 뿐이다. 따라서 청중의 욕구와 청중을 둘러싼 환경에 대한 이해와 설득을 통해 참여와 협력을 이끌고 쌍방향 커뮤니케이션(two-way communication)에 의해 합의를 도출해야 하는데, 이 과정은 인내가 요구된다.

아프리카의 말라리아 예방과 모기장 사용에 대한 사업의 경우를 살펴보자. 한 가정에서 모기장의 사용은 사망률에 취약한 어린아이가 우선적으로 사용해야 한다고 생각하기 쉽다. 하지만 제한된 가계 자금과 사회 규범상의 가족 구성원의 지위를 고려할 경우 우선 사용자는 노인으로 귀결이 된다. 그렇다면 그 지역의 말라리아 예방을 위해 어떤 과정적 전략을 사용해야 하는가? 말라리아 예방 자체보다 우선될 수밖에 없는 것들이 있는데 이를 사전에 파악하는 과정이 필요하다.

6) 비용효과성

비용효과성은 헬스 커뮤니케이션에서 매우 중요한 특징이다. 특히, 프로그램 운영기금의 부족을 겪고 있는 조직에서는 더 중요하다. 목표를 향한 수행이 가능하다면, 운영기금 부족을 이유로 헬스 커뮤니케이션 개입 목표가 바로 축소되거나 중지되어서는 안 된다.

7) 창의성

헬스 커뮤니케이션의 창의성은 전략적 특성과 밀접한 관련이 있다. 비용효과성을 유지하고, 지속적 개입을 위한 해결책을 고안하는 데 필요한 것이 창의성이다. 창의성의 역할로 인해 표적 청중에게 문화적으로 가장 적절한 도구를 이들의 우선순위에 따라 선택할 수 있게 되고, 이를 기반으로 이들의 가치, 신념, 태도 및 행동을 효과적으로 변화시킬 수 있다. 하지만 논리적 기반이 없는 혁신적 아이디어는 창의성으로 보기 어렵고 전략적으로 채택될 수도 없다. 최현호의 표현처럼 기묘한 주장은 창의성의 의미가 아닌데, 이는 주장의 창의성이 아닌 '논거의 창의성'이 참 창의성을 의미하기 때문이다.

다시 말라리아의 예로 돌아가 보자. 살충망 '사용법'에 대한 브로슈어가 준비되어 있다고 가정하자. 자신이 보건 커뮤니케이터라면 언제 이것을 표적 주민에게 제공하겠는가? 만약 말라리아 전파 주기에 대한 **표적 청중의 자각**(awareness)이 없는 상태라면, 그 브로슈어가 기대하는 영향력을 미칠 수 있겠는가? 답은 '아니다'이다. 여기서 전략적 우선순위는 전파 주기에 초점을 둔 표적 질병에 대하여 인지하는 것이다. 그 다음으로 살충망의 사용 이유나 살충망을 다른 보호 도구 사용에 우선하는 이유 혹은 사용법에 대해 알릴 수 있다.

따라서 보건 커뮤니케이터는 논리적 사고와 이를 실천으로 이끌 튼튼한 학문적 토대를 구축할 것이 먼저 요구된다. 다른 나라의 프로그램을 답습하기만 한다면 표적 청중에게 실제적 변화를 일으키는 목적 및 목표 달성을 기대할 수 없다. 헬스 커뮤니케이션이라는 존재를 위해서는 통계적 업적 쌓기가 아닌 창의적 해결책을 모색하는 것이 우선되어야 한다.

8) 구체성

헬스 커뮤니케이션의 구체성은 특히 청중과 미디어에 대한 구체성을 의미한다. 즉, 표적 청중에게 가장 효과적으로 전달될 수 있는 채널을 통해 가장 구체적이고 적합한 메시지를 개발해야 한다.

헬스 커뮤니케이션이 대개 다수의 청중집단임에도 불구하고 하나의 행동을 추구하는 데 목표를 두는 경향이 있다. 하나의 메시지, 하나의 행동 접근방식을 사용한다. 문제는 이런 방식이 위급한 시기나 자원 부족 시에는 바람직하지 않다는 점이다. 가시적으로 이 교훈이 널리 알려진 계기가 된 것이 2001년 미국에서 발생했던 탄저균 테러 사건이다. 미국 상원의원들과 미디어 대표들에게 탄저균이 포함된 편지가 전해졌고, 이 과정에서 탄저균을 흡입한 우체국 직원 두 명이 사망했다. 이때 수행된 헬스 커뮤니케이션에 대한 인식은 상당히 부정적인 것으로 보고되었는데, 그 이유 중 하나는 하나의 메시지를 다양한 청중 집단에게 동일하게 사용했던 점이다. 결과적으로 헬스 커뮤니케이션은 구체성이 중요하다는 교훈을 주었다.

9) 관계형성

헬스 커뮤니케이션은 기본적으로 "관계"를 중시하는 사업이다. 장기적 협력관계를 만들고 유지하는 것이야 말로 헬스 커뮤니케이션 개입의 성공에 결정적인 역할을 한다. 이 관계는 표적 청중, 핵심역할자, 보건조직, 정부 및 다양한 헬스 커뮤니케이션 팀의 대표 등과 더불어 형성되어야 한다. 지속적으로 새로운 관계형성 또한 여전히 필요하다. 관계형성이라는 헬스 커뮤니케이션 특징이 담당하는 역할은 행동과 사회변화를 위한 환경조성에 있다. 관계형성과 지속적 실체는 상호 간 의미의 이해와 소통을 통해서 이루어진다.

탄저균 사건에 대한 연구에 의하면 보건공무원과 다양한 인종, 사회경제적 배경, 신체적 장애를 가진 집단과의 관계개발의 필요성이 지적된 바 있다. 주로 흑인이거나 청각장애가 있었던 당시의 Brentwood 우체국 직원의 정서적 경험이 이런 판단에 근거가 되었다. 이런 위기의 상황에서 자신들은 버림받았다는 느낌이 들 것이다. 지역대표와 옹호자들은 구체적 메시지 개발과 활동에서 대중의 이해와 신뢰성을 증가시켜야 한다.

10) 변화목표

헬스 커뮤니케이션의 궁극적인 목적은 행동변화와 사회변화에 있다. 이 두 변수는 상호 관련이 있어서 개인, 집단 그리고 지역사회 수준으로 연속적 행동변화가 나타나면 그것이 곧 사회변화이다. 그러나 그 첫 변화 수준인 개인의 행동변화가 지속되려면 환경적 지원이 중요하다. 이는 헬스 커뮤니케이션 자체만으로는 효과적이지 못하다. 따라서 헬스 커뮤니케이션의 핵심적 목표 중 하나는 개인과 지역사회에 대한 영향력을 확보하는 것이다.

5 헬스 커뮤니케이션 환경

표 1-3은 헬스 커뮤니케이션 환경에 대한 것이다. 헬스 커뮤니케이션 환경으로 제시된 청중, 사회적 환경, 정치적 환경, 권고된 건강행동 서비스/상품 등의 제 요인들은 상호 연결되어 서로 영향을 미친다. 헬스 커뮤니케이션 개입은 결국 환경이 변화되도록 유도하는 것이다. 우리가 직면하는 문제는 헬스 커뮤니케이션 환경이 단순히 미시적인 작업이 아니라는 점이다. 각 요인과 그 구성내용을 모두 고려한 환경체계와 네트워크를 만들 수 있는 역량과 인내가 요구되며, 거시적이고 장기적이며 통합적인 능력이 필요하다. 건강증진과 관련된 여러 요인의 이해, 연계, 영향력을 파악하는 것이 필요하다. 표에서 보는 바와 같이 공중보건에서 사용된 사회생태적 모형과 마케팅 모형을 포함한 기타 많은 이론적 원리가 반영되어야 하므로 다학제적 사고를 통해 헬스 커뮤니케이션 이론을 지속적으로 확장하고 발전시켜야 한다.

표 1-3 헬스 커뮤니케이션 환경

헬스 커뮤니케이션	청중	보건 관련 신념, 태도 및 행동 문화, 연령, 성별(gender) 관련 요인 문해력/문맹(literacy) 수준 위험요인 생활양식 쟁점 사회경제적 요인
	사회적 환경	주요 역할자의 신념, 태도 및 실천 사회규범 사회구조 현존하는 주도적 계획 및 프로그램
	정치적 환경	정책, 법 정치적 의지와 책임 정치적 의제 우선 수준
	권고된 건강행동, 서비스 또는 상품	이익 위험 불이익(손실) 가치나 생활양식 교환조건 이용가능성과 접근성

6 헬스 커뮤니케이션의 기능

1) 헬스 커뮤니케이션의 기능

헬스 커뮤니케이션이 그 역할을 담당할 수 있는 범위는 어디까지일까? 그 판단에 대한 학자 간 견해차가 존재하는 것은 당연하다. 그럼에도 불구하고 그 작용 범위의 한계를 인식하고자 하는 노력은 필요하다. 결국 헬스 커뮤니케이션 기능에서 살펴볼 핵심은 헬스 커뮤니케이션이 보건의 중재 혹은 개입으로부터 독립적이지 못하다는 점이다. 예를 들어, 보건 관련 사회기반시설 및 보건의료전문가가 매우 부족한 지역사회가 있다고 가정해 보자. 헬스 커뮤니케이션은 이 상황을 직접적으로 해결하기 위해서 중재할 수 없다. 대신, 그와 같은 공중보건 개입을 위해 낮은 건강 수준인 현실과 건강형평성에 대해서 이슈를 만들 수 있다. 지역사회 내의 주요 활동가, 주민지지 형성과 참여 촉진을 통해서 환경변화를 조성할 수 있다. 부족한 병원과 시설을 확충하고, 지역 주민의 인구 수준에 맞는 보건의료전문가의 수를 확보하기 위하여 인력 양성이나 고용 정책을 만들도록 압력을 가할 수 있다. 필요하다면 자원배분을 통해 예산이나 추경을 보장받을 수 있다.

2) 헬스 커뮤니케이션의 주요 유형

먼저 최적의 헬스 커뮤니케이션을 위해 우리가 '의사소통'이라 부르는 커뮤니케이션 자체가 어떻게 구성되어 있는지 간단히 살펴보자. 커뮤니케이션의 가장 기본이 되는 구성요소를 흔히 SMCR이라 한다. Source(정보원), Message(메시지), Channel(채널), Receiver(수용자)가 그것이다. 자신의 뜻을 전달하고자 그 내용을 말하는 이의 목소리를 통해 듣는 이에게 보내는 과정이 그 예다. 이 과정이 여기서 끝난다면 말하는 이의 뜻이 듣는 이에게 의도대로 성공적으로 전달된 것이기에 의사전달 자체가 의사소통(communication)에 해당된다. 하지만 현실적으로 그리되기는 쉽지 않다. 흔히 언어상으로는 의사소통이라 표현하지만 실제 행위는 의사전달에 그치는 경우가 적지 않기 때문이다. 잘 전달되지 않았거나, 이해가 쉽지 않을 경우 듣는 이는 말하는 이에게 되묻게 되고, 의사소통이 되어야 비로소 그 과정은 마무리된다. 여기서 과정이라는 표현과 아울러 의사소통이 일반적으로 순환과정으로 구성될 수 있음에 주목하기 바란다. 이런 기제를 자각하기 위해서는 일상 속의 관계를 세심하게 관찰하며 훈련할 필요가 있다. 상기한 SMCR은 그 자체가 포함하고 있는 내용들과 또 다른 커뮤니케이션 구성요인들에 의해 영향을 받게 된다. 따라서 이 구성요인들과 내용의 총합인 커뮤니케이션이 무엇인가는 학자에 따라 다양할 수밖에 없다. 이런 내용들은 다른 장에서 별도로 다루고 있으므로 그때 종합적으로 학습하게 될 것이다.

잘 계획된 헬스 커뮤니케이션은 여러 영역에서 적용되어야 하며, 한 가지 방법은 해결책이 아니다. SMCR을 이용해 표현해 본다면, 전하고자 하는 메시지의 효과를 눈덩이(snowball effect)처럼 크게 하려면 메시지의 반복뿐 아니라 여러 가지의 매체, 정보원, 전달자를 이용해야 효과적이다. 오늘날과 같이 감염성 질환의 재등장, 새로운 질환과 생물테러에 의한 위협으로 인해 건강증진에 대한 인식은 매우 중요하게 되었다. 따라서 이러한 위해를 잘 해결하려면 위험인식과 관련된 위험소통 혹은 리스크 커뮤니케이션이 중요하다.

헬스 커뮤니케이션의 범위와 그 구체적 내용은 여러 장에 걸쳐서 다룰 것이므로 본 장에서는 기본적인 커뮤니케이션의 유형과 개념에 대해 간단히 언급하겠다.

헬스 커뮤니케이션은 대인 커뮤니케이션(interpersonal communication), 홍보활동인 PR(public relations), 지역사회 동원, 전문적 의료커뮤니케이션, 협력자 관계 등으로 구분할 수 있다. 대인 커뮤니케이션은 청중의 욕구 및 문화적 선택 등과 관련된 것을 확인하고 적용할 수 있으며, 적극적 경청에 기초한 방법이다. 반면 홍보활동(PR)은 대중매체를 이용해 구체적인 보건 쟁점을 공적 주제로 하게 하거나, 그 해결책을 지지하기 위하여 공적 옹호(public advocacy)와 정부와의 관계(government relations) 등을 위해 선택할 수 있는 방법이다. 지역사회 동원은 여러 커뮤니케이션 채널을 이용해 지역사회의 참여를 구하는 과정이다. 이에 비해 전문적 의료커뮤니케이션은 보건의료전문가를 표적으로 하는 커뮤니케이션으로 동료 간(peer-to-peer) 커뮤니케이션 접근방식이다. 최고의 의료행위 채택, 표준화된 의료, 최근 발견된 의료지식 발표, 의료 우선순위 설정 및 변화, 정책적 진보 등에 목표를 둔 커뮤니케이션이다. 마지막으로 지지자 관계는 포함, 협력, 합의, 관계 유지, 반대자의 비평관리 등에 대한 커뮤니케이션이다. 이 협력자 관계는 커뮤니케이션 자체뿐 아니라 헬스 커뮤니케이션의 기타 모든 영역의 결정적 요소로 매우 중요하다.

7 헬스 커뮤니케이션과 관련된 최근 쟁점

헬스 커뮤니케이션과 관련된 다양한 쟁점들을 여기서 다 언급할 수 없지만, 그 쟁점은 헬스 커뮤니케이션 환경요인의 구체적 대상과 관련이 있다. 건강불균형, 보건소비자 역량강화, 낮은 건강정보이해력(low health literacy), E-건강 출현, 예방의학 및 습관이 갖는 한계성, 관리의료(managed care)와 기타 비용절감에 대한 개입의 영향, 감염병의 재현, 생물테러리즘에 의한 위협, 필수 의약품에 대한 국제적 이용가능성, 능력 및 사회기반시설 구축 등이 있다. 본 절에서는 간단히 그 쟁점을 살펴보겠다.

1) 건강불균형

건강불균형과 관련된 주제 자체는 새로운 이슈가 아니며, 국내에서도 건강형평성학회가 설립될 정도로 관심과 중요성이 커지고 있다. 미국국립보건원은 '발병률과 유병률, 사망률, 질병부담, 기타 구체적인 인구집단 사이에 존재하는 건강 조건을 거스르는 것 등에 있어서의 차이'로 건강불균형을 정의내리고 있다. 이 건강불균형을 제거하게 될 경우 건강형평성을 성취할 것이다. 다양한 인구집단의 건강 수준과 안녕(well-being)에 대한 차이를 최소화하거나 제거함으로써, 건강형평성을 달성할 수 있다. 이런 차이를 만드는 요인은 사회적 요인뿐 아니라 문화적 요인과 생물학적 요인 등도 연관이 있다. 수입, 교육 수준, 고용기회, 이웃의 수준, 민족, 인종, 지리적 위치, 언어, 보건의료전문가의 타문화 이해 수준, 유전요인, 성(sex)적 요인, 생활양식 등이 그 예다. 건강형평성을 목표로 한 프로그램 전략 개발 시에는 각 인구집단의 특징과 역량에 대한 정보를 확보해야 한다.

2) 보건소비자 역량강화

보건 상황과 환경 등에 따라 이 용어와 관련된 정의는 다양할 수밖에 없다. 그러므로 다양한 집단과의 관계 시 보건 커뮤니케이터는 기대하는 의사전달과 소통 수준에 적합한 용어를 확인해야 한다. 그 다음 헬스 커뮤니케이션의 중재를 위해 표적 청중을 결정한다. 이 결정에 기반한 구체적 역량 강화가 필요하다. 예를 들어, 보건소비자가 자신과 관련된 예방과 치료의 결정을 위하여 보건의료전문가와 논의를 하기 위하여 질병과 치료방법에 대해 알게 하는 것이다. 물론, 보다 거시적인 보건의료 규정이나 정책 등 다양한 것이 포함될 수 있다.

3) 건강정보이해력(헬스리터러시, Health Literacy)

가장 중요한 헬스 커뮤니케이션 쟁점 중 하나는 낮은 정보이해력이다. Healthy People 2010에서 건강정보이해력은 **'개인이 적절한 건강 결정을 하기 위해 필요한 기초적 건강정보와 서비스를 얻고, 처리하고, 이해하기 위한 역량을 가지는 정도'**라고 하였다. 미국 성인의 거의 절반 정도가 낮은 건강정보이해력으로 건강정보를 이용하는 데 어려움을 겪고 있고, 모든 연령대에서 문제점으로 나타나고 있다. 헬스 커뮤니케이션은 건강정보이해력을 향상시키는 역할을 할 수 있다. 이때 보건의료전문가, 보건직 공무원, 제약회사 등 관련 분야의 종사자에게도 건강정보이해력에 대한 중요성을 인식시키는 중재가 필요하다. 정확하고 생생하게 마음을 끄는 정보가 있다고 하더라도 보건소비자가 그 내용을 이해할 수 없다면 정보에 대한 준비 자체가 헛된 일이다. 상대적으로 복잡한 건강 관련 정보를 일반 청중의 용어와 이들에게 적합한 글씨 크기로 준비해야 한다. 아울러 인터넷 관련 컴퓨터 기술로 발생할 수 있는 문제들도 고려해야 한다.

4) E-헬스 출현

인터넷과 관련된 과학기술의 출현은 헬스 커뮤니케이션의 실천에 크게 영향을 미치는 계기가 되었다. 인터넷의 등장은 전통적인 범위를 넘어 '상호작용하는 헬스 커뮤니케이션' 도구를 이용

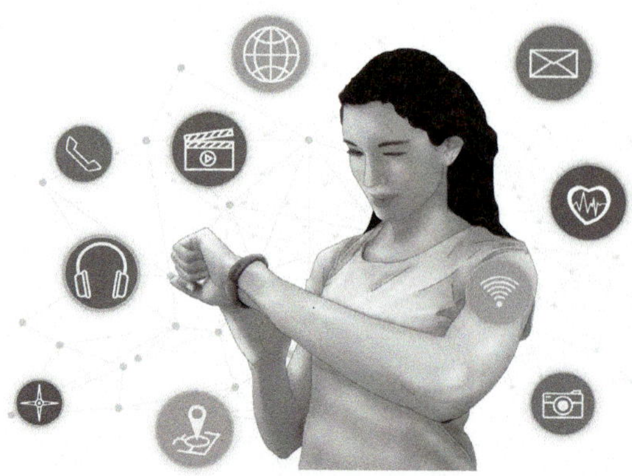

그림 1-3 건강기기 관련 웨어러블

하는 길을 제시한 것이다. 건강 관련 웹사이트, 관련 여론조사, 세미나, 질병 증상 시뮬레이션 등 다양한 서비스로 인해 점점 더 인터넷에 의존하는 경향이 커지고 있다. 반면 인터넷을 통한 E-건강 커뮤니케이션의 영향분석을 통해 파악된 문제점도 있다. 정보의 정확성과 출처의 신뢰도에 대한 문제, 보건소비자 사생활에 대한 쟁점, 인터넷 접근성과 컴퓨터 기술의 형평성 문제 등이다. 대중의 자각 및 정책에 참여할 수 있는 기회가 증가된 반면, 잠재된 리스크도 같이 존재하기 때문에 한계가 있다.

5) 예방의학 및 습관의 한계성

의학 및 관련 과학이 발전되어도 예방의학이 질병을 제거할 수 없다는 사실은 자명하다. 일반 국민은 질병 위험요인이나 관련된 정보를 지각하지 못한다고 인식을 해야 한다. 이와 동시에 예방의학과 습관의 한계성을 이해하고 받아들이도록 헬스 커뮤니케이션의 중재를 계획할 필요가 있다.

중년의 남성 흡연자를 예로 들어보자. 이 남성의 가족은 구강암을 우려해 그에게 금연과 관련된 정기검진을 받도록 계속 권하고 있다고 하자. 이 남성은 금연한다고 구강암에 걸리지 않는다는 보장이 없다고 여긴다. 심한 골초였던 사촌은 구강암에 걸리지 않았는데, 친한 친구는 흡연을 한 적도 없는데 구강암 환자였기 때문이다. 이 경우 헬스 커뮤니케이션은 관련 질병에 대한 예방정보와 통계를 동시에 제시해 행동변화에 대한 합리성을 보여 주어야 한다. 즉, 건강 쟁점을 가족 구성원이나 친구라는 특수한 상황을 제시하기보다는 더 큰 환경적 상황에 관심을 갖게 한다.

6) 관리의료(Managed care)와 기타 비용절감 개입의 영향

관리의료의 출현과 비용절감 개입은 의료소비자-의료제공자의 관계에 전반적인 영향을 미쳤다. 과거 보건의료전문가나 의료소비자에 의해 결정되었던 비용 관련 양상이 관리의료 측면에서 조사되었다. 이 영향의 결과로 부각된 문제들에 대해 헬스 커뮤니케이션은 제공자와 소비자의 입장 모두를 고려해야 한다. 또한 헬스 커뮤니케이션 활동을 통해 보건의료전문가의 커뮤니케이션 기술 향상에 이바지해야 한다. 주어진 진료시간 내에 효율적으로 의료소비자의 욕구에 부응하고 질문하며, 의료소비자의 전체적 진료 기대에 응할 수 있도록 지원하는 것이다. 마지막으로 비용절감과 질적 의료 사이의 올바른 균형을 유지할 수 있는 분위기 조성에 개입할 것이 기대된다. 옹호, 대중매체 캠페인, 전문적 관계와 정부 관계, 기타 전략적 활동 등을 이용해 관리의료기관, 국회의원, 기타 주요 청중들에게 관계의 균형에 대한 압력을 느낄 수 있도록 할 수 있을 것이다.

7) 감염성 질환의 재현

헬스 커뮤니케이션이 르네상스를 맞이했다고 보는 이유 중 하나가 바로 감염성 질환의 재현에 있다. 예방접종으로 인해 더 이상 공중보건에서 위협이 되지 않던 소아마비 등이 선진국에서조차 다시 위협으로 나타났고, 감소했거나 사라졌다고 생각되었던 결핵 등도 관심을 가져야 할 필요성이 대두되었다.

과거의 감염성 질환의 재현뿐 아니라 슈퍼박테리아의 국제적 이동, O-157, 사스, 메리스, 코로나19 등은 헬스 커뮤니케이션 상황의 하나로 리스크 커뮤니케이션(위험소통)의 중요성을 부각시켰다. 결과적으로 이런 이슈는 과거 헬스 커뮤니케이션의 질병의 심각성과 위험에 대한 인식 수준을 향상시키는 전략에 더해서 리스크를 분석하고 관리해서 국민에게 정확한 정보를 투명하고 신속하게 전달하는 소통원칙에 근거한 전략을 발전시켰다.

8) 생물 테러리즘 위협

생물테러 위협과 같은 위기 상황은 공중보건 공무원, 정부, 주요 지역사회 리더, 기관들이 헬스 커뮤니케이션 전략의 중요성을 인식하고 방법을 강구하는 계기가 되었다. 훌륭한 헬스 커뮤니케이션 프로그램의 속성은 이런 위기에 대처할 수 있도록 준비시킬 수 있다. 첫째, 한 국가 전체가 통합된 노력을 할 수 있도록 하는 표준지침이 준비되어야 한다. 둘째, 헬스 커뮤니케이션에 수행할 대변인의 선택과 훈련이 요구된다. 셋째, 청중 혹은 대중매체로부터 받게 될 잠재적 질문에 대해서 표준지침이 준비되어야 한다. 넷째, 다양한 청중과 쟁점들에 대해 구체적인 도구와 자료준비가 필요하다.

9) 필수의약품에 대한 국제적 이용 가능성

필요한 사람에게 의약품이 전달될 수 없다는 점은 현대의학의 실패로 간주할 수 있다. 이 문제는 약품만의 문제는 아니다. 의약품의 비용, 저장능력, 전달, 분배를 위한 시설, 병원 상황 및 정치적 의지 등 매우 다양한 요인들이 필수의약품의 사용과 연관되어 있다. 우리나라에서도 독감백신 부족으로 원하는 소비자가 예방접종을 하지 못하는 사례가 있었다. 그런데 이것이 생명구제 의약품일 경우 문제가 더 심각하다. 특히 HIV/AIDS 위기에 놓인 아프리카 어느 국가의 예라면, 이 문제는 그 국가 또는 지역사회의 유지와 존속에도 영향을 미치는 심각한 공중보건의 문제다. 생명의 위협을 겪는 개인의 문제만이 아니라 개인이 구성원으로 있는 국가나 지역의 경제적, 사회적 개발과도 연관이 있다. 정부와 제약회사, 관련 국제기구 등에 대한 헬스 커뮤니케이션 개입 노력은 필수의약품에 대한 접근보장 책임을 나누는 데 초점을 두고 기획해야 한다.

10) 개발도상국에서의 능력 및 사회기반시설 구축

능력과 사회기반시설 구축의 문제는 개발도상국뿐 아니라 선진국에서도 쟁점이 된다. 전국과 각 지방의 현실을 모두 고려할 때 보건의료시설과 종사자의 수, 분포, 제공되는 서비스는 문제가 없는가? 질적인 측면에서는 어떠한가? 표준의료행위는 제대로 수행되고 있는가? 의료소비자 및 가족과 관련된 보건의료 관련 결정에 대한 훈련을 받았는가? 지역사회의 특성에 따라 우선순위가 올바르게 설정되었는가? 이에 따른 적절한 시설, 서비스, 공급자 훈련에 대한 인식이 지역사회 집단 내 제대로 형성되었는가? 헬스 커뮤니케이션은 국내에 현존하는 부족 혹은 결핍에 관한 메시지, 변화에 대한 정치적 의지 등을 지원해야 할 것이다.

요약

1. 헬스 커뮤니케이션은 공중보건의 핵심요소로서의 역할을 수행하는 과학이다.
2. 생태학적 관점과 청중 중심적 철학을 토대로 다학제적 접근방법을 창의적으로 사용해야 하는 다양한 훈련과 열정이 요구되는 과학이다.
3. 헬스 커뮤니케이션의 목적은 행동변화와 사회변화에 있다.
4. 헬스 커뮤니케이션의 핵심적 특징으로 청중중심, 연구기반, 다학제, 전략, 과정지향성, 비용효과성, 창의성, 구체성, 관계형성 및 변화목표 등이 제시되었다.
5. 대표적인 헬스 커뮤니케이션 정의 중의 하나로 '건강증진을 위한 개인 및 지역사회의 결정을 알리고 영향을 미치는 커뮤니케이션 전략에 대한 연구 및 이용법'이 있다.
6. 변화가 발생하는 장(場)이자 변화의 지속을 보장하는 것을 헬스 커뮤니케이션 환경이라 한다. 이 환경의 구성요소로 청중, 사회적 환경, 정치적 환경, 건강행동·서비스가 제시되었다. 현존하는 환경의 균형적 변화를 시도하는 것이 헬스 커뮤니케이션 개입이다.
7. 헬스 커뮤니케이션은 공중보건 개입으로부터 독립적으로 존재할 수 없다.
8. 헬스 커뮤니케이션의 다양한 범위 중 일부를 제시하면 다음과 같다. 대인 커뮤니케이션, 홍보활동(공적옹호, 정부관계), 지역사회 동원, 전문 의료커뮤니케이션, 지지자 관계.
9. 헬스 커뮤니케이션에 관련된 최근의 쟁점으로 건강불균형, 의료소비자 역량강화, 문맹 수준, E-건강 출현, 예방의학 및 습관의 한계, 관리의료와 기타 비용절감 개입의 영향, 감염성 질환의 재현, 생물무기공격의 위협, 필수의약품에 대한 국제적 이용가능성, 개발도상국에서의 능력 및 사회기반시설 구축 등이 제시되었다.

연습문제

1. 보건소에서 근무하는 보건교육사는 최근 건강캠페인을 기획하면서 광고홍보학에 관심이 생겨서 학부에서는 보건학을 전공하였으나 대학원에서는 신문방송학을 전공하고자 한다. 이는 헬스 커뮤니케이션의 어떤 특성 때문인가?

① 과정지향성　② 다학제
③ 구체성　④ 창의성
⑤ 관계형성

헬스 커뮤니케이션은 단 하나의 학문영역이나 특정이론 또는 모형에 근거하지 않으며, 건강증진을 향한 행동변화 및 사회변화의 복잡성을 알아야 하므로 다학제적 접근이 필요하다.

정답 ②

2. 헬스 커뮤니케이션 계획단계에서 개인, 사회, 정치 및 행동과 관련된 요인을 분석하는 것을 무엇이라고 하는가?

① 전략분석　② 타켓분석
③ 목표분석　④ 청중분석
⑤ 상황분석

계획단계에서는 상황분석과 청중 프로파일이라는 증거 확보가 필수적이다. 상황분석은 '개인, 사회, 정치 및 행동 관련 요인' 등에 대한 분석을 의미한다.

정답 ⑤

3. 헬스 커뮤니케이션은 행동변화와 사회변화를 목적으로 목적 달성 자체뿐만 아니라 진행 중인 단계별 목표에도 가치를 두는데 이는 헬스 커뮤니케이션의 어떤 특성 때문인가?

① 과정지향성　② 다학제
③ 구체성　④ 창의성
⑤ 관계형성

목적 달성에 소요되는 기간이 문화변동과 마찬가지로 매우 장기적이므로 진행 중에 단계별 목표를 달성하는 헬스 커뮤니케이션 특성을 과정지향성이라 한다.

정답 ①

4. 개인이 적절한 건강을 위해서 필요한 정보와 서비스를 얻고 이해하는 데 중요한 능력은?

① 컴퓨터 기술 ② 건강기술
③ 건강태도 ④ 건강정보이해력
⑤ 건강실천

건강정보이해력(헬스리터러시)은 개인이 적절한 건강 결정을 하기 위해 필요한 기초적 건강정보와 서비스를 얻고, 처리하고, 이해하기 위한 역량을 가지는 정도를 의미한다.

정답 ④

참고문헌

김숙현 등(2002). 한국인과 문화 간 커뮤니케이션. 서울: 커뮤니케이션북스.

최현호(2001). 논리와 창의적 사고. 대전: 도서출판 보성.

Atkin, C., & Wallack, L. (Eds.). (1990). *Mass communication and public health*. Newbury Park: SAGE.

Bernhardt, J. M. (2004). Communication at the core of effective public health. *American Journal of Public Health, 94*(12), 2051-2053.

Hornic. R. C. (Ed.). (2002). *Public health communication: Evidence for behavior change*. New York: Lawrence Erlbaum Associates.

Frederiksen. L. W., Solomon, L. J., & Brehony, K. A. (Eds.). (1984). *Marketing health behavior: Principles, techniques, and applications*. New York: Plenum Press.

Freimuth, V. S., & Quinn, S. C. (2004). The contributions of health communication to eliminating health disparities. *American Journal of Public Health, 94*(12), 2053-2055.

Freimuth, V. S., & Quinn, S. C. (2004). Freimuth and Quinn respond. *American Journal of Public Health, 95*(7), 1089.

Maibach, E., & Parrott, R. L. (Eds.). (1995). *Designing health messages: Approaches from communication theory and public health practice*. Thousand Oaks: SAGE.

Rice, R. E., & Atkin, C. K. (Eds.). (1989). *Public communication campaigns* (2nd ed.). Newbury Park: SAGE.

Schiavo, R. (2007). *Health communication: From theory to practice*. San Francisco: Jossey-Bass.

Wallace, J., Bari, S.,Reinders, L., Rainford, J., Gamhewage, G., & Fleck, F. (2008, July). *Health communication: A call for papers. Bulletin of the World Health Organization*. http://www.who.int/bulletin/volumes/86/7/08-055566/en/index.html.

집필자 **손애리** 삼육대학교 보건관리학과
E-mail aeree@syu.ac.kr

2 커뮤니케이션의 개념과 모형

학습목표

- 본 장에서는 건강증진의 맥락에서 '커뮤니케이션'을 정의하고 커뮤니케이션 과정의 요소를 규명한다.
- 커뮤니케이션의 유형과 특성을 이해한다.

우리는 매일매일 다른 사람들과 다양한 상황에서 생각이나 감정을 전달하는 커뮤니케이션을 하고 있다. 즉, 커뮤니케이션은 우리의 일상에서 가장 기본적인 활동이라 하겠다. 우리가 접하는 수많은 정보 가운데에는 건강과 관련된 메시지도 있다. 건강 관련 메시지는 미디어를 통해 접하게 되는 광고나 건강 관련 콘텐츠, 주변의 지인들로부터 듣게 되는 다양한 메시지를 비롯해 보건의료전문가나 보건 관련 종사자로부터 전달받는 내용 등 매우 다양하다. 이런 정보의 궁극적인 목적은 우리의 마음을 움직여 원하는 행동을 이루고자 하는 것이다. 하지만 인간의 마음은 때로는 단순한 것 같기도 하지만 때로는 매우 복잡하여 인간의 마음을 움직이는 것이 쉽지만은 않다. 이에 따라 연구자들은 사람들이 어떤 정보에 주목하며, 어떤 의사소통을 통해 태도를 형성하고 행동에 이르는지에 대해 오랫동안 관심을 갖고 연구하고 있다. 이와 관련한 대표적인 분야가 설득적인 의사소통(persuasive communication)이다.

커뮤니케이션 측면에서 설득은 효과적인 의사소통을 하는 것이다. 효과적인 의사소통이란 정보원으로부터 전달되는 메시지를 수신자가 그 내용을 이해하고, 신념과 태도가 형성되어 행동을 변화시킬 수 있음을 의미한다. 광고나 캠페인 등은 바로 이러한 커뮤니케이션에 대한 이해에서 출발한다고 해도 과언이 아니다. 특히 건강과 관련한 의사소통은 상대로 하여금 특정 태도나 행동을 요하는 설득적인 요소가 많다. 예를 들어, 보건의료전문가가 환자에게 제공하는 언어 속에는 보건의료전문가의 지시를 따르기를 바라는 설득적 의미가 있다. 최근 코로나19 확산 상황에서 미디어를 통한 '마스크 착용' 캠페인 역시 대중들이 캠페인의 메시지에 따라 행동할 것을 요구한다.

어떠한 메시지가 어떻게 제시되느냐에 따라 설득의 효과는 달라질 수 있다. 보건교육사는 커뮤니케이션에 대한 기본적인 이해를 바탕으로 보다 효과적인 방법으로 건강 메시지를 대중에게 전달하는 법을 배울 필요가 있다.

따라서 이번 장에서는 커뮤니케이션의 개념과 커뮤니케이션을 이루는 요소들을 살펴보고, 커뮤니케이션 과정에 대한 일반적인 커뮤니케이션 모형을 건강증진의 맥락에서 살펴보고자 한다. 커뮤니케이션에 대한 일반적인 이해는 향후 보건교육 및 헬스 캠페인을 기획하는 토대를 구축하는 데 도움을 줄 것이다.

1 커뮤니케이션의 개념 및 요소

1) 커뮤니케이션의 정의

커뮤니케이션(communication)은 흔히 '의사소통'으로 번역되는데, 어원은 '공통 혹은 공유'의 의미를 지닌 라틴어 'communis'에서 유래한다. 커뮤니케이션을 문자 그대로 해석하면 지식이나 정보, 의견, 의도, 느낌, 신념, 감정을 공유하는 행동이라 하겠다. '커뮤니케이션을 한다', 혹은 '의사소통이 된다'는 말은 송신자와 수신자가 메시지를 공유하게 되었다는 것이다. 여기서 메시지란 전달자가 수용자에게 전달하고자 하는 의미의 내용이며, 수용자에게 자극으로서의 역할을 하는 신호(signal) 또는 신호들의 집합을 뜻한다. 이를 바탕으로 커뮤니케이션을 정의해 보면, '상징이나 부호, 행동 등 사람들 간의 공통적인 상징체계를 이용해서 정보를 전달하고 이해하는 과정"으로 정의할 수 있다.

커뮤니케이션의 가장 중요한 개념은 커뮤니케이션은 '과정(process)'이라는 것이다. 커뮤니케이션은 시작과 끝이 있는 분절적인 현상이 아니라 시간의 경과와 더불어 진행되는 일련의 상호작용을 의미한다. 커뮤니케이션이 시간의 속성을 지니고 있다는 것은 커뮤니케이션은 돌이킬 수 없다는 말이다(비가역성). 이와 더불어 커뮤니케이션은 어떠한 상황에 놓여도 반드시 커뮤니케이션을 하게 되며(필연성), 완전히 똑같은 커뮤니케이션이 두 번 다시 반복될 수 없는(비반복성) 특성을 지닌다.

우리가 의사소통을 하기 위해서는 메시지를 상대방에게 전달했을 때 가능해지는데, 이때 단지 메시지를 전달했다는 자체보다 상대방이 그 메시지를 받고 이해했을 때 비로소 커뮤니케이션은 이루어진다. 즉 의사소통은 전달(transference)과 이해(understanding)를 포함하고 있으며, 송신자와 수신자가 공통의 규칙을 바탕으로 메시지를 교환하고 공유하는 과정이다.

2) 커뮤니케이션의 구성요소

커뮤니케이션의 구성요소는 크게 송신자와 수신자, 메시지, 채널로 이루어지며, 여기에 커뮤니케이션에 따른 피드백과 커뮤니케이션을 방해하는 잡음, 커뮤니케이션이 이루어지는 세팅까지를 커뮤니케이션의 구성요소로 본다. 커뮤니케이션에 개입하는 요소들을 그림으로 나타내면 다음과 같다(**그림 2-1**).

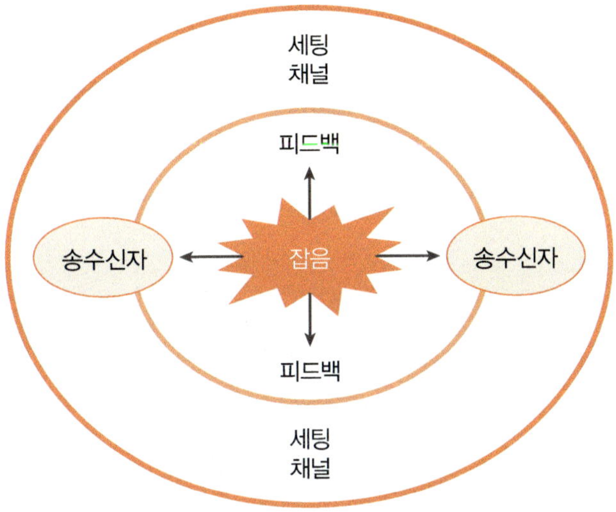

그림 2-1 커뮤니케이션의 요소

출처: Sandra Hybels & Richard L. Weaver II (2004). Communicating Effectively 7th ed. McGraw-Hill Companies, Inc. New York, N.Y. p. ix.(오미영, 2006에서 재인용)

(1) 송수신자

커뮤니케이션은 기본적으로 2인 이상의 사람들 사이에서 일어나는 것으로 이해된다. 물론 혼잣말이나 일기처럼 혼자서도 커뮤니케이션이 가능하지만, 일반적으로는 내가 전하고자 하는 내용을 상대가 이해할 때 커뮤니케이션이 이루어진다. 앞에서 커뮤니케이션은 서로의 생각과 정보, 감정을 공유하는 것이라고 했는데, 이는 커뮤니케이션에서 일방향이 아닌 상호작용(inter-action)이 중요함을 의미한다. 누군가 자신의 얘기를 전달하면 전달받은 사람이 다시 그에 대해 반응하거나 전달하게 되는 과정이라는 것이다. 이는 곧 송신자(sender)와 수신자(receiver)의 역할이 고정되어 있지 않음을 뜻한다. 실제 커뮤니케이션 상황에서는 말하기와 듣기가 동시에 일어나며, 메시지를 주고받게 되는 과정이 지속적으로 순환되면서 커뮤니케이션이 이뤄진다.

(2) 메시지

커뮤니케이션에 참여하는 사람들이 주고받는 내용을 메시지(message)라고 하며, 메시지는 언어 외에도 손짓이나 얼굴표정 등과 같은 비언어도 포함하고 있다. 언어 커뮤니케이션은 단어, 문장, 문단을 의미하고, 비언어 커뮤니케이션은 운율언어, 준언어, 동작언어, 모습으로 구분할 수 있다.

메시지의 언어와 어휘의 내용 또한 중요하다. 어휘의 내용(lexical content)을 글자 그대로 해석하면 긍정적으로 혹은 부정적으로 사용될 수 있다는 것이다. 예를 들면, 매우 어려운 용어를 사용하고 약자를 사용한다면 메시지가 혼란을 주거나 의도된 대상자에게 제대로 전달되지 않을 수 있으나, 알아듣기 쉽게 반복할 경우 커뮤니케이션에 긍정적으로 영향을 줄 것이다.

헬스커뮤니케이션의 경우 어휘적 내용과 몸으로 전달되는 언어(body language) 같은 추가적인 요소는 어떤 상황이냐에 따라 중요할 것이다. 어떤 지역에서 음식과 관련된 질병에 관한 정보를 제공하는 리플릿을 만들어 배포하는 상황일 경우는 전달자의 몸동작이나 눈맞춤 등은 거의 중요하지 않을 것이다. 하지만 보건소에서 금연에 대한 중재교육을 일대일로 하는 경우 언어적 커뮤니케이션, 눈맞춤, 외모 등은 매우 중요하게 작용할 것이다. 따라서 상황에 따라 커뮤니케이션에 영향을 줄 수 있는 요소를 파악하고 적용하는 것은 중요하다.

(3) 채널

송신자는 전달하고자 하는 생각, 정보, 감정 등을 수신자가 지각할 수 있는 형태로 부호화시켜 생산된 메시지를 채널(channel)을 통해 전달한다. 따라서 채널은 메시지를 전달하는 수단이자 메시지가 여행하는 통로로 이해할 수 있다. 채널에는 신호를 전달하는 물리적 수단인 음파, 전파를 비롯하여 신문이나 라디오, TV, 영화 등 매체에 이르기까지 다양하다.

(4) 피드백

피드백(feedback)은 송수신자가 서로에게 하는 반응으로 커뮤니케이션의 활력소로 작용한다. 피드백은 송수신자가 커뮤니케이션을 하는 과정에서 서로의 의견이나 감정을 공유하고 있다고 느끼게 만드는 확실한 단서로 작용한다는 점에서 매우 중요하다.

(5) 잡음

잡음(noise)은 메시지를 정확하게 이해하는 데 방해가 되는 것으로, 크게 다음의 세 가지로 구분된다.

① 물리적 잡음: 실제 외부 환경에서 물리적으로 발생하는 잡음으로, 매체의 기계적 상태, 좌석 배치, 소음 등으로 커뮤니케이션 효과를 왜곡시키거나 감소시키는 것을 의미한다. 산 속에서 휴대전화 전파가 끊기는 현상이나 조명이 어두워 강의실 칠판 글씨가 잘 안 보이는 것 등이 모두 물리적 잡음에 해당한다.

② 심리적 잡음: 메시지의 기호화나 해석화하는 과정에서 발생하는 심리적인 방해나 간섭으로, 커뮤니케이션 행위에 대한 집중을 방해하는 요소를 의미한다. 다른 생각을 하다가 무슨 말을 하는지 놓치는 경우가 대표적이다. 심리적 잡음은 신념이나 편견 때문에 발생하기도 한다.

③ 의미적 잡음: 전달되는 메시지의 의미를 전혀 몰라 커뮤니케이션 자체가 이루어질 수 없는 경우를 말한다. 생소한 표현이나 외국어 등으로 수신자가 송신자의 뜻을 이해하지 못하게 되거나 어떤 특정한 단어에 대한 감정적 대응도 의미적 잡음을 낳는다.

(6) 세팅

세팅이란 커뮤니케이션이 이루어지는 공간으로 모든 커뮤니케이션은 세팅 안에서 이루어진다. 따라서 세팅이 변하면 커뮤니케이션도 변하게 되는데 예를 들어, 강당이 연설을 하기에 적합한 공간이라면 레스토랑은 친밀한 대화를 하기에 적합한 공간이다.

❷ 커뮤니케이션 유형

커뮤니케이션의 유형은 기본적으로 커뮤니케이션에 참여하는 수를 바탕으로 구분하는데, 가장 기본적인 2인이 하는 대인 커뮤니케이션이나 조직 내 집단끼리 이루어지는 조직 커뮤니케이션, 익명의 대중을 수신자로 삼는 매스 커뮤니케이션 등의 구분이 그것이다.

또한 이 외에도 집단에서의 커뮤니케이션 유형을 정보 교환의 흐름에 따라 나누거나 공식/비공식 커뮤니케이션으로 나누기도 한다.

1) 참여자 수에 따른 커뮤니케이션 유형

(1) 자아 커뮤니케이션

자아 커뮤니케이션(intrapersonal communication)은 개인의 내면에서 일어나는 커뮤니케이션으로 혼잣말을 중얼거리거나 일기를 쓰는 것 등이 대표적이다. 이때 커뮤니케이션의 주체인 자아는 송수신자를 겸하게 되며, 자신의 생각과 감정에 따라 만들어진 메시지가 뇌를 채널로 삼아 자신에게 도달하게 된다. 자아 커뮤니케이션에서도 피드백이 발생하는데, 스스로에게 이야기를 되묻는 과정을 통해 생각을 바꾸는 것은 바로 피드백의 결과라 하겠다. 자아 커뮤니케이션은 타인과의 상호작용이나 교류를 하지는 않지만, 스스로에게 있어 매우 중요한 과정이다.

(2) 대인 커뮤니케이션

대인 커뮤니케이션(interpersonal communication)은 대개 두 사람 사이, 최대 3인 사이에서 일어나는 비공식적이고 구조화되지 않은 커뮤니케이션을 의미한다. 언어와 비언어, 상징으로 구성된 메시지를 시각이나 음성과 같은 채널로 전송하는 대인 커뮤니케이션은 참여 인원이 적어 풍부한 피드백이 발생하는 특징을 지닌다. 대인 커뮤니케이션의 경우 참여자가 소수여서 메시지가 제대로 전달되었는지를 확인하기 쉬우며, 심리적인 잡음도 거의 일어나지 않는다. 최대 3인의 참여까지 가능하다고 보지만, 이 경우도 주로 실제 발화는 2인인 경우가 많다. 3인이 넘는 경우 보통 소집단 커뮤니케이션으로 분류한다.

대인 커뮤니케이션과 관련해 많은 심리학자들은 개인의 특성과 상황에 따라 커뮤니케이션하는 방식이 달라진다고 보았다. 이 중 대표적인 것이 딕맨(Digman)의 다섯 가지 특성요인 모형이다(오미영, 2006).

① 신경성(neuroticism): 부정적 감정이나 걱정을 하는 경향을 지님
② 외향성(extraversion): 집단 활동을 좋아하고 낙천적이며 단호한 경향을 지님
③ 개방성(openess): 상상력이 있고 내부 감정에 주목하며 독립적으로 사고할 줄 아는 경향을 지님
④ 동의성(agreeableness): 타인에 대한 동정심이 있고 도우려 하며, 대립을 피하려는 경향을 지님
⑤ 성실성(conscientiousness): 자기 훈련이 잘 되어 있고 충동을 억제할 줄 알며 임무 완성도가 높은 경향을 지님

(3) 소집단 커뮤니케이션

소집단은 보통 3인에서 12인 혹은 15인 정도 사이를 말하며, 참여자들이 커뮤니케이션을 통해 공동의 목표를 성취하고자 하는 특성을 지닌다. 소집단 커뮤니케이션(small-group communication)은 상대방과 쉽게 상호작용할 수 있는 환경, 즉 대부분 같은 공간에 같이 있는 경우에 발생하는 커뮤니케이션을 말하는데 가정이나 학급, 동아리 등의 소집단 내에서 이루어지는 커뮤니케이션이 대표적이다.

소집단은 크게 다섯 가지의 유형으로 구분할 수 있다.

① 문제해결 집단: 문제가 되는 상황을 제거하거나 해결하기 위한 집단으로, 문제가 해결되면 집단이 해체된다. 예를 들어, 특성 상황에 대처하기 위해 위원회를 구성하여 활동하고, 결과보고서를 제출하며 임무를 종결한다.

② 치료 집단: 상호협조가 필요한 사람들이 모이는 것으로, 같은 문제를 지니고 있는 참여자들이 서로 도와 개인의 문제를 해결하게 만드는 데 목적이 있다. 약물중독이나 금연 등과 관련한 집단 상담 치료 요법에서 주로 사용한다.

③ 학습 집단: 시험 대비를 위한 스터디 모임 등이 대표적으로 서로 모르는 것을 질문하고 답하며 개인이 공부할 때보다 넓은 시각으로 공부할 수 있게 해 준다.

④ 사회 집단: 서로 좋아하는 행위를 공유하며 어울리면서 즐거움을 얻는 집단으로, 각종 클럽 활동에 참여하거나 스포츠를 함께 하는 것, 함께 모여 취미활동을 하는 각종 동호회 등이 이에 속한다.

⑤ 협상 집단: 상대방과의 협상을 통해 양측 모두가 수용할 수 있는 조정에 도달하는 것을 의미하며, 집단 간 이해의 공통되는 부분을 찾아 초기에 각자 달랐던 의견이 혼합된 의견 형태로 마무리하는 것을 말한다. 대표적으로 노사협의회 등이 있다.

(4) 조직 커뮤니케이션

조직 커뮤니케이션(organizational communication)은 구성원 간의 정보교환을 통한 상호작용으로서 메시지의 흐름을 통해 조직 내 갈등을 조정 및 해결하고 조직의 목적을 협동적으로 달성하기 위해 인간 조직인 체계(system)하에서 일어나는 커뮤니케이션을 말한다. 조직 커뮤니케이션의 참여자는 특정한 다수이며, 소속이 뚜렷하고 위계질서가 잘 갖추어져 있으며, 업무적인 요소가 강하다. 조직 커뮤니케이션의 기능은 크게 세 가지로 구분된다.

① 명령전달 기능: 조직이 일상적으로 수행하는 업무와 관련하여 최대의 생산성 증가를 목적으로 업무 관련 세부사항과 과업 부여, 보상 등을 주로 담고 있는 지시나 지침 등이 이에 속한다.

② 인간관계 기능: 구성원이 원만한 인간관계를 맺고 유지할 수 있도록 도와 조직 충성도를 증가시키고자 한다.

③ 불확실성 관리 기능: 조직에 영향을 미칠 수 있는 환경요소를 파악하고 이와 관련한 정보를 수집하여 분석하는 일을 말한다.

5) 매스 커뮤니케이션

매스 커뮤니케이션(mass communication)은 익명의 대중인 수신자에게 매스미디어를 통해 메시지를 전달하는 커뮤니케이션으로 송신자의 영향력이 커지고 수신자는 일방적으로 메시지를 전달받는 수동적 입장이 되기 쉬운 특징이 있다. 매스 커뮤니케이션은 매스미디어 채널을 통해 시공간을 뛰어 넘는 광범위한 지역에 동시에 메시지를 전달할 수 있으나, 일방향으로 전달되는 매스미디어의 특성상 피드백 생산이 제한적이고 지연적으로 일어난다는 단점을 지닌다. 최근의 인터넷과 같은 뉴미디어는 이러한 매스미디어의 제한을 극복할 수 있다는 점에서 주목을 받고 있다.

지금까지 살펴본 각 유형별 커뮤니케이션의 특성은 다음의 **표 2-1**로 정리해 볼 수 있다.

표 2-1 참여자 숫자에 따른 커뮤니케이션 유형

	자아 커뮤니케이션	대인 커뮤니케이션	소집단 커뮤니케이션	조직 커뮤니케이션	매스 커뮤니케이션
참여자 수	1인	2~인	3~10인	10인 이상	대중
공식성/친밀함	가장 친밀	대체로 친밀	친밀 또는 공식적	대체로 공식적	공식적
피드백	100%	많음	중간 정도	적음	적고 지연적
메시지의 계획성	전혀	약간	약간	대체로 계획적	100% 계획적
송신자와 수신자의 역할	동시적	교대로	교대로	1:다수	1:대중

출처: 김영임, 스피치 커뮤니케이션, 31쪽 〈표 1-1〉 재구성, 오미영(2006) 재인용

2) 커뮤니케이션 네트워크

집단에서 상호작용이 일어나는 패턴인 커뮤니케이션 네트워크는 크게 다섯 가지로 분류해 볼 수 있다.

(1) 사슬형(연쇄형)

사슬형은 구성원 사이에 릴레이식으로 이어지는 커뮤니케이션 형태로 수직적 커뮤니케이션과 수평적 커뮤니케이션의 두 가지로 구분될 수 있다. 수직적 커뮤니케이션은 공식적인 계통과 수직적 경로를 통해서 의사(정보)전달이 이루어지는 형태로 조직 내 라인이 대표적이다. 반면 수평적 커뮤니케이션은 중간에 위치한 구성원이 중심적 역할을 하는 경우에 해당되며, 이 유형은 정보수집과 문제해결이 비교적 느리며 중간에 위치한 구성원을 제외하고는 주변에 위치한 구성원들의 만족감이 비교적 낮다는 평가다.

(2) 수레바퀴형

수레바퀴형은 집단 구성원 간에 중심인물이 존재하고 있는 경우 흔히 나타나는 커뮤니케이션 유형으로서 구성원 모두와 커뮤니케이션 하는 사람은 한 명뿐인 형태다. 이 유형은 신속한 정보 수집과 중심인물이 정보를 종합할 수 있으므로 문제해결 시 정확한 상황파악과 신속한 문제해결이 이루어질 수 있는 장점을 지니고 있다. 하지만 문제의 성격이 간단하고 일상적일 때만 유효하고, 복잡하고 어려운 문제인 경우는 그 유효성이 발휘되지 않는다.

(3) Y형

Y형은 확고한 중심인은 존재하지 않아도 대다수의 구성원을 대표하는 리더가 존재하는 경우에 나타나는 유형으로 라인과 스텝의 혼합 집단에서 주로 나타난다. Y형은 주로 세력집단의 리더가 커뮤니케이션의 중심역할을 맡고, 비세력 또는 하위집단에도 연결되어 전체적인 커뮤니케이션 망을 형성하게 된다. 서로 다른 집단(라인과 스텝)에 속한 사람들 간의 커뮤니케이션에 있어 조정역을 필요로 할 때 사용될 수 있다.

(4) 원형

원형은 집단 구성원 간에 뚜렷한 서열이 없는 경우에 나타나는 커뮤니케이션 유형으로 중심인물이 없는 상황에서 커뮤니케이션의 목적과 방향 없이 구성원들 사이에 정보가 전달된다. 지역적으로 분리되어 있거나 자유방임적인 상태에서 함께 일하는 구성원 사이에서 이런 커뮤니케이션은 흔히 나타난다. 일반적으로 정보전달 및 수집, 종합적인 상황 파악, 문제해결들이 가장 느리지만, 커뮤니케이션 목적이 명백할 경우 자신의 정보가 모두 전달되며 어느 정도 피드백까지 받기 때문에 구성원의 만족도는 비교적 높다. 태스크포스(task force)나 위원회조직 같은 조직에서 나타나는 유형으로 수평적 네트워크를 형성한다.

(5) 개방형/상호연결형

집단 내 특정한 리더가 없는 경우 구성원 모두가 자유롭게 동등한 위치에서 커뮤니케이션하는 것으로 구성원들 사이의 정보교환이 완전히 이루어지는 유형이다. 구성원 모두 정보를 교환하기 때문에 수레바퀴형에 비하여 종합적인 상황파악과 실제 문제해결의 소요시간은 더 걸리지만, 상황판단의 정확성이 높고 복잡하고 어려운 문제나 구성원의 창의성이 요구되는 문제에 가장 효과적이다. 일정한 규칙 없이 자유롭게 의견교환이 이루어지다 보면 창의적이고 참신한 아이디어 산출이 가능해진다. 광고 문안을 만들거나, 새로운 대안을 찾아내려 할 때 브레인스토밍 과정에서 사용된다(**그림 2-2**, **표 2-2**).

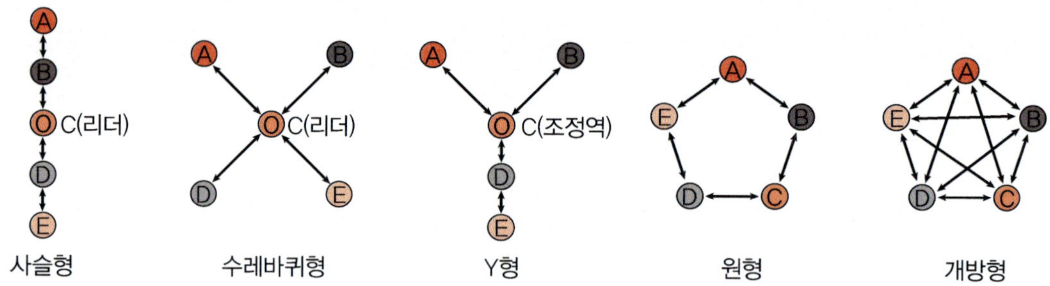

그림 2-2 커뮤니케이션 네트워크 유형

표 2-2 커뮤니케이션 네트워크 유형의 특성

	사슬형	수레바퀴형	Y자형	원형	개방형
권한의 집중	고	중	중	저	매우 저
커뮤니케이션 속도	중	단순: 빠름 복잡: 느림	중	단합: 빠름 개별: 느림	빠름
커뮤니케이션 정확도	서면: 고 언어: 저	단순: 고 복잡: 저	단순: 고 복잡: 저	단합: 고 개별: 저	저
구성원 만족도	저	저	중	고	고
의사결정 속도	빠름	중간	중간	느림	빠름
의사결정 수용도	저	중간	중간	고	고
조직 구조 형태	수직적	수평적	수직적	수평적	수평적

3) 공식/비공식 커뮤니케이션

(1) 공식적 커뮤니케이션

공식적 커뮤니케이션은 권한의 체계와 절차적 관계가 분명한 상태에서 이루어지는 커뮤니케이션으로 일반적으로 조직 내에서 이루어지는 결재 행위나 보고, 공식 회의 등에서 나타난다. 커뮤니케이션을 둘러싼 권한에 따라 상향적, 하향적, 수평적으로 나누어 볼 수 있다.

① 상향적 커뮤니케이션

상향적 커뮤니케이션은 조직의 하층에서 상층으로 올라가는 커뮤니케이션이다. 부하직원이 성과나 태도, 의견 등을 상위로 전달하는 것으로 위계의 역학관계로 한계가 있어 정확성이 문제가 될 수 있다. 하지만 조직 구성원의 참여의식이 강한 경우에는 조직원들 간의 효과적인 커뮤니케이션과 내부 결속력을 강화할 수 있기도 하다. 명령계통에 대응하는 불만처리절차, 보고, 내부결재, 제안제도, 상담 하급자의 태도 및 고충 등이 이에 해당한다. 상향적 커뮤니케이션이 활발히 이루어지기 위해서는 부하직원의 적극적인 태도와 상급자의 개방성과 적극적으로 받아들이는 태도가 필요하다. 또한 부하직원에서 상급자로 의사전달 과정에서 정보의 선택과 여과를 통해 초기 정보가 그대로 전달되지 않는다는 문제점이 있다.

② 하향적 커뮤니케이션

하향적 커뮤니케이션은 일반적으로 조직의 위계나 명령계통을 통해서 위로부터 아래로 전달되는 커뮤니케이션으로 지시나 명령 등이 대표적이다. 하향적 커뮤니케이션은 부하직원이 이해할 수 있도록 내용이 명확해야 하며, 수용가능성이 높아야 하고 일관성과 적시성도 있어야 한다. 하향식 커뮤니케이션은 업무에 관련된 정보, 조직의 정책과 실행방법 그리고 사명감을 고취시키기 위한 관리직의 의도와 정보 등을 적시적으로 명확하게 구성원들에게 전달함으로써 조직 전체의 효율성을 향상시킬 수 있다는 장점이 있으나 조직 내 커뮤니케이션 분위기가 권위적이고 위계적인 경우 정보 전달과정에서 정보가 손실되거나 왜곡될 수 있다는 단점이 있다.

③ 수평적 커뮤니케이션

수평적 커뮤니케이션은 조직의 위계 수준이 같은 구성원 간 또는 부서 간의 커뮤니케이션을 일컫는다. 위계적이지 않고 개방적이며, 자유로운 커뮤니케이션으로 조직 내 구성원과 부서 간의 조정 기능을 수행하는 협력적인 성격을 보여준다. 조직의 부서 간 혹은 구성원 간의 협조를 통해 공통된 목표달성을 가능하게 하고, 업무 수행 과정에서 발생하는 위기와 문제를 해결한다. 조직 내 수평적 커뮤니케이션은 서로 다른 부서 간에 발생할 수 있는 갈등과 문제점을 유연하게 대처하고 해결을 촉진시킬 수 있으며, 동료 간의 업무협조를 증진시킬 수 있다.

(2) 비공식적 커뮤니케이션

비공식적 커뮤니케이션은 조직에서 공식적 권한이나 과업 요구와 관계없이 비계층적으로 이루어지는 커뮤니케이션을 말한다. 조직 구성원 모두가 수시로 사용하기 때문에 공식적인 커뮤니케이션보다 양적인 면에서 더 많이 유통된다. 이러한 비공식적인 커뮤니케이션을 '그레이프바인(Grapevine; 포도넝쿨)'이라고도 하는데, 조직 내·외부의 커뮤니케이션이 포도넝쿨처럼 어지럽게 얽혀 있음을 비유한 말이다. 비공식적 커뮤니케이션은 사람들 사이의 사교 기능을 충족시키고 긴장감을 해소하며 조직원들 사이에 유대감을 형성하고 새로운 정책이나 소식을 빠른 시간 내에 구성원들에게 전달하는 순기능을 지닌다. 또한 조직 전체의 변화가 요구되는 정책의 경우 비공식적 채널을 통해 유통시킴으로써 조직원들의 반응을 탐지해 볼 수도 있다. 하지만 비공식적인 커뮤니케이션은 루머를 전달하게도 하며, 이 경우 조직원들의 관계를 훼손하거나 조직의 안정을 저해하기 때문에 조직에서 루머가 발생한 경우 이에 대한 원인을 파악하고 해결하려는 노력을 기울여야 한다(표 2-3).

표 2-3 공식적-비공식적 상황에서의 조직 커뮤니케이션 비교

	공식적 커뮤니케이션	비공식적 커뮤니케이션
메시지 공급자	조직 내 역할, 지위와 관련됨	조직 내 역할, 지위와 무관함
미디어	공문서, 서한, 게시판 등	대화, 담소, 대면, 전화 등
장소	부서, 사무실 등 근무 공간	휴게실, 복도 등 비업무 공간
시간	일과 중, 근무 시간	일과 후, 퇴근 후, 휴식 시간
방향성	수직적, 하향적	수평적
메시지 성격	업무지향적	비업무적
메시지 구속력	공적, 강제적	사적, 잠정적, 일회적
메시지 구조	사전 준비, 심사숙고 필요, 제한적, 정형적	사전 준비 없음, 즉흥적, 융통성 지니며 비정형적
메시지 스타일	문어적, 직설적	구어적, 은유적

출처: 강길호, 김현주, 커뮤니케이션과 인간, 222쪽, 〈표 10-2〉 재인용

❸ 커뮤니케이션의 모형

앞에서 우리는 커뮤니케이션이란 메시지를 보내고 받고 해석하는 과정이라고 하였다. 이 과정을 한눈에 알아보기 쉽게 표현한 것이 커뮤니케이션 모형이다. 여기서는 대표적인 커뮤니케이션의 모형을 살펴보았다.

1) 라스웰의 모형(1948)

정치 커뮤니케이션의 대표주자인 라스웰(Lasswell, 1948)은 커뮤니케이션 과정을 '누가(who), 무엇을(says what), 어떤 채널로(in which channel), 누구에게(to whom), 어떤 효과를 가지고(with what effect)' 하는지에 대해 선형적인 그림으로 표현하였다. 가장 대표적인 커뮤니케이션 모형으로 일컬어지며, 커뮤니케이션을 메시지 전달과정으로 보고, 커뮤니케이션의 '효과'를 강조했다는 특징이 있다. 여기서 효과란 관찰과 측정이 가능한 수신자의 변화를 말한다. 라스웰의 모형은 커뮤니케이션 과정의 요소 중 하나를 변화시키면 효과 또한 변한다고 보는데, 즉 메시지나 채널을 변화시키면 그에 따라 효과의 차이가 나타난다고 가정한다. 라스웰의 모형은 선형으로 나열된 커뮤니케이션의 요소 앞글자를 따서 S-M-C-R-E 모형으로 불리기도 한다. 이 모형은 커뮤니케이션 과정을 지나치게 단순화하였다는 비판을 받고 있으나, 그동안 수많은

매스 커뮤니케이션 연구들이 라스웰의 모형을 기반으로 삼았을 정도로 커뮤니케이션의 중요한 측면을 강조하고 있다(**그림 2-3**).

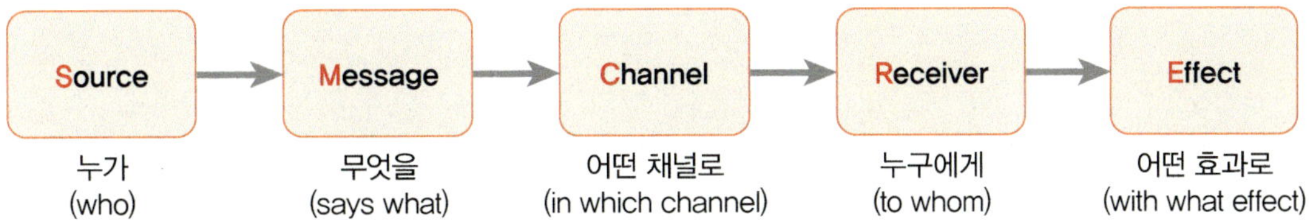

그림 2-3 라스웰(Lasswell)의 모형

2) 슈람의 모형(1954)

라스웰이나 쉐넌과 위버의 모형은 커뮤니케이션 과정을 선형적인 일방향으로 가정하고 있다는 점에서 한계를 지닌다는 비판을 받아왔다. 이에 비하면 슈람(Schramm)이 1954년에 발표한 모형은 커뮤니케이션 과정을 역동적 상호작용의 과정으로 보고 있다. 슈람은 '경험의 장(field of experience)' 개념을 도입하였는데, 경험의 장이 송신자의 의도된 메시지가 원하는 지점까지 전달되는 데 필수적이라고 보았다. 커뮤니케이션이 원활히 이루어지기 위해서는 두 대상 사이에 공통적인 경험의 장, 즉 공통 언어, 공통 배경, 공통 문화와 같은 조건이 충족되어야 한다는 것이다. 이는 달리 말하면 두 사람이 경험의 장을 공유하지 못할 경우 송신자가 의도한 메시지와 수신자가 해석하는 메시지가 일치하지 않을 수 있음을 의미한다. 또한 슈람은 잡음의 문제를 극복하기 위해 '피드백(feedback)' 개념을 제시하였다. 이에 따르면 수신자가 송신자에게 피드백을 보낼 때 수신자는 송신자가 되므로 커뮤니케이션 과정을 기술하는 데 있어 송신자와 수신자의 구별이 무의미하다. 정리하면, 커뮤니케이션은 피드백을 바탕으로 계속되는 순환과정으로 설명할 수 있다(**그림 2-4**).

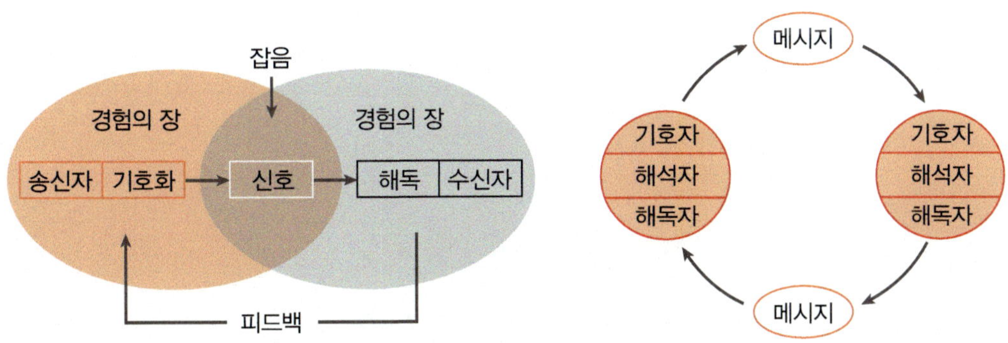

그림 2-4 슈람의 커뮤니케이션 모형

요약

커뮤니케이션은 상징, 부호, 행동 등 사람들 간의 공통적인 상징체계를 이용해서 정보를 전달하고 이해하는 과정으로 정의할 수 있다. 효과적인 의사소통에는 여러 요인이 작용한다.

커뮤니케이션 유형은 커뮤니케이션 참여자 수에 따라 자아, 개인, 소집단, 조직, 매스 커뮤니케이션으로 구분되며, 집단 내 정보교환 흐름에 따라 커뮤니케이션 유형을 구분하기도 한다. 조직 내에서 행해지는 커뮤니케이션은 공식 커뮤니케이션과 비공식 커뮤니케이션으로 나뉜다. 이 장에서는 각 커뮤니케이션의 유형을 파악하고 그에 따른 특성을 이해하는 데 초점을 맞추었다.

커뮤니케이션의 개념과 이론을 단순화해서 표현한 것이 커뮤니케이션 모형이며, 이 모형을 알면 커뮤니케이션 현상을 더욱 효과적으로 이해할 수 있다. 본 장에서는 커뮤니케이션의 구성요소를 이해하고, 라스웰(Lasswell) 모형, 슈람(Schramm) 모형을 학습하였다.

연습문제

1. 다음에서 설명하는 커뮤니케이션 요소는?

> 강당과 같은 공적인 공간은 연설하기에는 적합하지만 사적인 대화를 하기 위해 만나는 장소가 될 수는 없다.

① 메시지 ② 채널
③ 잡음 ④ 세팅
⑤ 송수신자

커뮤니케이션이 이루어지는 공간을 설명하는 것으로 이는 커뮤니케이션 구성요소 중 세팅에 해당한다.

정답 ④

2. 다음 중 피드백이 가장 많은 커뮤니케이션 유형은?

① 자아 커뮤니케이션 ② 대인 커뮤니케이션
③ 소집단 커뮤니케이션 ④ 조직 커뮤니케이션
⑤ 매스 커뮤니케이션

커뮤니케이션 참여자 수에 따른 커뮤니케이션 유형 중 피드백이 가장 많은 유형은 자아 커뮤니케이션으로 피드백이 100%이다.

정답 ①

3. 다음 중 커뮤니케이션을 역동적 상호작용으로 보는 커뮤니케이션 모형은?

① 라스웰의 모형 ② 쉐넌과 위버의 모형
③ 오스굿의 모형 ④ 슈람의 모형
⑤ 거브너의 모형

슈람은 커뮤니케이션을 역동적 상호작용으로 보고 있다.

정답 ④

4. 다음 중 집단 구성원당 커뮤니케이션을 하는 사람이 두 명이며 서로 연결되어 있는 커뮤니케이션 네트워크 유형은?

① 사슬형 ② 수레바퀴형
③ Y형 ④ 원형
⑤ 개방형

커뮤니케이션 네트워크 중 원형은 커뮤니케이션 참여자가 모두 두 명과 연결되어 있는 데 반해 다른 유형들은 참여자의 위치에 따라 연결된 수가 달라진다.

정답 ④

5. 다음에서 설명하는 커뮤니케이션 유형은?

> 이 커뮤니케이션 유형은 업무적인 요소가 강한 커뮤니케이션으로 명령전달, 인간관계, 불확실성 관리 기능이 있다.

① 자아 커뮤니케이션 ② 대인 커뮤니케이션
③ 소집단 커뮤니케이션 ④ 조직 커뮤니케이션
⑤ 매스 커뮤니케이션

조직 커뮤니케이션은 구성원 간의 정보교환을 통한 상호작용으로서 메시지의 흐름을 통해 조직 내 갈등을 조정 및 해결하고 조직의 목적을 협동적으로 달성하기 위해 인간 조직인 체계(system)하에서 일어나는 커뮤니케이션을 말한다.

정답 ④

참고문헌

강길호·김현주(2003). 커뮤니케이션과 인간. 서울: 한나래.

나은영(2006). 인간커뮤니케이션과 미디어. 서울: 한나래.

오미영(2006). 커뮤니케이션이란 무엇인가?. 서울: 커뮤니케이션북스.

윤석민(2007). 커뮤니케이션의 이해. 서울: 커뮤니케이션북스.

Adler, R. B & Rodman, G.(2006), *Understanding Human Communication*. New York: Oxford University Press(Oxford)

Fiske, J.(1990). Introduction to communication studies. London: Routledge, Watzlawick, P., Beavin, J. H., & Jackson, D. D.(1967) *Pragmatics of human communication: A Study of interactional patterns, pathologies, and paradoxes*. New York: W. W. Norton

집필자 **박아현** 서울시 통합건강증진사업지원단
E-mail ahfreyja@gmail.com

커뮤니케이션의 구성요소(1)

3

학습목표

- 커뮤니케이션 구성요소 중 정보원과 메시지, 수용자와 관련된 이론적 개념을 이해한다.
- 커뮤니케이션의 이론적 개념이 헬스 커뮤니케이션에서 어떻게 활용되는지 고려한다.

2장에서 우리는 커뮤니케이션을 구성하는 기본 요소들을 살펴보았다. 3장에서는 커뮤니케이션의 구성요소 중 정보원(S)과 메시지(M), 수용자(R)에 따른 이론들을 살펴보고자 한다. 먼저 정보원의 종류와 성격을 소개하고, 메시지의 구조와 프레임, 메시지 소구 양식을 살펴볼 것이다. 마지막으로 메시지를 수용하는 수용자의 성격과 미디어 이용 동기를 이해하는 데 도움이 되는 이론들을 살펴보기로 한다.

커뮤니케이션의 구성요소 중 채널(C)의 경우 그 내용이 방대하여 제4장에서 이와 관련한 내용들을 학습할 것이다.

1 송신자로서의 정보원(S)

앞 장에서 살펴본 커뮤니케이션 모형에서 알 수 있듯이 커뮤니케이션은 송신자로부터 시작한다. 송신자는 흔히 정보원(Source)으로 지칭되는데, 여기서는 효과적인 커뮤니케이션을 위한 정보원의 속성에 대해 알아보고자 한다. 정보원의 속성은 설득 커뮤니케이션 분야에서 중요하게 다루어져 왔는데, 설득커뮤니케이션에서는 커뮤니케이션의 효과가 정보원에 따라 달라질 수 있다고 본다.

1) 정보원의 속성

커뮤니케이션에 있어서 정보원(source 또는 sender)이란 다른 개인이나 집단과 정보를 공유하기 원하는 개인 또는 조직을 말한다. 일반적으로 우리는 같은 말이라도 누가 그 말을 하였는가에 따라 다르게 받아들이기도 하는데, 정보원이 전문가인지 아니면 매력적이고 유명한 인물인지에 따라 메시지의 효과가 달라질 것으로 예상할 수 있다. 이처럼 수용자의 태도나 행동에 영향을 미치는 정보원의 속성으로는 공신력, 매력성, 권위 등이 있다.

(1) 공신력

정보원의 공신력(source credibility)은 커뮤니케이션효과에 영향을 미치는 정보원의 특성으로 대표적인 속성으로는 전문성(expertness)과 신뢰성(trustworthiness)이 있다.

① 전문성: 정보원이 주어진 메시지의 주제 또는 이슈에 대해 올바른 해답이나 정확한 판단을 제시할 수 있다고 수용자들이 지각하는 정도를 말한다. 정보원의 전문성은 정보원의 교육 정도, 경험이나 능력, 지능, 업적, 지위 식견 등으로 판단된다(차배근 외, 1992; 김정현, 2015 재인용). 최근 의료 및 질병 관련 뉴스는 의학전문 기자가 전달하는 경우가 많은데, 이는 이들 정보원에 대해 수용자들이 전문성을 지녔다고 지각하기 때문이다.
② 신뢰성: 정보원이 주어진 주제나 이슈에 대해 그 어떤 편견 없이 순수한 동기에서 자신의 입장이나 생각 또는 의견 등을 솔직하게 제시하고 있다고 수용자가 지각하는 것으로 정보원의 커뮤니케이션 동기의 순수성 또는 객관성을 말한다(Tan, 1985; 김정현, 2015 재인용)

공신력은 엄밀히 말해 정보원이 가지고 있다고 수용자가 인식하는 주관적인 개념이며, 복잡하고 다차원적으로 구성된다(Gass & Seiter, 1999). 즉, 공신력은 수용자의 입장에서 판단되는 개념으로 정보원의 여러 가지 요소들로 구성되는 다차원적인 것이며, 상황과 시간에 따라 달라질 수 있음을 의미한다.

(2) 매력성

커뮤니케이션효과에 영향을 미치는 정보원의 특성에는 공신력 외에도 매력성(attractiveness)이 있다. 매력에는 신체적 매력과 심리적 매력이 포함된다. 정보원의 신체적 매력은 정보원에 대한 호의적인 평가의 기준이 되기 쉬운데, 특히 수용자들이 주어진 정보원에 대해 잘 모르고 있을 때 더 크게 작용한다. 심리적인 매력은 여러 가지 복합적인 요인들에 의해 결정되는데, 대표적인 요인으로는 호감과 유사성을 들 수 있다.

① 호감: 호감은 말 그대로 정보원에 대해 수용자들이 느끼는 긍정적인 감정을 말하며, 정보원에 대한 긍정적인 감정이 메시지에까지 영향을 미쳐 커뮤니케이션효과를 높일 수 있다고 본다.

② 유사성: 일반적으로 사람들은 자신과 비슷하다고 느껴지는 사람에게 매력을 느끼게 되는데, 수용자와 유사한 정보원은 수용자와 비슷한 태도나 행동양식을 표출하게 되어 수용자들이 자신과 비슷한 정보원에게 더 많은 심리적 보상을 받기 때문이다. 기존 흡연자를 내세워 금연 캠페인을 진행했던 미국 질병관리본부의 Tips(Tips from former smokers) 캠페인이나 국내에서 진행했던 증언형 금연 광고가 정보원의 유사성을 내세운 대표적인 사례라 하겠다.

(3) 권위

정보원의 또 다른 속성 중 하나인 권위는 무엇인가 위엄을 가지고 다른 사람들을 쉽게 이끌어 나가거나 설복시킬 수 있는 능력을 말한다. 권위는 어떤 사람 자체가 가지고 있을 수도 있지만, 권위를 상징하는 물건이나 이미지로 대체할 수 있다. 의사의 백색 가운이나 법관의 법복, 군인이나 경찰의 제복은 그 자체로 그들의 권위를 대표할 수 있다.

2) 유명인 보증과 매치-업 가설

수많은 광고에서 광고 모델로 유명 연예인을 사용하는 경우가 많다. 이는 유명인에 대한 대중의 인지도와 호감도를 광고 제품이나 기업의 이미지에 연결하고자 함이다. 이처럼 유명인을 활용한 광고가 가져오는 효과를 유명인 보증효과라고 한다. 일반적으로 유명인 보증은 광고 메시지의 회상이나 브랜드에 대한 인지도를 증가시키고, 광고를 보다 신뢰하게 만들어 준다고 본다(박홍수, 우정, 김현정, 2006). 하지만 유명인을 활용한 광고의 보증효과는 효과를 발휘하는 유명인의 특성과 상품의 부합도(level of fit)에 따라 차이가 있다는 주장이 매치-업 가설(조화가설, Match-up hypothesis)로, 유명인과 제품 간의 부합은 유명인 출연 광고에 있어 보증효과를 유발하는 핵심요인으로 인식되고 있다(Amos, Holms, & Strutton, 2008; 유재웅, 진용주, 2012). 다시 말해 유명인의 이미지 속성과 그가 보증하는 제품이나 이슈의 속성이 일치할 때 유명인 보증의 설득효과가 높아진다. 유명인과 제품 사이에 부합도가 높을수록 유명인은 소비자들로부터 보다 신뢰를 얻게 되고, 광고는 더욱 설득력을 지닌다는 것이다(남인용, 2002; Till & Busler, 2000).

매치-업 가설(Match-up hypothesis)은 광고효과 연구에서 주로 많이 사용되었으나 금연이나 장기기증과 같은 공익광고 및 캠페인에도 확장 적용될 수 있다(백혜진, 이혜규, 2012). 2001년 폐암 말기 진단을 받은 코미디언 고(故) 이주일씨가 죽기 직전 광고에 나와 "담배 맛있습니까? 그것은 독약입니다"라며 금연을 호소할 때, 흡연율이 줄어들었다는 보고는 정보원의 특성과 건강 주제, 메시지 소구방법을 조화시켜 설득의 효과를 극대화시킨 예라 하겠다.

❷ 메시지(M)

커뮤니케이션 메시지란 정보원이 수용자에게 전달하고자 하는 정보의 내용으로 구체적으로 정보나 지식, 감정, 의견과 같은 메시지의 내용과 내용을 수용자에게 전달 가능하도록 하는 메시지 기호, 메시지의 내용이나 기호를 수용자에게 효과적으로 전달할 수 있도록 하는 메시지의 구조가 그것이다. 이 장에서는 헬스 커뮤니케이션 영역에서 주로 활용되는 메시지의 구조와 내용에 대해 중점적으로 살펴보고자 한다.

1) 메시지 구조

(1) 메시지 주장의 측면성

메시지 주장의 측면성(sideness)이란 메시지 내에서 정보원이 자신의 입장을 내세우는 데 있어 긍정적인 면만 강조하는지 아니면 자신의 입장과 반대되는 부정적인 면도 동시에 강조하는지를 말하는 것이다. 자신의 입장이나 주장 또는 그것을 지지할 수 있는 긍정적인 내용만을 제시하는 것을 일면 메시지(one-sided message)라고 하며, 자신들의 입장과 반대되는 부정적인 측면도 함께 제시하는 것을 양면 메시지(two-sided message)라고 한다.

양면 메시지는 다시 "비논박적 양면 메시지" (two-sided nonrefutational message)와 "논박적 양면 메시지"(two-sided refutational message) 두 가지로 구분될 수 있다. 비논박적 양면 메시지는 메시지의 입장과 반대되는 입장을 제시하지만, 두 입장에 대한 논쟁은 하지 않는 메시지를 말한다. 반면 논박적 양면 메시지는 메시지의 입장과 반대되는 입장을 제시하면서 반대 입장의 열등한 이유에 대해서도 주장하는 메시지를 말한다.

일면 메시지와 양면 메시지 중 어느 것이 설득효과가 좋은지에 대한 논란은 오래 전부터 계속되었는데 호블랜드 등의 연구 결과(Hovland, Lumsdane, & Sheffield, 1949)에 따르면 특정 사안에 대해 사전 태도가 호의적이었던 사람에게는 일면 메시지가, 사전 태도가 부정적인 사람에게는 양면 메시지가 더 효과적이었다. 또한 교육수준이 낮은 사람에게는 일면 메시지가, 교육수준이 높은 사람에게는 양면 메시지가 효과적임도 발견하였는데, 이는 수용자의 특성에 따라 효과적인 메시지 전략이 달라질 수 있음을 의미한다.

대학생의 에이즈 예방에 대한 메시지의 측면성을 분석한 연구(최명일, 2007)에서는 에이즈 예방을 위해 콘돔 사용에 대한 메시지를 일면 메시지와 양면 메시지로 구분하여 구성하였다. 에이즈를 예방하기 위해 성행위 시 콘돔을 사용하라는 내용의 일면 메시지에 콘돔 사용에 따른 성행위 시 불편함에 대한 내용을 추가하여 비논박적 양면 메시지를 구성하고, 여기에 다시 자신에게 맞는 콘돔을 제대로 사용하면 성감에 차이가 없다는 설문을 추가하여 논박적 양면 메시지를 구성하였다. 연구 결과, 논박적 양면 메시지를 제기했을 때 콘돔 사용에 대해 가장 긍정적이었고 사용 의도가 높았으며, 일면 메시지의 경우 콘돔 사용에 대해 가장 비호의적이며 사용 의도가 낮게 나타났다.

(2) 양면적 메시지와 예방접종 이론

양면적 메시지를 사용해 이미 가지고 있는 태도와 신념에 미리 반하는 주장에 노출시켜 심리적 저항을 형성할 수 있다는 이론이 바로 맥과이어(William McGuire)의 예방접종 이론이다. 예방접종 이론(inoculation theory)은 바이러스에 대항하기 위해 소량의 약한 바이러스를 투입하여 면역력을 강화시키는 예방접종처럼 설득에서도 미리 신념에 반하는 약한 주장에 적절히 노출하여 면역을 만들어 두면 후에 강한 설득을 받아도 저항하게끔 된다고 본다. 예방접종 이론은 개인의 기존 신념이 위협받을 수 있다는 점을 각성시키고 기존의 신념이 유지될 수 있도록 동기를 부여하는 위협요소와 다가올 공격에 방어할 수 있는 정보나 자료를 미리 제공해 줌으로써 개인이 가지고 있는 태도나 신념을 강화시키는 선제공격적 논박으로 구성된다. 예방접종 이론은 청소년의 음주나 흡연 예방과 관련하여 주로 연구가 활발하게 이루어졌는데(예: Godbold & Pfau, 2000; Pfau & van Bockern, 1994), 흡연이나 음주에 대해 부정적으로 생각하는 청소년들에게 자라면서 또래집단이나 사회 외부 압력에 의해 음주나 흡연을 권유받을 수 있는 상황을 미리 제시해 주고, 그에 대한 대응 방안을 고민하게 함으로써 예방접종의 효과를 확인할 수 있다. 예방접종의 효과는 수용자의 자아존중감이나 예방접종의 횟수와 기간 등에 따라 달라진다.

2) 메시지 제시의 순서: 초두효과와 최신효과

메시지를 구성하는 데 있어 고려해야 할 요소 중 하나가 바로 핵심 메시지의 위치이다. 핵심 메시지를 어디에 배치하느냐에 따라 설득효과가 달라질 수 있다는 것이다. 특히 양면 메시지를 사용하는 경우 자신에게 유리한 메시지를 언제 제시하는 것이 더 효과적인지에 대해 인지심리학에서 제시된 초두효과(primary effect)와 최신효과(recency effect)로 설명할 수 있다.

초두효과는 앞에서 이야기한 내용(유리한 내용)이 뒤에 이야기한 내용(불리한 내용)보다 더 강한 효과를 미치는 경우를 말한다. 반면에 최신효과는 앞에 이야기한 내용(불리한 내용)보다 더 최근에 들은 뒤에 이야기 한 내용(유리한 내용)이 더 강한 효과를 미치는 경우를 말한다. 초두효과와 최신효과는 커뮤니케이션 맥락에 따라 달라지는데, 일반적으로 수용자들이 메시지 주제에 대해 사전에 알고 있거나 관심이 있을 때에는 초두효과가, 반대로 수용자들이 메시지 주제에 대해 사전 지식이 없거나 흥미가 없는 경우에는 최신효과를 고려하여 메시지를 제시하는 것이 효과적이다.

초두효과와 최신효과가 나타나는 조건에 대한 대표적인 연구로는 밀러와 캠벨(Miller & Campbell, 1959)의 실험이 있다. 이 연구에 따르면 다른 조건들이 모두 같고 두 메시지가 시간 차 없이 연달아 제시되는 경우에는 자신에게 유리한 메시지를 처음에 제시하는 것이 더 효과적인 초두효과가 나타났다. 하지만 첫 번째 메시지를 제시 후 일정 정도의 시간이 흐른 후에 두 번째 메시지를 제시하고 태도를 측정한다면 사람들은 첫 번째 메시지에 대한 기억은 희미한데 두 번째 메시지에 대한 기억이 보다 선명하여 최신효과가 나타난다(**그림 3-1**).

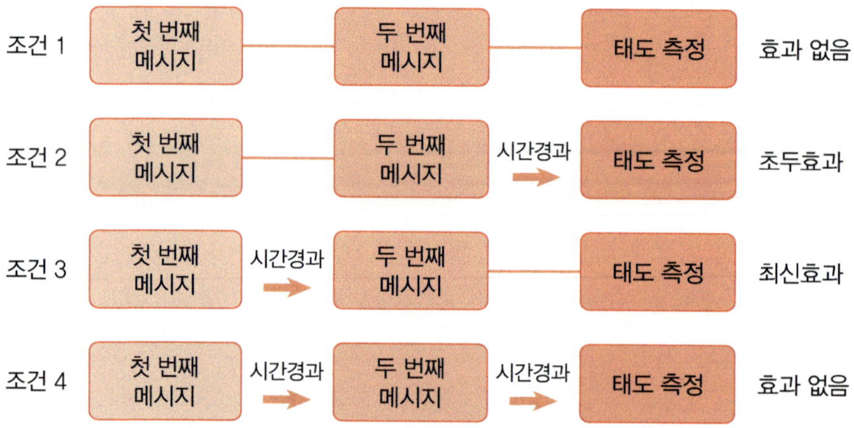

그림 3-1 메시지 제시 순서에 따른 커뮤니케이션효과

3) 메시지 프레임: 이익 대 손실

메시지 프레이밍(message framing)은 메시지의 특정 부분을 강조하거나 두드러지게 하여 메시지의 설득효과를 다르게 하는 것이다.[1] 메시지 프레임은 프레이밍효과를 만드는 메시지의 표현 방식을 의미하며, 헬스 커뮤니케이션에서는 주로 이익 프레임(gain frame)과 손실 프레임(loss frame)을 사용하고 있다. 이익 프레임은 메시지의 권고 행동을 채택하는 경우 얻을 수 있는 긍정적 결과(혜택)를 강조하는 것이며, 손실 프레임은 메시지의 권고 행동을 거부할 경우 받게 되는 부정적 결과(손실)를 강조하는 것이다. 예를 들면, "암은 조기 발견으로 90% 이상 완치될 수 있습니다"는 메시지는 암 검진을 통해 얻게 되는 신체 건강상의 혜택(완치)을 강조하는 이익 프레임이며, "유방암 검진을 하지 않으면 당신 가슴의 건강함도 알 수 없습니다. 유방암에 대한 걱정을 안고 사시겠습니까?"와 같은 메시지는 손실 프레임을 적용한 사례이다.

이러한 메시지 프레이밍은 전망이론(prospect theory)에 기반을 두고 있다. 전망이론은 위험

1) 메시지 프레이밍은 뉴스 기사의 특정 측면을 부각시켜 이슈에 대한 인식의 틀을 제시하는 미디어 프레이밍과는 구별되는 개념이다.

이 수반된 상황에서 제시되는 대안들을 사람들이 어떻게 결정하는지를 설명하면서 사람들의 의사결정 과정이 합리성에 근거하기보다 경험에 의한 직관이나 심리적인 상황 등에 영향을 받는다고 한 이론이다.

전망이론: 트버스키와 카네만(Tversky & Kahneman, 1981)의 '아시아 질병문제(Asian disease problem)' 실험 결과

【상황】
미국에서 특이한 형태의 아시아산 질병이 발생했다. 이 질병으로 600명이 사망할 것으로 예상되는 상황에서 이 질병에 대처하기 위해 두 가지 프로그램이 준비되었다.

【실험 조건 1】
프로그램 A: 600명 중 200명이 살 수 있음
프로그램 B: 600명 모두 살 수 있는 확률은 1/3, 600명 모두가 사망할 확률은 2/3

- 프로그램 A, B 중 어떤 프로그램을 선택할 것인가?
  A 선택 72%, B 선택 28%

【실험 조건 2】
프로그램 C: 600명 중 400명 사망
프로그램 D: 600명 모두 살 수 있는 확률은 1/3, 600명 모두가 사망할 확률은 2/3

- 프로그램 C, D 중 어떤 프로그램을 선택할 것인가?
  C 선택 22%, D 선택 78%

프로그램 A, B, C, D는 표현만 다를 뿐 사실 내용은 같다. 같은 내용이라도 메시지의 프레임이 긍정적이냐 부정적이냐에 따라 선택 확률이 극명하게 달라진다.

전망이론에 따르면 인간은 이익보다는 손실에 민감하기 때문에(손실 회피성) 이익이 예상되는 경우에는 비록 이익이 적더라도 확실한 손실을 배제하는 선택을 하는 경향이 있다는 것이다(위험 회피적 선택). 반대로 이미 손해를 보고 있는 경우라면, 적은 손실이라도 확실히 예견된 손실보다는 더 큰 손실이라고 하더라도 그것이 불확실하다면 불확실한 선택(위험 추구적 선택)을 하는 경향이 있다는 것이다. 이는 다시 말하면, 사람들에게 위험 회피적인 선택을 유도하기 위해서는 이익 프레임이 위험 추구적인 선택을 유도하기 위해서는 손실 프레임이 더 효과적일 수 있음을 의미한다. 이를 건강증진 분야에 적용해 보면, 위험 회피적인 선택인 "예방" 행동을 위해서는 이익 프레임을, 위험 추구적인 선택인 "검진" 행동을 유도하기 위해서는 손실 프레임을 사용하는 것이 효과적이라는 것이다. 하지만 관련 연구의 메타 분석 결과 질병예방 행동의 경우 손실 프레임보다 이익 프레임을 사용하는 것이 설득효과가 다소 높게 나타났지만 크게 유의한 차이는 아님이 밝혀졌다(O'keefe & Jensen, 2007). 또한 금연 행동에 대한 메시지 프레이밍의 효과를 살펴본 연구에서는 손실 프레임에 비해 이익 프레임 메시지에 노출된 사람들이 더 오래 금연한 것으로 나타났다(Toll et al., 2007). 이러한 메시지 프레이밍의 효과는 이슈 관여도나 위험 인식 정도, 개인의 특성 등 다양한 요인에 따라 달라질 수 있다(이종민, 류춘렬, 박상희, 2007; O'Keefe & Jensen, 2008; Rothman & Salovey 1997). 각 주제별 메시지 프레이밍의 예시는 다음과 같다(**표 3-1**).

표 3-1 메시지 프레이밍의 예시

주제	이익 프레임 메시지	손실 프레임 메시지
금연	금연하면 나와 내 가족이 오래도록 건강하고 행복합니다.	조기사망의 원인 흡연! 당신의 가족과 아이를 홀로 남겨두시겠습니까?
자외선 차단	자외선 차단제를 사용하면 피부암에 걸릴 확률을 최대 70%까지 낮출 수 있습니다.	자외선 차단제를 사용하지 않으면 피부암 발생률이 최대 70%까지 높아져 위험합니다.
암 검진	정기검진과 자궁경부암 예방백신으로 자궁경부암의 공포와 사망위험에서 벗어날 수 있습니다.	정기검진을 소홀히 하거나 자궁경부암 예방백신을 접종하지 않으면 자궁경부암의 공포와 사망위험에서 벗어날 수 없습니다.
자살 예방	자살 예방은 친구는 물론 당신도 기쁘게 합니다.	자살은 친구는 물론 당신도 슬프게 합니다.
AIDS	에이즈 예방에 관심을 가진다면, 평생 에이즈의 고통은 없습니다.	에이즈 예방을 소홀히 하면, 평생 에이즈 낙인으로 고통받을 수 있습니다.

4) 메시지 소구방법

메시지 소구방법은 정보원이 메시지에서 내세우고 있는 자신의 주장이나 결론을 수용자가 받아들이도록 호소하는 방식을 말한다. 메시지의 소구방법에 따라 설득의 효과가 달라지는데 대표적인 소구방법으로는 이성적 소구와 감성적 소구가 있으며, 건강 캠페인에서 널리 이용되는 것으로 공포소구(위협소구)가 있다. 이 외에도 유머소구, 성적소구, 죄의식 소구 등 다양한 소구방법이 있다.

(1) 이성적 소구와 감성적 소구

메시지 소구방법 중 가장 일반적으로 사용되는 분류로는 이성적 소구(rational appeals)와 감성적 소구(emotional appeals)가 있다. 이성적 소구는 실증적이고 논리적인 자료를 바탕으로 수용자의 이성에 호소하는 소구방법으로 사실적 정보를 제공하기 때문에 정보소구로도 불린다. 이성적 소구는 수용자가 얻을 수 있는 이익에 초점을 둔 소구방법으로 제품의 성능이나 품질, 가치 등의 기능적 편익이나 당위성을 강조하여 합리적인 의사결정에 호소하는 특징이 있다. 반면에 감성적 소구란 수용자의 감정이나 가치관에 호소하는 것으로 수용자가 특정한 감정을 갖도록 유도하여 그 감정에 대응하는 특정 행동을 하도록 유도하는 것을 말한다. 감성소구에는 긍정적 감성소구와 부정적 감성소구가 있는데, 긍정적 감성소구는 제품이나 서비스를 이용했을 때 얻을 수 있는 유익을 전달하는데, 이러한 메시지를 접한 수용자들은 긍정적 측면의 감정을 경험한다. 부정적 감성소구는 공포, 죄책감, 두려움 등을 강조하여 메시지에서 말하는 대로 하지 않을 경우 부정적 결과가 초래됨을 주장하는 것이다.

어떤 소구방법이 더 효과적인가 하는 것은 단정적으로 말하긴 어려우나, 헬스 커뮤니케이션 관련 선행 연구들은 주로 감성적 소구가 더 효과적이라고 보고 있다. 수용자의 이슈 관여도가 낮을 때 감성소구 메시지의 회상률이 더 높게 나타났으며, 감성소구가 수용자의 이목을 집중시키기도 좋고 수용자의 정보 습득 욕구를 자극하는 데에도 효과적이라고 보고되기 때문이다(Flora & Maibach, 1990). 하지만 이러한 감성적 소구는 메시지가 야기하는 감정이 메시지의 설득 목표와 일치하여야 효과적이다(Dillard & Peck 2000).

(2) 공포소구

건강 캠페인에서 많이 사용하는 메시지 소구방식은 공포소구(fear appeals)이다. 건강 캠페인에서의 공포소구는 바람직한 건강행동을 따르지 않을 경우 발생할 수 있는 신체, 사회적인 부정적 결과를 강조하는 것으로 나타난다. 공포소구는 특정한 위협(threats) 메시지를 담고 있어 위협소구로도 불리는데, 위협이 공포를 유발하는 외부의 객관적인 자극이나 단서라면, 공포는 위협에 대한 개인의 주관적 반응과 지각을 의미한다(Hale & Dillard, 1995)(**그림 3-2**).

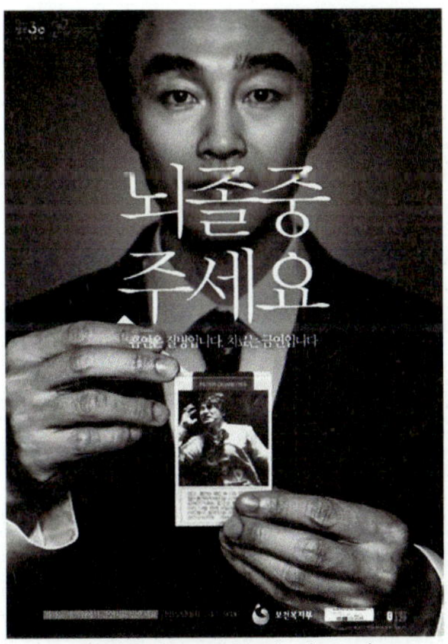

보건복지부 금연 광고(2015)

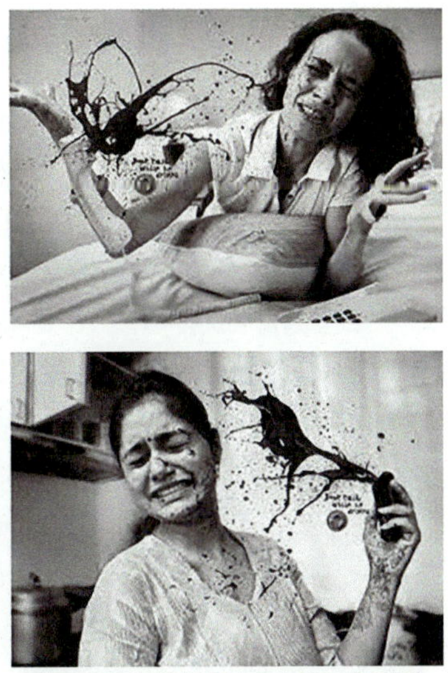

인도 운전 중 통화 금지 광고(2009)
(Don't talk while he drives.)

그림 3-2 국내외 공포소구 캠페인의 예시

공포소구의 효과를 확인하는 수많은 연구들 중 1960년대 호블랜드 학파의 공포동인모형(fear-as-acquired drive model)은 공포소구와 태도 변화 간의 관계가 역 U자 곡선을 그린다고 보고 있다. 즉, 공포의 수준이 너무 높거나 낮은 경우 약간의 태도변화를 일으키지만, 적절한 수준의 공포는 메시지 수용을 극대화하여 상당한 태도변화를 유발한다는 것이다. 하지만 1960년대 후반의 연구들이 공포 수준이 높을 때에도 수용자들의 태도가 변할 수 있음을 보여주면서 1970년대에는 병행과정모형(Parallel Process Model: PPM)과 보호동기이론(Protection Motivation Theory: PMT)이 공포소구의 효과를 설명하는 대표적인 이론으로 부상하였다.

로저스(Rogers, 1975, 1983)에 의해 발전된 보호동기이론은 사람들이 단지 공포로부터 회피하기 위해서가 아니라 공포를 야기한 위협요소로부터 탈피하여 스스로를 보호하기 위해 행동을 변화시킨다고 설명한다. 이 이론에 따르면 개인이 위협 메시지에 노출되었을 때 위협의 심각성(severity), 위협에 대한 취약성(susceptibility), 권고 행동에 대한 반응효능감(response-efficacy)에 따라 보호 동기가 조절된다. 이후에 위티(Witte, 1992)는 보호동기이론의 단점을 보완하여 확장병행과정모형(Extended Parallel Process Model: EPPM)을 제안하였는데, 이 모형은 어떤 상황 조건에서 공포소구가 수용자의 행동 변화를 야기하는지를 설명하였다.

확장병행과정모형(Extended Parallel Process Model: EPPM)

확장병행과정모형은 로저스의 보호동기이론이 가진 단점을 보완하여 위티(Witte, 1992)가 제안한 모형으로 어떤 상황 조건에서 공포소구가 수용자의 행동 변화를 야기하는지 설명하고자 하였다. 이 모형에 따르면 사람들은 공포소구 메시지에 노출되었을 때 메시지의 지각된 위협(perceived threat) 정도를 판단하며, 다음으로 권고된 건강행동에 대한 자신의 지각된 효능감(perceived efficacy)을 평가하여 이에 따라 반응을 결정한다. 여기서 위협은 보호동기이론에서처럼 심각성과 취약성의 두 가지로 나뉘며, 효능감은 위협을 피하기 위해 권고 행동을 쉽게 따라할 수 있다고 믿는 자기효능감과 권고 행동 자체가 위협을 피하는 데 효과가 있다고 믿는 반응효능감으로 나뉜다.

확장병행과정모형은 지각된 위협과 지각된 효능감의 크기에 따라 공포소구 메시지에 대한 사람들의 반응이 크게 세 가지로 나타날 수 있다고 설명한다. 첫째, 위험통제반응(danger control process)이다. 이는 수용자가 메시지에 노출된 후 위협을 느끼고 제시된 권고 행동이 위협을 피하는 데 효과적이며, 권고 행동을 이행할 수 있다고 스스로 믿는다면 수용자는 제시된 위험으로부터 자신을 보호하기 위해 권고 행동을 따르게 된다. 둘째, 공포통제반응(fear control process)은 메시지의 위협을 지각하고 수용자가 공포심을 느꼈더라도 권고 행동이 효과적이지 않다고 지각하거나 자신이 주어진 권고 행동을 따를 수 없다고 판단하는 경우 사람들은 권고 행동을 따르기보다 심리적 방어반응을 선택하여 공포소구 메시지를 의도적으로 회피하거나 주어진 위협에 반박할 가능성이 높다. 셋째로 무반응이 있는데, 공포소구 메시지를 접하더라도 위협을 높게 지각하지 못하면 무반응이 나타난다.

따라서 확장병행과정모형에 따르면 공포소구 메시지가 효과가 있으려면 고위협이면서 고효능감 조건을 충족해야 한다고 본다. 즉, 공포감을 느낄 정도의 위협적인 메시지가 수용자의 지각을 자극해야 하며, 이러한 결과를 막을 수 있는 구체적인 권고 행동을 제시하고 개인은 권고된 행동을 실천할 수 있다고 믿어야 한다는 것이다. 공포소구 메시지를 연구한 98편의 논문을 메타분석한 결과 확장병행과정모형에서 예측한대로 고위협/고효능감 메시지가 가장 설득적임을 확인하였다(Witte & Allen, 2000).

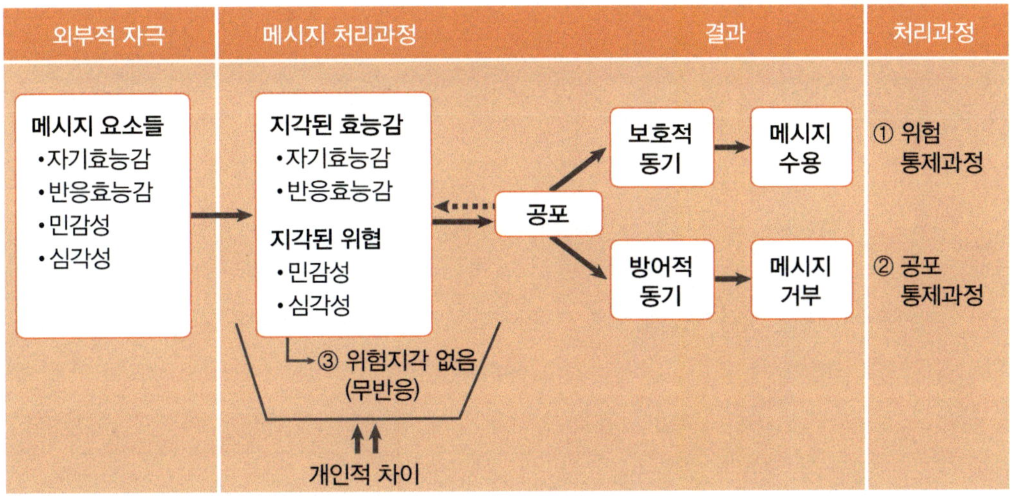

출처: Witte, K.(1998)

(3) 유머소구

유머(humor)란 농담이나 해학 같은 것으로 유머소구는 재미와 웃음을 기반으로 하고 있다. 유머소구는 메시지에 대한 주의를 분산시키기 때문에 소비자들에게 비교적 친숙한 광고에 효과적이며, 유머소구로 인한 주의 분산을 막기 위해서는 핵심적 메시지와 연계되는 유머를 사용하는 것이 효과적이다. 또한 똑같은 유머소구라 할지라도 누군가에게는 유머로 받아들여지는 반면, 어떤 사람들에게는 유치하거나 지루한 것으로 받아들여질 수 있으므로 유머소구를 사용하는 경우에는 타깃에 대한 명확한 이해가 필요하다.

일반적으로 건강 관련 캠페인에서 공포소구가 주로 많이 쓰이기는 하지만, 때로는 건강 위해 행동의 결과를 희화화하거나 유머 있게 과장하는 방식으로 유머소구가 사용되기도 한다. 일례로 국내에서 2006년 진행된 금연 캠페인에서는 요염한 자태를 뽐내는 팔등신 미녀가 뭇 남성들의 시선을 사로잡지만 담배 때문에 누렇게 변색된 치아가 드러나면서 호감을 표시하던 남성들이 뒷걸음치는 모습을 유머러스하게 표현하여 금연의 필요성을 강조하였다.

(4) 공감소구

공감소구는 다른 사람을 위해 무엇인가 하도록 동기를 부여하는 감정인 공감(empathy)을 활용한다. 이러한 공감소구는 사회적 불의나 공분을 일으킬 수 있는 사건에 대해 대중들의 상식과 통념을 자극할 때 효과적인데 유니세프의 아프리카 어린이 돕기 모금 캠페인이나 아동학대 피해를 입은 아동들의 인터뷰 장면을 노출시켜 부정적 감정에 공감을 하면서 이타적 태도를 취하게 하는 것이 대표적이다.

3 수신자 혹은 수용자(R)

수신자 또는 수용자는 메시지를 받고 그에 반응하는 사람으로서 메시지가 전달되고 의도된 목표를 달성하기 위해서는 반드시 이해해야 하는 커뮤니케이션의 구성요소이다. 수용자에 관한 연구는 수용자가 주어진 메시지를 어떻게 이해하고 처리하며 어떤 과정을 통해 설득되는지에 대해 관심을 갖는다. 이 장에서는 정보처리를 이해하는 데 가장 많이 사용되는 정교화 가능성 모형을 살펴보고, 수용자들이 미디어를 통해 전달되는 메시지를 어떻게 지각하고, 이러한 지각이 개인의 태도와 행동에 어떤 영향을 미치는지에 대해 제3자효과를 통해 살펴보고자 한다.

1) 정교화 가능성 모형(Elaboration Likelihood Model)

우리는 비판적이고 합리적으로 의사결정을 내리고 태도를 바꾸기도 하지만, 때로는 비판적 사고 없이 무의식적으로 단순하게 판단하기도 한다. 페티와 카시오포(Petty & Cacioppo, 1981)가 제안한 정교화 가능성 모형(Elaboration Likelihood Model: ELM)은 바로 이러한 차이를 설명하는 데 적합한 이론이다. 정교화 가능성 모형은 수용자가 메시지를 받아들일 때 체계적으로 철저히 분석하는 경우도 있지만, 경우에 따라서 단순화한 정보처리 방식을 가지고 이에 따라 행동한다고 본다. 이는 메시지를 받아들이는 방식이 다르기 때문인데, 외부 정보는 중심경로(central route)와 주변경로(peripheral route)로 전달된다. 중심경로를 통과하는 정보는 이전 경험을 바탕으로 활발한 비판적 작업을 일으키며, 이로 인한 태도 변화는 장기적이고 행동에도 영향을 미칠 수 있다. 이에 반해 주변경로를 통해 전달된 정보는 비판적 사고를 동원하지 않고 일시적인 태도변화를 일으킨다. 이때 수용자가 메시지에 관심을 갖고 자신들의 사전 지식과 비교해 가며 메시지에 제시된 내용을 정밀하게 평가하는 과정을 메시지 정교화(elaboration)라고 한다. 즉, 정교화 가능성 모형은 메시지의 정교화 가능성이 높을 때에는 중심경로를 통해, 정교화 가능성이 낮을 때에는 주변경로를 통해 설득이 이루어진다고 가정한다.

정교화 가능성 모형에 따르면 메시지의 처리경로를 결정하는 요인으로는 동기(motivation)와 능력(capacity)이 있다.

(1) 동기

동기란 개인이 인지적 노력을 투입하여 메시지를 처리하고자 하는 의향으로 동기는 개인이 어떤 주제에 대해서 개인적 연관성(personal relevance)이 높을 때 증가한다. 개인적 연관성은 주제 자체에 의해서도 좌우되지만 메시지의 디자인을 통해서도 증진시킬 수 있는데, 메시지의 당사자를 '그 사람'과 같은 3인칭으로 지칭하기보다 '당신'처럼 2인칭 대명사로 지칭할 경우 연관성이 높아져 동기화를 꾀할 수 있다. 또한 인지 욕구(need for cognition)가 높은 사람은 메시지를 접했을 때 중심경로를 통해 메시지를 처리할 가능성이 높다.

(2) 능력

능력이란 주어진 메시지를 실제로 정교하게 처리할 수 있는 역량을 말하는데, 교육수준과 건강 문해력(health literacy) 등 다양한 요소들이 영향을 미친다.

메시지를 처리하는 데 있어 동기와 능력이 모두 있을 경우에만 중심경로를 통한 인지적 처리가 일어나며, 어느 한 가지라도 부족할 경우에는 주변경로를 통한 처리가 일어난다. 정교화 가능성 모형은 대부분의 메시지가 중심경로가 아닌 주변경로를 통해 처리된다고 보는데, 개인들에게 있어 이슈 관여도가 높은 주제는 한정되어 있으며, 다양한 주제에 대해 충분히 인지적으로 판단할 역량도 제한적이기 때문이다.

브리올과 페티(Briol & Petty, 2006)는 건강 관련 커뮤니케이션을 예측하는 데 정교화 가능성 모형이 유용하다고 보면서 태도 변화 과정을 인지 정교화로 설명하였다. 이들은 메시지의 전달자, 메시지 자체, 수용자의 개인 성향과 주변 환경, 메시지가 전달되는 채널 등이 인지 정교화가 일어나기 위한 선행 조건이며, 이들 선행 조건에 따라 메시지의 정보처리가 영향을 받는다. 또한 논지의 질이나 생각의 방향이나 양, 주변 단서와 같은 변인들은 인지 정교화를 위한 매개변인으로, 이러한 변인들을 얼마나 사용하느냐에 따라 정교화 가능성의 수준이 결정된다. 정교화 가능성 수준에 따라 정보처리 경로가 결정되면 정보처리 결과에 따라 태도나 행동의 변화가 일어나는데 예를 들어, 암 생존자가 건강 정보를 적극적으로 탐색하거나 회피하는 것 등으로 나타날 수 있다.

2) 제3자효과(Third-Person Effect)

데이비슨(Davison, 1983)에 의해 개발된 제3자효과는 사람들이 미디어의 영향력을 자신보다는 다른 사람들에게 더 클 것이라고 평가한다는 것으로 설득적 메시지에 노출된 사람들은 다른 사람이 자신보다 그 메시지에 더 영향을 받았을 것이라고 생각하는 경향이 있음을 의미한다. 여기서 주목할 점은 커뮤니케이션의 효과가 '나(I)'도 '너(You)'도 아닌 '그들(They)'인 제3자에 의해서 나타날 수 있다는 것이다.

데이비슨은 제3자효과가 지각적 차원과 행동적 차원에서 나타난다고 보는데, 사람들이 미디어가 자신보다 다른 사람에게 더 영향을 미친다고 지각하는 것이 '지각적 차원의 제3자효과'라면, 이러한 지각이 미디어 검열과 같은 특정 분야의 행동과 태도에 영향을 미치는 것이 '행동적 차원의 제3자효과다. 이와 관련하여 건터(Gunther, 1995)는 미디어가 자신보다 타인에게 더 큰 영향을 미친다고 지각할수록 검열에 대해 호의적으로 생각하는 경향이 높다는 연구 결과를 발표하였는데, 이후 잇따른 연구들이 지각적 편향과 태도 및 행동 변인의 연계성을 살펴보았다.

지각적 차원의 제3자효과가 나타나는 이유는 크게 인지 오류(cognitive error)와 동기적 편견(motivational bias)으로 설명한다. 인지 오류는 의지에 관계없이 사람들이 사회현상을 판단하는 데 있어 실수를 한다는 것이며, 동기적 편견은 사람들에게 다른 사람은 미디어 메시지와 같은 외부 자극에 더 약하고 속기 쉬운 반면 자신은 그러한 자극에 더 강하다고 생각하는 편견이 존재한다는 것이다. 동기적 편견에는 성공은 자기 탓, 불행은 남의 탓이라고 생각하는 자아 편승 편견이나 자신보다 더 불행한 사람과의 비교를 통해 자신의 상대적 우월성을 확인하는 방어적 동기로서의 하향 비교, 불행한 일은 자신보다 타인에게 더 많이 닥칠 것이라고 여기는 낙관적 편견 등이 포함된다.

한편, 메시지가 사회적으로 바람직한지에 따라 제3자효과가 달리 나타나기도 한다. 메시지의 내용이 사회적으로 바람직하지 못한 경우 제3자효과가 더 크게 발생하지만, 메시지의 내용이 사회적으로 바람직한 경우에는 오히려 반대로 타인보다 자신이 영향을 더 많이 받는다고 지각하는 '역제3자효과' 또는 '제1자효과(First-Person Effect)'가 나타나기도 한다.

제3자효과는 행동적 측면에서 다양한 행동에 대한 연구가 시도되었다(Tal-Or, Tsfati, & Gunther, 2009). 제3자효과에서 가장 많이 연구된 태도와 행동인 예방(prevention)은 바람직하지 않은 미디어의 내용이 자신보다 제3자에게 영향을 미치기 때문에 미디어의 내용을 검열해야 한다는 것으로 주로 포르노그래피나 폭력물에 대한 연구가 주를 이루고 있다. 조화(coordination)는 다른 사람들이 미디어에 영향을 받아 어떤 행동을 취할 것인지 고려하면 이에 따라 자신의 행동을 정하는 것으로 최근 코로나19 확산에 따라 마스크 수요가 급증한다는 뉴스를 보고 다른 사람들이 이 뉴스를 보고 마스크 사재기를 할 것이라고 예측하여 자신도 마스크 사재기에 합류하려는 태도나 행동을 보이게 되는 것을 말한다. 또한 규범적 영향(normative influence)은 사람들이 미디어의 영향으로 태도와 행동을 바꾸는 것을 보고 자신도 그에 반응하는 것을 말한다. 조화가 미디어가 다른 사람의 행동을 바꿀 것이라고 예측하여 자신의 행동을 미리 바꾸는 것에 대한 설명이라면, 규범적 영향은 미디어의 메시지에 영향을 받는다고 지각한 후 자신의 태도와 행동을 그에 맞게 변화시키려는 순응(compliance)이나 메시지가 다른 사람에게 미치는 영향을 우려하여 자신은 행동하기를 꺼리는 저항(defiance)으로 나눈다. 이때 다른 사람이 미디어에 영향을 받아 어떤 행동을 할 것이라고 추정해서 자신의 행동이나 태도를 바꾸는 개념을 '추정된 미디어 영향'으로 설명하는데, 이는 헬스 커뮤니케이션에서 특히 많이 활용되는 개념이며, 주로 순응적 행동을 중심으로 설명한다. 추정된 미디어 영향은 헬스 캠페인의 간접적인 효과를 증명하기도 하는데, 또래 집단이 금연 캠페인에 노출되었다고 지각하는 청소년일수록 그들이 캠페인 메시지에 긍정적 영향을 받을 것이라고 인지했는데, 캠페인 메시지에 직접 노출되는 것과 참가자들의 흡연태도 및 행동 의도는 관련이 없어 금연 캠페인 자체가 청소년들의 흡연 태도 및 행동에 직접적으로 영향을 미치지는 않았으나 추정된 미디어 영향의 효과로 캠페인의 간접적인 영향이 나타났다(Gunter et al., 2006; 백혜진, 이혜규, 2012 재인용).

낙관적 편견

낙관적 편견(optimistic bias 혹은 unrealistic optimism)은 위험 지각을 설명하는 개념으로 제3자효과와는 다른 개념이긴 하나 관련이 있어 여기에서 소개한다.

낙관적 편견은 나쁜 일은 자신보다 남들에게 먼저 혹은 더 많이 생긴다는 편견으로, 제3자효과에서처럼 어떤 위험에 피해를 입을 확률을 객관적으로 보지 않고 자신은 그러한 피해의 예외로 간주하는 인지적 경향성을 말한다. 낙관적 편견에 따르면 어떤 위험에 닥쳤을 때 사람들은 그 위험으로부터 다른 사람은 영향을 많이 받지만 자신은 별로 위험하지 않을 것이라고 지각하게 된다. 예를 들어, 어떤 질병에 걸린 유병률이 보도되었을 때, 유병률 수치를 객관적으로 받아들이는 게 아니라 자신이 그 질병에 걸릴 확률을 낮춰보는 것(underestimate)이다. 지난 2018년 질병관리본부는 해외 유입 감염병과 관련한 대국민 인식조사를 실시하였는데, 그 결과 해외 유입 감염병의 심각성에 대해서는 전체 70.0%의 응답자가 '심각하다'고 인지한 반면, 본인이 해외 유입 감염병에 감염될 가능성을 묻는 문항에서는 38.6%가 '가능성이 낮다'고 응답한 것으로 나타나 해외 유입 감염병에 대한 낙관적 편견을 확인시켜 주었다(질병관리본부, 2018). 이러한 낙관적 편견은 건강 문제와 관련하였을 때 예방행동 실천에 장애로 작용하기도 한다. 한국에 거주하는 만 19~64세의 한국인, 중국인, 일본인, 미국인 각 150명을 대상으로 암에 대한 낙관적 편견 정도와 암 예방행동 실천 여부에 대한 설문 조사 결과 한국인의 암에 대한 생각이 가장 낙관적이었으며, 암 예방행동 실천은 가장 낮게 나타난 반면, 암에 대해 가장 낙관적 편견이 적은 일본인의 경우 예방행동 실천을 가장 잘

하고 있는 것으로 나타났다(이설희, 함은미, 2010).

낙관적 편견과는 반대로 일부 집단에서는 어떤 질병에 걸릴 가능성을 평균보다 더 높게 인식하는 경향(overestimate)이 있는데 이를 비관적 편견(pessimistic bias)이라고 한다. 비관적 편견은 교육수준이 낮고, 소득이 적으며, 나이가 많고, 소수민족일수록 더 크게 나타나는 경향이 있다.

낙관적 편견이든 비관적 편견이든 이러한 성향은 건강위험이나 재해 등에 닥쳤을 때 위험에 대한 사람들의 이성적인 판단을 방해하여 바람직하지 않은 행동이 나타날 수 있게 된다. 따라서 건강 위험이나 위기 상황에서 메시지를 개발할 때 이러한 낙관적 편견이나 비관적 편견을 고려할 필요가 있다.

요약

이 장에서는 커뮤니케이션을 구성하는 구성요소 중 송신자와 메시지, 수신자를 중심으로 이와 관련한 이론들을 살펴보았다.

송신자(sender)로서 정보원의 성격 및 속성을 알아보고, 유명인을 정보원으로 사용하는 경우의 커뮤니케이션효과에 대해 살펴보았다. 메시지(message)의 경우 헬스 커뮤니케이션 영역에서 주로 활용되는 메시지의 구조와 내용에서는 메시지의 제시 순서나 프레임에 따른 설득효과를 살펴보고, 다양한 메시지 소구방식 중 대표적인 공포소구에 대해 자세히 살펴보았다. 메시지가 제대로 전달되고 의도된 목표를 달성하기 위해서는 수용자를 이해하는 것이 필요하다. 수용자(receiver)가 주어진 메시지를 어떻게 이해하고 처리하는지를 정교화 가능성 모형을 통해 살펴보았으며, 수용자의 인식에 따라 태도와 행동에 영향을 미치는 제3자효과에 대해 알아보았다. 또한 제3자효과와 더불어 많이 사용되는 낙관적 편견 가설도 확인하였다.

연습문제

1. 아래의 설명에 해당하는 정보원의 속성은 무엇인가?

> 정보원이 적절한 지식이나 기술 또는 경험을 가지고 있다고 수용자들이 지각하는 정도를 뜻함. 대체로, 교육 정도, 경험, 능력 업적 등과 함께 특정 주제나 분야에 대한 정보원의 지식이나 경험 등을 기준으로 판단됨.

① 전문성(expertise)
② 신뢰성(reliability)
③ 동일성(identity)
④ 사회적 매력(attractiveness)
⑤ 진실성(trustworthiness)

정보원의 속성에는 공신력과 매력성이 있으며, 공신력은 크게 전문성과 신뢰성으로 구분된다.

정답 ①

2. 앞에 이야기한 내용이 뒤에 이야기한 내용보다 더 강한 효과를 미친다는 것을 설명하는 것은?

① 최신효과
② 후광효과
③ 초두효과
④ 기대효과
⑤ 파블로프효과

메시지의 제시 순서에 따른 효과에는 초두효과와 최신효과가 있는데, 문제의 설명은 초두효과이며, 최신효과는 앞에 이야기한 내용보다 최근에 이야기한 뒤의 내용이 더 강한 효과를 미치는 것을 말한다.

정답 ③

3. 다음 중 감성적 소구에 대한 설명으로 옳은 것은?

① 사실적 정보를 제공하기 때문에 정보소구라고 불리기도 한다.
② 메시지를 접한 수용자들이 즉각적인 느낌이나 반응을 일으킴으로써, 그들을 설득하고 행동 변화를 시도한다.
③ 대부분의 헬스 커뮤니케이션에서는 이성적 소구가 감성적 소구보다 더 효과적이다.
④ 사실적인 정보나 통계 자료를 통해서 나열한다.
⑤ 대학생들을 상대로 실시한 '절주 캠페인'에서 '또래 대학생의 90%는 폭음하지 않는다'와 같은 메시지는 '이 감성적 소구를 사용한 대표적인 예이다.

①, ④, ⑤는 이성적 소구에 대한 설명이며, 대부분의 헬스 커뮤니케이션에서는 이성적 소구보다 감성적 소구가 더 효과적이다.

정답 ②

4. 아래의 설명에 해당하는 커뮤니케이션 분야의 기본 이론을 고르시오.

> 개인의 기존 신념이 위협받을 수 있다는 점을 각성시키고 기존의 신념에 반하는 주장에 미리 노출시켜 심리적 저항을 형성하여 기존 신념이나 태도를 강화시킬 수 있다.

① 이용과 충족 이론
② 예방접종 이론
③ 합리적 행동 이론
④ 의제설정 이론
⑤ 미디어 프레이밍 이론

메시지도 예방접종처럼 미리 신념에 반하는 약한 주장에 적절히 노출하여 면역을 만들어 두면 후에 강한 설득을 받아도 저항하게끔 된다는 예방접종 이론에 대한 설명이다.

정답 ②

5. 다음은 확장병행과정모형 중 무엇에 대한 설명인가?

> 메시지의 위협을 지각하고 수용자가 공포심을 느꼈더라도 권고 행동이 효과적이지 않다고 지각하는 경우 사람들은 권고 행동을 따르기보다 심리적 방어반응을 선택하여 공포소구 메시지를 의도적으로 회피하거나 주어진 위협에 반박할 가능성이 높다

① 반응효능감
② 위험통제반응
③ 공포통제반응
④ 지각된 심각성
⑤ 노출회피반응

확장병행과정모형은 지각된 위협과 지각된 효능감의 크기에 따라 공포소구 메시지에 대한 반응이 크게 세 가지로 나타날 수 있다고 설명하는데, 그 중 질문은 공포통제반응에 대한 설명이다. 위험통제반응은 공포소구 메시지에 노출된 수용자가 제시된 위험으로부터 자신을 보호하기 위해 권고행동을 따르게 되는 경우를 말한다.

정답 ③

참고문헌

김정현(2015). 설득 커뮤니케이션의 이해와 활용. 서울: 커뮤니케이션북스.

보건복지부·질병관리본부(2019). 질병관리본부 및 감염병에 해단 국민인식 조사. 세종: 질병관리본부.

백혜진·이혜규(2012). 헬스 커뮤니케이션의 메시지 수용자 미디어 전략. 서울: 커뮤니케이션 북스.

이설희·함은미(2010). 한국에 거주하는 한·중·미·일 성인의 암에 대한 낙관적 편견과 암 예방행위 간의 관계. 대한간호학회지, 40(1), 52~59.

정민수(2014). 헬스 커뮤니케이션과 건강증진. 서울: 동덕여자대학교.

Godbold, L. C., & Pfau, M.(2000). Conferring Resistance to Peer Pressure among adolescents using inoculation theory to discourage alcohol use. *Communication Research*, *27*, 411–437.

Gunther, A. C.(1991). What we think others think: cause and consequence in the third–person effect. *Communication Research*, *18*, 355–372.

Gunther, A. C., Bolt, D., Borzekowski, D. L., Liebhart, J. L., & Dillard, J. P.(2006). Presumed influence on peer norms: How mass media indirectly affect adolescent smoking. *Journal of Communication*, *56*, 52–68.

Hoorens, V., & Ruiter, S.(1996). The optimal impact phenomenon: Beyond the third person effect. *European Journal of Social Psychology*, *26*, 599–610.

Hovland, C. I., Lumsdaine, A. A., & Sheffield, F. D.(1949). *Experiments on mass communication*. Princeton, NJ: Princeton University.

Kamins, M. A.(1990). An investigation into the "match–up" hypothesis in celebrity advertising: When beauty may be only skin deep. *Journal of Advertising*, *19*, 4–13.

Lasswell, H. D. (1948). The structure and function of communication in society. *The Communication of Ideas*, *37*.

O'Keefe, D. J., & Jensen, J. D.(2008). Do loss–framed persuasive messages engender greater message processing than do gain–framed messages? A meta–analytic review. *Communication Studies*, *59*, 51–67.

Rogers, R. W.(1975). A Protection Motivation Theory of Fear Appeals and Attitude Change1. *The Journal of Psychology*, *91*, 93–114.

Till, B. D., & Busler, M.(1998). Matching products with endorsers: Attractiveness versus expertise. *Journal of Consumer Marketing*, *15*, 576–586.

Till, B. D., & Busler, M.(2000). The match–up hypothesis: Physical attractiveness, expertise, and the role of fit on brand attitude, purchase intent and brand beliefs. *Journal of Advertising*, *29*, 1–13.

Tversky, A., Kahneman, D., & Choice, R.(1981). The framing of decisions and the rationality of choice. *Science*, *211*, 453–458.

Witte, K., & Allen, M.(2000). A meta–analysis of fear appeals: Implications for effective public health campaigns. *Health Education & Behavior*, *27*, 591–615.

집필자 **박아현** 서울시 통합건강증진사업지원단
E–mail ahfreyja@gmail.com

커뮤니케이션의 구성요소(2)

4

학습목표

- 커뮤니케이션 구성요소 중 채널(C)에 대한 이해를 바탕으로 관련된 이론적 개념을 이해한다.
- 미디어의 기능과 효과에 대한 이론을 학습하고, 온라인 및 디지털 미디어에 대해 이해한다.

앞 장에서는 커뮤니케이션 구성요소 중 정보원과 메시지, 수용자에 대해 살펴봤다면, 이번 장에서는 메시지를 전달하는 채널에 초점을 맞추고자 한다. 커뮤니케이션 채널은 커뮤니케이션 유형에 따라 다양하나, 이 장에서는 그 중에서도 미디어에 초점을 맞춰 살펴볼 것이다. 미디어의 종류와 성격을 살펴보고, 미디어의 기능을 학습한 후 미디어의 효과와 관련한 주요 이론들 중 건강 및 보건 분야에서 자주 사용되는 의제설정과 프레이밍 이론을 구체적으로 살펴볼 것이다. 나아가 인터넷으로 대표되는 온라인 및 소셜 미디어에 대해 설명하고자 한다.

1 커뮤니케이션 채널(C): 미디어를 중심으로

커뮤니케이션 채널은 일반적으로 사람을 통한 대인 채널과 미디어를 통한 미디어 채널로 구분된다. 건강 분야의 대인 채널에는 의사, 간호사, 약사, 보건교육사 등 보건의료전문가와 가족, 친구, 동료 등 비전문가 채널로 구분된다. 인터넷 등 온라인 미디어의 발전으로 인해 일반인들의 의료정보에 대한 접근성이 높아졌다 하더라도, 건강 및 의료 관련 정보는 해석에 전문성을 요하는 경우가 많아 보건의료전문가는 건강 및 의료정보에 있어 가장 신뢰할 수 있는 채널이라 하겠다(Brodie et al., 1999). 보건의료전문가가 아닌 비전문가로서 가족이나 친구, 동료 등의 경우에도 건강 및 헬스 커뮤니케이션에서 중요한 역할을 하는 채널로 작용한다. 비전문가인 일반인 채널은 대개 사회적 지지 차원에서 검토되곤 한다. 예를 들어, 환자들 간의 커뮤니티나 환우회 등에서 이루어지는 커뮤니케이션은 질병 경험을 공유하고 치료 및 관리정보를 공유하는 등의 도구적 지지를 보내주거나(Cockerham, 2011), 가족이나 친구, 주변 동료들로부터 질병 극복의 의지를 북돋아주는 정서적 지지를 제공받기도 한다(Dutta-Bergman, 2014).

미디어 채널은 흔히 대중매체라고도 불리는데, 대중 매체는 인쇄매체(신문, 잡지, 서적, 포스터, 브로셔 등), 영상매체(TV, 영화, 컴퓨터 등), 음성매체(라디오, 음반 등)로 나눠볼 수 있다. 이러한 대중매체는 익명의 대중에게 대량의 정보나 이슈를 전달할 수 있다는 장점을 지니며, 사회 전반의 여론을 형성하거나 갈등을 조정하는 등의 기능을 하기도 한다. 다양한 미디어가 무수한 정보를 쏟아내는 오늘날, 원활한 헬스 커뮤니케이션을 위해서는 각 미디어의 특성을 파악하고 수용자의 특성에 맞는 미디어를 활용하는 것이 필요하다.

1) 미디어의 유형

송신자와 수신자 사이에 메시지를 전달하는 통로인 채널 중 가장 대표적으로 떠올리는 것이 바로 미디어다. 미디어는 정보의 지각 여부에 따라 시각 미디어와 청각 미디어로 구분되기도 하며, 인쇄매체, 음성매체, 영상매체처럼 표현 양식에 따라 구분하기도 한다. 또한 최근에는 전송되는 망에 따라 유선과 무선 미디어로도 구분하는 등 그 구분은 매우 다양하다 하겠다.

하지만 여기서는 우리가 일상적으로 건강 및 의료 관련 정보를 전달하는 대중매체를 중심으로 살펴보고자 한다. 미디어는 그 종류와 특성에 따라 메시지의 도달률과 접근 가능성, 깊이 등이 달라지는데, 앳킨과 새먼(Atkin & Salmon, 2003)은 건강 관련 메시지를 전달하는 데 있어 사용할 수 있는 미디어 채널의 성격을 다음의 **표 4-1**과 같이 분석하였다.

예를 들어, 텔레비전을 통해 공익광고를 하는 경우, 공중이 메시지를 접하고(도달률), 메시지에 관심을 가질 수 있으나(주목성), 세분화된 목표 수용자를 구분하기는 쉽지 않고(타깃), 깊이 있는 메시지를 전달하는 데(깊이)에는 한계가 있다. 신문기사는 접근성과 도달률, 깊이, 신뢰도, 의제설정(어떤 문제를 이슈화해 우선해야 의제로 부각할 수 있는 기능)에 강점을 나타내지만 메시지를 처리하는 데 인지적 노력(해독력)을 많이 요구한다는 약점이 있다. 인터넷의 경우 도달률은 낮은 대신 접근성이 높고 깊이 있는 메시지를 웹사이트에 배치할 수 있는 장점이 있다. 한편 같은 채널이라도 광고나 오락물보다는 뉴스를 이용하는 것이 메시지의 신뢰성을 높일 수 있다.

메시지를 전달하기 위한 채널의 선택은 세분화된 목표 수용자의 미디어 이용 패턴과 메시지 성격 등을 고려하여 선택해야 하며, 캠페인 진행 시 가용 가능한 예산 범위를 고려하여 타깃 수용자에게 가장 적합한 미디어를 선택하는 것이 중요하다.

표 4-1 헬스 미디어를 전달하는 채널과 방식

미디어 채널과 유형	접근가능성 (a)	도달률 (b)	타깃 (c)	깊이 (d)	신뢰성 (e)	의제설정 (f)
텔레비전						
공익광고	0	++	+	+	+	+
일반광고	++	++	+	+	+	+
뉴스	+	+	+	+	++	++
시사 프로그램	+	+	+	++	++	+
공익 프로그램	++	0	++	++	++	0
시사토론	0	++	+	++	+	+
오락	0	++	+	+	+	+
라디오						
공익광고	+	++	++	0	+	+
일반광고	++	++	++	0	+	+
뉴스 프로그램	+	+	++	++	+	+
시사토론/전화연결	++	+	++	++	+	+
신문						
광고	0	++	+	++	+	+
뉴스기사	++	++	+	++	++	++
특집기사	+	++	+	++	+	+
논평	+	+	++	++	+	+
편집자의 글	++	+	+	+	+	0
기타						
잡지광고/글	+	+	++	++	+	+
인터넷 웹페이지	++	+	++	++	+	0
게시판/포스터	+	++	++	0	0	0
연극 속 장면/슬라이드	+	+	++	+	0	0
영화, 테이프, 슬라이드쇼	++	0	++	++	+	0
팸플릿/소책자	+	0	+	++	+	0
직접 우편 수단	+	+	++	++	+	0

(a) 채널 배분에서 캠페인의 접근가능성의 정도
(b) 채널에서 메시지가 공적 영역에서 노출되는 비율
(c) 채널에 따른 특정 세분화된 목표 수용자
(d) 구체적이고 복잡한 내용을 전달하는 데에서의 채널 수용성
(e) 채널로 전달되는 메시지 내용에 대한 믿음
(f) 주제의 인지된 중요성을 증가시키기 위한 채널의 영향력

Note: ++ 고, + 중, 0 저

출처: Thompson, Dorosey, Miller, & Parrot (2010). *Handbook of Health Communication*. 이병관, 백혜진 옮김. 헬스커뮤니케이션. 커뮤니케이션북스

2) 인터넷 미디어

1990년대부터 보급되기 시작한 인터넷은 이제 일상생활에서 필수불가결한 미디어로 자리잡았다. 2019년 인터넷 이용 실태조사 결과에 따르면, 우리나라 국민의 인터넷 이용률은 91.8%였으며, 하루에 1회 이상(93.9%), 주당 평균 17.4시간 사용하는 것으로 나타났다. 특히 국민의 81.2%가 동영상 서비스를 이용하고 이 중 매일 이용한다는 응답도 73.7%에 달하는 등 동영상 서비스가 일상 서비스로 정착되었음을 확인할 수 있었다. 이는 인터넷이 서로 연결되고 정보를 수집하고 일상생활을 하는 근본적인 변화를 가져왔음을 의미한다. 인터넷 이용이 보편화되면서 이제 사람들은 인터넷에서 건강정보를 찾거나 이용한다. 사람들은 자신의 건강에 이상이 있다고 인식하면 보건의료전문가에게 묻기 전에 인터넷 검색을 통해 자신과 동일한 증상이나 상황을 경험한 사람들이 공유한 정보에 의존하는 것이다. 이는 인터넷이 시간과 비용 측면에서 효율성이 높기 때문이며, 최근에는 디지털 기기와 미디어, 플랫폼 등에서 제공하는 건강 관련 앱 등을 통해 건강정보를 실시간 관리할 수 있어 온라인을 통한 건강정보 활용 비중은 점점 커지고 있다.

또한 인터넷은 미디어가 제공해 주는 정보를 일방적으로 수용하는 게 아니라 수용자 스스로 필요하거나 원하는 정보를 찾아보고 선택할 수 있게 되면서 수용자의 건강 관련 태도나 신념, 행동에까지 영향을 주게 되었다(Fox & Rainie, 2002). 하지만 인터넷에서 검색한 건강정보의 전문성과 신뢰성은 면밀히 검토되어야 할 필요가 있다.

(1) 인터넷의 특성

흔히 뉴미디어로 일컬어지는 인터넷은 미디어가 디지털화되어 정보의 생산과 공급이 동시에 일어나며, 일반인들도 누구나 쉽게 정보를 편집하고 공유할 수 있게 되었다(**표 4-2**).

인터넷은 하이퍼링크 기술을 바탕으로 모든 정보가 유기적으로 융합되고 연결되어 사용자에게 전달되며, 쌍방향 전송이 가능해졌다. 사용자는 시공간의 제약 없이 원하는 시간과 원하는 장소에서 원하는 정보만 선택하고 가공할 수 있게 되면서 수용자는 정보를 소비하는 주체인 동시에 정보를 생산하는 생산자의 역할을 수행하게 되었다.

기존의 신문이나 방송과는 다른 인터넷 미디어의 특성을 정리하면 다음과 같다.

표 4-2 매스 미디어와 인터넷 미디어의 특징 비교

매스 미디어	인터넷 미디어
신문, 잡지, 라디오, 텔레비전 등	인터넷, 모바일 기기, 소셜 미디어 등
불특정 다수의 수용자 대상	분화된 수용자 대상
일방향적 의사소통	쌍방향적 의사소통
동시성	비동시성: 원하는 시간에 콘텐츠 소비 가능
제한된 채널	채널의 다양성
수용자의 참여 기회 적음	수용자의 참여 기회 많음
방송 전달 개념도 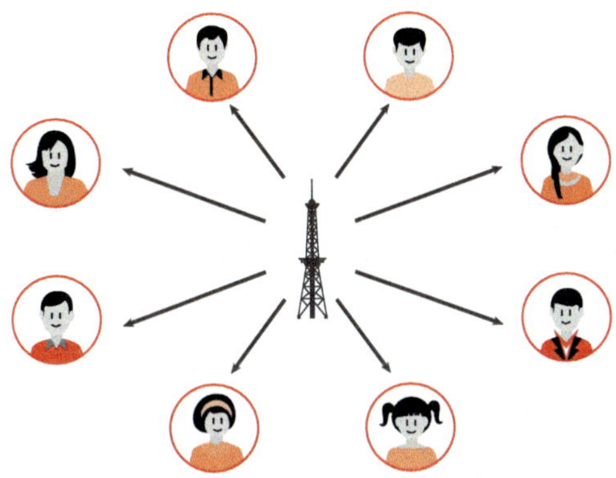	인터넷 전달 개념도 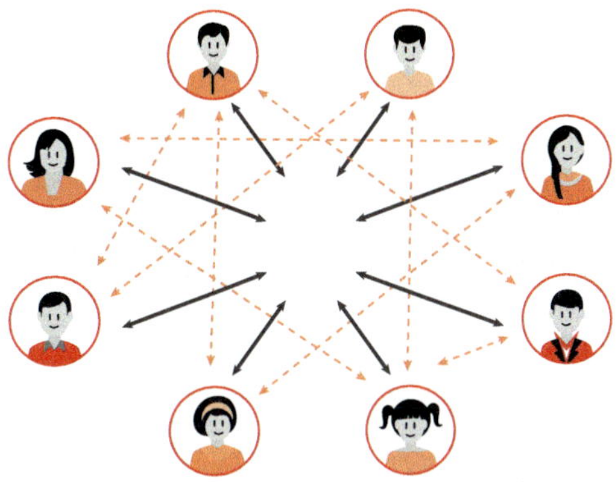

(2) 소셜 미디어의 특징

인터넷 미디어의 발달은 수용자가 콘텐츠의 소비에 머무르는 것이 아니라 콘텐츠의 제작과 배포에까지 참여하게 만들었다. 매스 미디어 시대에 수용자로 불리던 이들이 적극적인 콘텐츠의 소비자이자 생산자로 주목을 받게 되면서 이들의 호칭 또한 사용자로 변화하고 있다. 사용자의 참여가 강조되는 인터넷 미디어 시대는 사용자들의 상호작용과 실시간 쌍방향성의 구현으로 '연결'에 주목하기 시작했고, 최근에는 그 중에서도 소셜 미디어가 각광을 받고 있다. 국내에서는 흔히 SNS라고 불리는 소셜 미디어는 온라인 상에서의 관계 형성에 초점을 맞추고 있다는 점에서 소셜 네트워킹 사이트(Social Networking Site)라고도 한다. 구체적으로 소셜 미디어는 웹을 기반으로 개인이 정해진 시스템 내에서 공개(public) 혹은 반공개(semi-public)로 개인의 프로필을 구축하고, 다른 개인들과 관계를 맺으며, 이와 연계된 다른 사용자나 시스템과의 관계를 통해 커뮤니케이션하는 서비스를 말한다[1].

---

1) 2020년 기준 소셜 미디어 이용자는 38억 명이며, 이 중 유튜브가 20억 명, 페이스북이 19억 5천만 명, 인스타그램 9억 2천만 명, 트위터 3억 3천만 명 순으로 나타나 전 세계적으로 소셜 미디어의 이용이 매우 활발함을 확인할 수 있다(Hoot suite, Digital 2020 Global overview Report).

소셜 미디어는 온라인상에서 관계를 맺는 사람들과 지식이나 정보를 비롯해 개인적 경험을 공유할 수 있으며, 이용자가 자신의 콘텐츠를 게시하거나 다른 사람의 콘텐츠에 댓글을 달면서 관계를 형성하게 된다. 또한 소셜 미디어는 이용자의 사회적 연결망이 드러난다는 점에서 여타 다른 온라인 커뮤니티와도 차별성을 갖는다.

소셜 미디어를 통한 연결은 개인의 사회적 환경이 건강 행동에 영향을 미칠 가능성을 보여주는데, 소셜 미디어는 개인의 사회적 환경에 온라인 상의 정보와 자원에 대한 접근을 허용하여 역량을 강화하게 된다. 예를 들어, 페이스북에는 당뇨나 암과 같은 만성질환자 및 생존자들이 그룹을 형성하여 관련 정보를 자발적으로 공유하고 피드백을 제공하거나 정서적 지지를 제공하며(Greene et al,, 2011), 걸음 수를 기록하는 데 있어 페이스북 어플리케이션을 사용하는 경우가 그렇지 않은 경우보다 더 많은 걸음 수를 기록한 것으로 나타나 소셜 미디어가 신체활동 증진을 위한 동기부여 역할을 한다고 확인하였다(Foster et al., 2010).

이와 더불어 미국 질병관리본부에서 발간한 「헬스 커뮤니케이터를 위한 소셜 미디어 툴킷」은 소셜 미디어를 통한 건강 커뮤니케이션은 건강 관련 정보를 실시간으로 배포하고, 수용자들의 네트워크를 이해하여 정보의 교환과 공유를 촉진할 수 있으며, 다양하고 폭넓은 수용자에게 메시지를 전달할 수 있는 장점이 있다고 본다.

소셜 미디어의 효용성이 높아짐에 따라 국내에서도 보건 관련 정부 부처는 소셜 미디어를 적극 활용하고 있는데, 최근 보건복지부나 질병관리청은 페이스북이나 유튜브 등을 통해 관련 캠페인을 추진하고 있다.

2 미디어의 기능

1) 매스 미디어의 기능

미디어는 특정 정보를 대중에게 알리고 논쟁이 되는 이슈를 파헤치며 사회를 통합하는 역할을 한다. 이러한 미디어의 기능을 라스웰(Lasswell, 1948)은 크게 세 가지로 구분하였는데, 1) 환경감시(surveillance)의 기능, 2) 상관조정(correlation)의 기능, 3) 사회화 또는 문화 규범 전수(transmission)의 기능이 그것이다. 여기에 라이트(Wright, 1959)가 오락(entertainment)의 기능을 추가하여 4가지로 구분한다.

(1) 환경감시 기능

사회에서 어떠한 일들이 일어나고 있는지를 추적하여 정보를 전달하는 기능을 환경 감시

(surveillance of environment)라고 한다. 일반적으로 미디어는 주식 시세, 자연 재해에서부터 각종 정치 이슈나 북한의 동향, 급변하는 국제 정세에 이르기까지 우리의 일상에 직, 간접적으로 영향을 줄 수 있는 사건에 대한 정보를 알려준다. 이는 건강 관련 문제에서도 예외가 아닌데, 예를 들어, 최근에는 전 세계 코로나19 확진자 관련 소식에서부터 백신 개발 현황에 이르기까지 어느 나라에서 어떤 감염병을 겪고 있으며, 그에 대한 대응은 무엇인지와 같은 정보를 전달해 주고 있다. 이러한 정보 예고 및 감시 기능은 대중에게 위험 인식을 불러와 경각심을 불러일으킴으로써 환경 변화에 대처하는 데 도움을 준다. 특히 최근에는 소셜 미디어를 통해 이러한 사회 감시가 활발히 이루어지고 있는데, 소셜 미디어는 정보 전달이 즉각적이고 속도가 빠르다는 점에서 환경을 감시 혹은 감독하는 데 강력한 힘을 발휘하고 있다.

하지만 이러한 미디어의 환경감시 기능은 사회 구성원에게 과다한 심리적 긴장감이나 불안감을 조성할 수 있다는 점에서 역기능을 내포하고 있으며, 실제 언론의 보도가 현실을 그대로 반영하지 않거나 언론의 보도를 수용자가 왜곡해서 지각할 수 있다는 점도 주의해야 한다.

예를 들어, 결핵과 같은 만성질환의 경우 신종독감이나 메르스 등 출몰형 질환에 비해 언론의 주목을 못 받기 때문에 보도 건수의 측면에서 만성질환은 질병의 위험도를 적절히 반영하지 못하고 있다. 언론은 새로운 뉴스를 가치가 높다고 판단하기 때문에 출몰형 질환을 집중 보도하게 마련인데, 이 경우 일반 대중이 만연하는 만성질환의 위험을 미처 인지하지 못하거나 연일 보도되는 출몰형 질환의 위험을 실제보다 더 크게 인식하여 공포에 빠질 수도 있다. 따라서 미디어가 건강 및 질환을 보도함에 있어 객관적인 위험 환경감시 기능을 할 수 있도록 공중보건학적 시각에서의 노력이 필요하다.

(2) 상관조정 기능

미디어의 상관조정 기능이란 미디어가 사건들을 연결하고 해석하여 우리에게 해당 사건이 어떤 의미인지를 알려주는 해석(interpretation) 혹은 상관 조정(correlation) 기능을 말한다. 신문의 사설이나 칼럼, 뉴스의 논평 등은 사회 쟁점에 대한 사실 정보뿐만 아니라 문제의 원인과 해결 방안을 제공함으로써 우리에게 해당 사건을 어떻게 이해하고 반응해야 하는지를 알려주는 역할을 한다. 〈PD 수첩〉이나 〈그것이 알고싶다〉 류의 탐사보도 프로그램은 주요 사건이 일어나게 된 배경과 원인을 파악할 수 있게 해 준다. 미디어는 상관조정 기능을 통해 해당 사건의 상대적 중요성을 규정하거나 보도된 사건을 어떤 입장에서 볼 것인가를 시사해 준다.

하지만 미디어가 제공하는 해설이나 논평이 현상유지적인 관점을 강조하는 경우 사람들에게 사회 순응을 권장하거나 사회 개혁을 저해하는 결과를 초래할 수도 있다. 또한 이 과정에서 특정 이미지에 대한 스테레오타입을 형성하거나 비판을 최소화하는 등의 역기능이 발생하기도 한다.

예를 들어, 에이즈의 경우 국내 발병 초기 미디어가 에이즈를 동성애나 문란한 성생활과 연결하여 묘사하여 에이즈 환자에 대한 부정적인 낙인은 현재까지 지속되고 있다.

또한 미디어가 사건의 쟁점이나 해석에 있어 기득권층의 정보원에만 의존하게 되면 해석이 제한적이어서 사회 순응적인 시각이 확산된다거나 미디어의 해석에 전적으로 의존하면 비판적 사고능력이 저하되는 문제가 발생할 수도 있다. 더불어 미디어는 특정 정보만을 취사 선택하여 대중에게 전달하게 되는데 그 과정에서 미디어에서 다루지 않는 이슈는 중요하지 않은 것으로 여기게 되는 한계가 있다.

(3) 사회화 기능/문화전수 기능

미디어의 또 다른 중요한 기능은 한 세대에서 다음 세대로 가치들을 전승하는 가치전수(value transmission) 혹은 사회화(socialization) 기능이다. 대중매체의 가장 중요한 기능은 후대에 문화 유산을 전달함으로써 궁극적으로 사회와 국가의 정체성을 유지시키는 데 있다. 사회화란 한 집단이나 사회의 공통된 가치나 규범이 그 집단이나 사회의 구성원들에게 내면화되는 과정을 의미하는데, 사회의 관점에서는 개인이 그 사회의 삶의 방식에 적합하게 되는 것을 의미하고 개인의 관점에서는 성장과 발전을 위한 자신의 잠재력을 실현시키는 것을 말한다. 주로 가정이나 학교에서 이루어지던 사회화는 미디어를 통해서도 나타나는데, 텔레비전 드라마를 시청하면서 자연스럽게 사회 규범이나 관습, 문화적 전통을 학습하게 되는 것이 그것이다.

그러나 미디어가 전수하는 문화가 사회에 꼭 긍정적이지만은 않다. 지금처럼 담배 관련 규제가 본격화되기 이전인 1980~90년대만 하더라도 미디어에서 다루어지는 흡연 장면은 고독의 상징이거나 반항하는 젊음의 표상처럼 묘사되어 흡연은 멋, 혹은 쿨한 행동이라는 잘못된 인식을 대중에게 심어주었다. 담배 규제가 본격화되면서 세계 각국은 미디어를 통해 형성된 흡연의 긍정적인 이미지를 전환하기 위해 수십 년간 수 조 달러의 비용을 투자해야 했다. 이는 한 번 형성된 사회 규범을 다시 바꾸는 작업이 얼마나 어려운지를 보여주는 단적인 예이다.

또한 미디어의 사회화 기능은 개인의 사회화에 기여하지만 개인이 기존의 가치나 규범에 순응하도록 함으로써 하위문화의 다양성이나 창의성 함양을 저해함과 동시에 개인을 익명화하는 등의 부정적인 영향을 미치기도 한다.

(4) 오락 기능

미디어의 오락(entertainment) 기능은 우리를 즐겁게 해 주고 일상생활에 활력을 불어넣어 주는 역할을 하는데, 일상의 긴장과 피곤을 풀고 기분전환을 하는 데 있어 가장 손쉽게 이용할 수 있는 도구가 바로 미디어이다. 우리가 즐겨보는 대부분의 텔레비전 프로그램은 일부 뉴스나

시사 정보 프로그램을 제외하고 기본적으로 오락 기능에 바탕을 두고 있다. 영화나 케이블, 게임을 비롯해 최근 유행하는 OTT 서비스까지 각종 미디어에서 제공하는 콘텐츠의 가장 기본 역할은 재미이다. 미디어는 현대 사회의 지배적인 문화형태인 대중문화를 생산하고 유통시키는 문화산업이기 때문이다.

미디어의 오락 기능은 건강 보건 측면에서 유용하게 이용될 수 있는데, 특정 건강 주제에 대한 인지도나 지식을 높이고 긍정적인 태도를 형성할 목적으로 인기 있는 오락 프로그램에 건강 관련 메시지를 삽입하는 교육적-오락물(Entertainment-educaion)이 그 예라 하겠다. 건강이나 보건 캠페인이 단독으로 진행되는 경우 수용자의 주목을 끌기 어려운 반면, 오락 프로그램에 삽입하는 경우 수용자의 관심을 환기시키고 흥미를 끌게끔 할 수 있다. 최근 종합편성채널 등을 통해 방송되는 건강정보의 경우 인포테인먼트(information + entertainment)의 형태로 제공되기도 한다. 하지만 이 경우 자칫하면 특정 사례를 일반화시키거나 수용자의 흥미를 위해 과대 및 과장된 정보가 전달될 우려도 있다. 또한 새로운 미디어가 급격히 증가하고 경쟁이 치열해지면서 수용자의 흥미를 사로잡기 위해 과다한 상업화된 오락물의 비중이 심화된다거나 선정적이고 자극적인 내용이 만연되어 문화수준 전반을 하락시킬 수 있다는 점도 역기능으로 지적된다.

2) 미디어의 의제설정 기능

미디어의 의제설정이란 미디어가 대중에게 무엇에 대해 생각하게 할 수 있음을 의미하는 것으로 “언론은 사람들이 어떻게 생각해야 할지를 전달하는 데는 그렇게 성공적이지 않지만 무엇에 대해 생각해야 할지를 전달하는 데는 대단히 성공적이다”라는 코헨(Cohen, 1963)의 주장은 미디어의 의제설정 기능을 대표하는 설명이라 하겠다. 미디어는 사람들이 관심을 가질 만한 이슈를 보도하는 경향이 있으며, 미디어가 특정 이슈를 반복적으로 보도하면 이에 대해 공중의 관심이 쏠리면서 공중이 그 이슈를 중요하게 평가하도록 만든다는 것이다.

의제설정 이론을 제시한 맥콤과 쇼(McCombs & Shaw, 1972)는 미디어에서 자주 다루어지는 이슈들과 사람들이 생각하는 중요한 이슈들을 비교한 결과 그 중요성의 순위가 거의 일치함을 밝혀냈다. 또한 맥콤은 미디어 의제가 공중의제를 형성함을 확인하기 위해 시간 차에 의한 상호지연 효과를 분석하였는데, 그 결과 선행하는 미디어 의제가 시간이 지나면서 공중의 의제에 영향을 주고 있음을 확인하였다.

국내 신문이 1990년대 석간신문에서 대거 조간신문으로 바뀐 이유도 미디어의 의제설정 기능으로 설명하기도 하는데, 정책결정자들이 대개 아침에 신문을 통해 뉴스를 접하고 그날의 정책결정과정에 반영하는 경향이 높기 때문에 신문 뉴스 아이템의 의제설정 기능을 강화하기 위해

석간신문들이 조간신문으로 전환했다는 것이다(오미영, 정인숙, 2005).

미디어가 특정 이슈를 중요하게 다루면 공중이 중요하게 인식한다는 의제설정은 이슈의 속성에 초점을 맞추면서 한 단계 더 나아간다. 미디어는 이슈의 여러 속성 중에서 특정 속성을 강조함으로써 특정 속성을 두드러지게 보여지게끔 할 수 있으며, 이는 사람들에게 인지적 단서를 제공하여 주목하게 만들 수 있다는 것이다. 속성은 크게 인지적 속성과 정서적 속성으로 나뉘며, 인지적 속성은 정보적 측면으로 배경 정보 등이 있으며, 정서적 속성은 뉴스의 톤이나 태도와 같이 수용자의 감정적 측면에 미치는 속성을 말한다.

3) 틀짓기 효과(프레이밍)

미디어가 특정 측면을 부각시킴으로써 특정 주제를 어떻게 보도하느냐에 따라 대중에게 미치는 영향이 달라질 수 있다는 것은 미디어 프레이밍을 통해 살펴볼 수 있다. 미디어의 틀짓기 효과 또는 미디어 프레이밍(media framing)은 미디어가 현실의 어떤 측면을 선택하고 강조하여 수용자에게 설명하는 반면, 다른 것은 소홀히 하고 무시하는 보도 성향을 가리키는 것으로 엔트만(Entman, 1993)은 뉴스 수집 자체가 바로 프레이밍이라고 주장한다. 엔트만에 따르면, 뉴스 수집은 인지된 현실의 어떤 측면을 선택하고 그에 초점을 맞추어 특정한 문제의 형태로 발전시킬 수 있도록 커뮤니케이션하며 원인을 해석하고 문제에 대한 처방을 내리는 과정이기 때문이라는 것이다.

여기서 말하는 미디어 프레이밍은 앞장에서 소개한 메시지 프레임과는 다른 개념으로, 미디어 프레임은 뉴스 의제의 특정 측면만을 부각시키거나 배제시킴으로써 사회적 이슈를 바라보는 인식의 틀이라 할 수 있다. 미디어 프레임은 뉴스 생산과정에 관여하는 언론인들의 규범이나 가치, 이데올로기나 태도, 시공간의 제한 등에 영향을 받을 수 있다(Shoemaker & Reese, 1996).

미디어 프레이밍은 건강 관련 분야에서 특정 이슈가 미디어에 어떻게 보도되느냐 혹은 미디어의 보도가 어떠한 영향을 끼치느냐를 이해하는 데 중요하다. 음주운전이나 흡연, 비만, 위기 사건 등 다양한 맥락에서 연구가 진행되었으며, 미디어 프레이밍의 효과를 추적한 결과 미디어 프레이밍이 건강 이슈에 대한 사람들의 인식이나 태도를 바꿀 수 있음이 경험적으로 입증되었다.

아이옌거(Iyenger, 1991)는 뉴스 미디어에는 대체로 어떤 이슈를 하나의 사건으로 조명하고 그 이슈와 연관된 개인의 일상에 초점을 맞추는 일화적 프레임(에피소드 프레임)과 이슈를 포괄적이고 개념적으로 다루는 주제적 프레임(테마 프레임)으로 나눌 수 있다고 하였다. 일화적 프레임이 사건 자체를 생생하게 묘사하며 흥미로운 사건으로 보도한다면, 주제적 프레임은 사건이 일어난 이유나 배경, 그로 인한 문제점 등 사회구조적 관점에서 사건을 보도한다.

건강과 관련된 이슈들 역시 어떤 미디어 보도 프레임이 사용되느냐에 따라 문제의 원인과 해결책이 개인 혹은 사회에 돌려지게 되며 수용자의 반응 역시 달라지게 된다. 예를 들어, 1964년 미국공중위생국(US Surgeon General)이 흡연을 공중 보건의 적으로 규정하기 전까지 흡연은 단지 개인의 문제에 불과하였다. 그러나 흡연이 개인의 건강 문제에 국한되는 것이 아닌 국가적 차원에서 생산성의 손실을 가져오고 보건의료 비용이 증대되는 사회적 문제로 프레이밍 되면서 흡연은 국가 차원에서 관리되고 해결해야 하는 이슈가 된 것이다. 또 다른 예로는 미국의 아동 학대 이슈에서 찾을 수 있다. 미국의 아동 학대 예방 기관들은 미디어 프레임 연구기관과 손을 잡고 아동 학대의 이슈를 어떤 프레임으로 전개해야 대중에게 가장 효과적이고 설득적으로 다가갈 수 있는지를 모색하고 있다. 효과적인 미디어 프레임, 주제 그리고 스토리 전개방법들을 전략적으로 모색해야만 이 아동 학대라는 이슈가 사회적으로 주목을 받고, 이 문제를 해결할 수 있다고 인식하였기 때문이다(Hove, Paek, Isaacson, & Cole, 2013).

점화이론(프라이밍, Priming)

점화(priming)의 개념은 인지심리학에서 개발된 것으로, 특정한 정서와 관련된 정보들이 그물망처럼 서로 연결되어서 한 가지 정보가 자극을 받으면 관련된 기억들이 함께 떠오르는 것으로 시간적으로 먼저 제시된 자극이 나중에 제시된 자극의 처리에 영향을 주는 촉진현상을 나타낸다.

하지만 의제설정과 관련한 미디어 프라이밍은 뉴스 미디어가 어떤 사건을 보도할 때 특정 속성을 부각하여 보도함에 따라 사람들이 그 사건을 판단할 때 미디어에서 보도된 속성을 판단의 기준으로 삼게 되는 과정을 의미한다(Severin & Tankard, 2001). 미디어 프라이밍은 아이옌가와 킨더(Iyenger & Kinder, 1987)가 인지심리학의 점화 개념을 정치 커뮤니케이션에 적용시키면서 시작되었다. 이들은 '실업'에 대한 뉴스를 시청한 미국인이 그렇지 않은 사람들에 비해 실업문제에 대한 평가가 레이건 대통령의 일반적인 대통령 직무수행 능력에 대한 평가에 영향을 미친다는 것을 발견했다. 그 후 걸프전 당시 미국 미디어는 부시 대통령의 외교정책에 대해 집중 보도했는데, 미국인들은 그 후 대통령 선거에서 대통령의 다른 자질보다 외교술을 대통령의 중요한 속성으로 평가하였다.

미디어 프라이밍이 정치 커뮤니케이션 분야에서 활발한 논의가 이루어졌지만, 헬스 커뮤니케이션 및 리스크 커뮤니케이션 분야에서도 프라이밍에 대한 연구가 이루어졌다. 예를 들어, 흡연자를 멋지고 섹시하게 보여주는 담배 광고를 보여준 청소년은 그렇지 않은 청소년에 비해 흡연자에 대해 더 호의적이었으며 흡연 의도도 더 높게 나타났는데(Pechmann & Knigt, 2002), 이는 뉴스와 광고 미디어를 통해 전달되는 이미지나 메시지가 사람들에게 특정 이미지나 태도를 각인시키고 행동에도 영향을 준다는 의미라 하겠다(백혜진, 이혜규, 2013).

③ 미디어의 효과 이론

매스 미디어가 일반 수용자에게 미치는 영향이 크고 그에 대한 연구 필요성이 크게 인식되면서 매스 커뮤니케이션의 효과에 대한 모형들이 나타났다. 여기서는 지난 20세기에 중요하게 다루어져 온 매스 커뮤니케이션 효과 모형을 간략히 살펴보고자 한다.

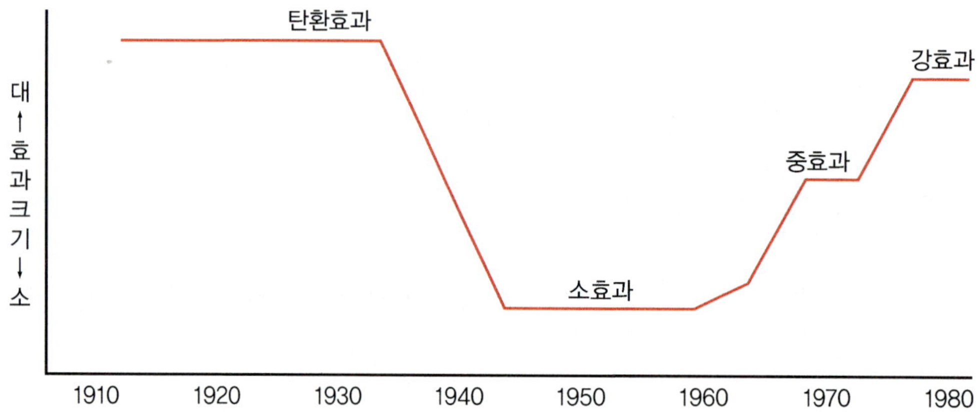

그림 4-1 시대별 미디어 효과 이론

1) 1단계(1920~1930년대): 탄환효과

매스 커뮤니케이션 효과에 대한 초기 개념으로서 탄환이론(bullet theory), 혹은 피하주사 이론(hyperdemic needle theory)이라고도 불린다. 고정된 과녁에 마법의 탄환을 쏘듯이 미디어에 노출된 수용자는 미디어가 전달하는 메시지를 그대로 수용하여 강력한 효과를 보인다는 것이다. 1차 세계대전 당시 매스 미디어를 이용한 강력한 선전의 힘에 영향을 받아 "매스 커뮤니케이션 메시지는 이에 노출되는 모든 수용자에게 강력하고 보편적인 효과를 미친다"는 인식이 널리 퍼졌다. 이는 당시 신문과 영화, 라디오에 몰린 엄청난 인기를 관찰한 결과이기도 하다. 대표적인 예가 1938년에 방송되었던 미국 CBS의 라디오 방송 드라마 〈War of the Worlds〉다. 화성인들이 지구를 침입해 전쟁을 벌이고 있다는 이 드라마가 방송되면서 방송극을 청취한 6백만 여 명의 청취자 중 약 100만 여 명이 실제 화성인이 침공한 것으로 오인해 심리적 공항상태에 빠지게 되면서 사람들이 미디어의 강력한 영향력을 경험하게 되었다. 하지만 탄환이론은 수용자를 원자화된 수동적 존재로 보면서 모든 수용자들이 즉각적이고 획일적인 반응을 보인다고 가정하는 한계를 보이고 있으나 미디어의 효과에 대한 이론적 관심을 이끌었다는 점에서 주목할 만하다.

2) 2단계(1940~1950년대): 제한효과

매스 커뮤니케이션 효과는 제한된 것이며 최소한의 영향력을 미친다는 이론으로 탄환효과 이론에 대한 반발을 담고 있다. 1930년대 초 미국에서 실시된 페인 펀드(Payne Fund) 연구 시리즈가 최초로 미디어의 효과가 제한적임을 드러내었다. 이 연구 시리즈는 주로 영화가 어린이와 젊은이에게 미치는 영향을 밝히기 위한 것으로 당시 연구자들 사이에 매스 커뮤니케이션 효과가 강력하다고만 볼 수 없다는 회의적인 결론이 도출되었다. 이러한 경향을 마감 정리한 것으로는 선별효과 이론과 2단계 유통이론이 있다. 선별효과 이론은 매스 미디어의 수용자가 개인들의 여러 가지 속성에 따른 개인차에 따라 미디어의 내용에 자신들을 선별적으로 노출시키고, 그 내용을 선별적으로 지각하며 선별적으로 기억하기 때문에 미디어는 한정된 효과만 지닌다고 본다. 선별효과 이론에서는 미디어의 효과를 수용자의 태도 변화에서 찾으려 했으나, 다른 효과를 고려할 경우 미디어의 효과가 제한적이라고만은 볼 수 없다는 비판을 받기도 하였다.

선별효과 이론과 함께 제한효과 이론을 대표하는 이론으로는 2단계 유통이론(two-step flow theory)이 있다. 2단계 유통이론은 1940년 미국 대통령 선거를 앞두고 펼쳐진 유권자들의 투표 의사결정에 영향을 미치는 요인에 대한 연구를 통해 제안되었다. 연구자들은 유권자들에게 투표 행위를 결정짓는 요인에 대한 서베이를 진행하는 과정에서 유권자들의 정치적 의사결정에 미디어 캠페인보다 주변의 대인 채널의 영향력이 더 크다는 것을 발견하였다. 이를 바탕으로 카츠와 라자스펠트(Katz & Lazarsfeld, 1955)는 미디어의 메시지에 수용자들이 즉각적이거나 직접적으로 영향을 받기보다 매스 미디어에서 정보나 아이디어를 적극적으로 받아들이는 의견지도자들과의 사회적 관계에서 영향을 받는다는 2단계 유통이론을 발표하였다. 즉, 미디어는 소수의 의견지도자에게 영향을 주고 의견지도자들이 다수의 수용자들의 의견이나 신념, 태도에 영향을 미친다는 것이다.

2단계 유통이론에 따르면 의견지도자를 파악하는 것이 건강 캠페인에 있어서도 매우 중요한데, 새로운 건강 주제를 알리고자 하거나 사람들이 쉽게 받아들이기 어려운 건강 행동의 경우 미디어를 통해 메시지를 전달한다고 해서 사람들이 쉽게 설득되지 않기 때문에 이 경우 그 분야의 의견지도자를 파악하여 의견지도자에게 먼저 메시지를 전달하여 설득한 후 의견지도자가 일반 수용자에게 그 내용을 전달하여 수용자들을 설득하도록 유도할 수 있다.

3) 3단계(1960~1970년대 초반): 중효과

매스 커뮤니케이션 효과가 미약하다는 연구결과가 발표된 이래, 이를 의심하는 많은 사람들이 생겨났다. 매스 미디어가 사회적, 정치적으로 중요한 도구임을 알 수 있는 여러 가지 정황적 근거가 있었기 때문이다. 특히 당시 뉴미디어의 총아로 부상한 텔레비전이 기존의 어느 미디어

보다 강한 매력으로 다가와 사회생활과 밀접한 관련을 맺기 시작함으로써 제한효과에 대한 재검토와 수정이 이루어지게 되었다.

중효과의 대표적인 이론으로는 이용과 충족(uses and grafitication)이 있다. 이용과 충족이론은 그동안 미디어가 수용자에게 어떠한 효과를 주었는지를 바라보던 효과 이론의 관점을 미디어가 아닌 수용자로 돌렸다는 점에서 주목을 받는다. 수용자들이 개인적으로 경험한 특정 욕구를 충족시키기 위해 미디어를 능동적으로 소비한다는 이용과 충족은 사람들이 미디어를 가지고 무엇을 하는가에 초점을 맞추고 있다. 주로 텔레비전의 이용에 대한 연구에서 출발한 이용과 충족에 따르면 시청자들은 자신의 욕구를 충족하기 위한 동기를 가지고 텔레비전을 시청하며, 이는 결국 시청자들의 태도변화에도 영향을 미친다고 보았다.

4) 4단계(1970년대 초반 이후): 강효과

'어떤 상황'에서는 매스 커뮤니케이션 효과가 매우 강하고 의미 있게 작용할 수 있다는 이론의 재등장이다. 수용자에게 미치는 단기적 효과가 아닌 장기적 효과의 측면에서, 그리고 태도와 감정 변화보다는 인지 변화에 주목하고 수많은 중재변인을 살피는 가운데 매스 커뮤니케이션의 강력한 효과를 다시금 입증하게 되었다.

강효과 모형의 대표적인 이론으로는 배양효과 이론(cultivation theory)이 있다. 배양효과는 문화계발 효과 또는 문화규범 이론으로도 불리는데, 광범위한 텔레비전 효과 연구 결과들을 집대성하면서 탄생하였다. 텔레비전 시청자를 시청 시간에 따라 경시청자와 중시청자로 나누어 텔레비전 프로그램의 폭력 노출에 대한 거브너(Gebner)의 연구는 텔레비전을 많이 보는 중시청자가 자신이 인식하는 현실을 실제보다 텔레비전에서 묘사하는 것으로 인식함을 밝혀냈다. 즉, 중시청자들은 텔레비전의 폭력물에 노출이 잦게 되면서 실제 현실에서의 폭력에 대해 과대평가하여 현실 세계를 실제보다 더 폭력적인 불안한 장소로 느끼게 된다는 것이다. 이는 미디어가 사람들에게 왜곡된 심상을 자라나게 한다는 것이며, 미디어가 대중의 마음에 잘못된 이미지나 인상을 배양시킨다는 점에서 배양효과라고 명명하였다.

5) 5단계(1970년대 후반 이후): 새로운 접근의 등장

커뮤니케이션 텍스트와 수용자 및 미디어 조직에 관한 관심을 기반으로 매스 커뮤니케이션 효과를 연구하려는 새로운 시도가 등장하였다. 이러한 연구는 과거 연구 전통과도 깊은 연관을 맺지만, 미디어가 의미를 구성함으로써 가장 중요한 효과를 발생시킨다는 관점을 포함하는 것이 특징이다. 최근에는 중요한 사회 움직임과 미디어가 어떻게 상호작용하는지에 대해 주목하는 연구가 많이 이루어지고 있다.

요약

이 장에서는 커뮤니케이션의 구성요소 중 채널(Channel)을 미디어를 중심으로 살펴보았다. 미디어는 텔레비전이나 라디오, 신문과 같은 매스 미디어에서 최근의 인터넷 및 소셜 미디어에 이르기까지 다양하다.

이 장에서는 매스 미디어의 기능을 살펴보고, 헬스 커뮤니케이션 영역에서 주로 사용되는 미디어 이론인 의제설정 기능과 프레이밍에 대해 살펴보았다. 또한 미디어에 대한 이해를 돕기 위해 각 시대별로 나타난 미디어 효과 이론의 흐름을 살펴보고 대표적인 이론들을 알아보았다. 그 중에서도 2단계 유통이론은 건강 캠페인을 진행하는 데 있어서 미디어와 대인 채널의 이용을 이해하는 측면에서 중요하다. 그 외에도 각 시기별 대표적인 이론을 소개하여 헬스 커뮤니케이션 분야에서의 활용 가능성을 살펴보았다.

연습문제

1. 아래의 설명에 해당하는 커뮤니케이션 분야의 기본 이론을 고르시오.

> 미디어는 사람들에게 '무엇을' 생각하라고 하기보다는 '무엇에 대하여' 생각하라고 말한다는 문구로 잘 알려진 이론으로서 미디어에 선택된 이슈는 중요한 것이고 선택되지 않은 이슈는 중요하지 않은 것으로 보는 이론

① 이용과 충족 이론
② 예방접종 이론
③ 합리적 행동 이론
④ 의제설정 이론
⑤ 미디어 프레이밍 이론

미디어가 중요하게 생각하는 이슈를 사람들이 중요하게 생각한다는 이론은 의제설정 이론이다.

정답 ④

2. 다음 중 미디어가 사건들을 연결하고 해석하여 우리에게 해당 사건이 어떤 의미인지 알려주는 기능을 뜻하는 것은?

① 환경감시 기능
② 상관조정 기능
③ 사회화 기능
④ 오락 기능
⑤ 문화 전수 기능

미디어의 해석 기능을 설명하는 것은 상관조정 기능이다.

정답 ②

3. 미디어가 직접 대중에게 영향을 미치기보다 대중은 의견지도자에 의해 영향을 받는다는 이론은?

① 탄환효과 이론
② 선별효과 이론
③ 2단계 유통 이론
④ 이용과 충족 이론
⑤ 배양효과 이론

2단계 유통이론은 미디어의 메시지는 소수의 의견지도자에게 영향을 미치고 의견지도자가 다수의 대중에게 신념이나 태도에 영향을 미칠 수 있다는 이론이다.

정답 ③

4. 다음 설명 중 옳은 것은?

① 미디어 프레임은 메시지의 특정 부분을 부각하여 메시지의 설득 효과를 다르게 하는 것을 말한다.

② 이슈를 포괄적이고 개념적으로 다루는 프레임 기법을 일화적 프레임이라고 한다.

③ 의제설정 이론은 공중의 의제가 시간이 지나면서 미디어의 의제에 영향을 준다는 것이다.

④ 뉴스에서 주제적 프레임이 더 많이 사용되면 대중들은 문제의 원인과 해결책을 찾고자 할 것이다.

⑤ 미디어가 특정 측면은 부각하고 다른 것은 소홀히 하는 보도 경향을 프라이밍이라고 한다.

메시지의 특정 부분을 부각하여 메시지의 설득 효과를 다르게 하는 것은 메시지 프레임이며, 이슈를 포괄적이고 개념적으로 다루는 프레임 기법은 주제적 프레임이다. 의제설정 이론은 미디어 의제가 공중의 의제에 영향을 미친다는 이론이며, 미디어가 특정 측면을 부각하고 다른 것을 소홀히 하는 보도 경향은 미디어 프레임이다.

정답 ④

5. 다음 중 시대별 미디어 효과 이론의 연결이 바른 것은?

① 1930년대 – 선별효과 이론

② 1950년대 – 탄환효과 이론

③ 1970년대 – 이용과 충족 이론

④ 1980년대 – 2단계 유통 이론

⑤ 1990년대 – 의제설정 이론

각 시대별 대표적인 미디어 효과이론으로는 1930년대 탄환효과 이론, 1950년대 선별효과 이론, 1980년대 배양효과 이론이 있다. 2단계 유통 이론은 1940~50년대, 의제설정 이론은 1960~70년대의 대표적인 이론이다.

정답 ③

참고문헌

백혜진 · 이혜규(2012). 헬스커뮤니케이션의 메시지 수용자 미디어 전략. 서울: 커뮤니케이션 북스.

정민수(2014). 헬스 커뮤니케이션과 건강증진. 서울: 동덕여자대학교.

오미영 · 정인숙(2005). 커뮤니케이션 핵심이론. 서울: 커뮤니케이션북스.

Boyd, D. M. & Ellison, N. B.(2008). Social Network Sites: Definition, History, and Scholarship, *Journal of Computer–Mediated Communication*, *13*, 210–230.

Entman, R. M.(2004). *Projections of power*. Framing news, public opinion, and U.S. foreign policy. Chicago, IL: University of Chicago Press.

Fox S, Rainie L. Vital decisions, a Pew Internet health report. Washington, DC: Pew Internet & American Life Project; 2002 May 22. URL: https://www.pewresearch.org/internet/2002/05/22/vital–decisions–a–pew–internet–health–report/ [accessed 2020–09–01]

Hove, T., Paek, H. J., Isaacson, T., & Cole, R. T.(2013). Newspaper Portrayals of child abuse: Frequency of coverage and frames of the issue. *Mass Communication and Society*, *16*, 89–108.

Iyengar, S.(1991). *Is anyone responsible?* How television frames political issues. Chicago, IL: University of Chicago Press.

Katz, E., & Lazarsfeld, P.(1955). The part played by people in the flow of mass communications. *Personal Influence*, 31–42.

Katz, E., Blumler, J. G., & Gurevitch, M.(1973). Uses and gratifications research. *The Public Opinion Quarterly*, *37*, 509–523.

Lasswell, H. D.(1948). The structure and function of communication in society. *The Communication of Ideas*, 37.

McCombs, M. E., & Shaw, D. L.(1972). The agenda–setting function of mass media. *Public Opinion Quarterly*, *36*, 176–187.

Nisbet, M. C., & Kotcher, J. E.(2009). A two–step flow of influence? Opinion–leader campaigns on climate change. *Science Communication*, *30*, 328–354.

Scheufele, D. A., & Tewksbury, D.(2007). Framing, agenda setting, and priming: The evolution of three media effects models. *Journal of Communication*, *57*, 9–20.

Shoemaker, P. J., & Reese, S. D.(1996). *Mediating the message*. Theories of influence on mass media content. White Plains, NY: Longman.

집필자 **박아현** 서울시 통합건강증진사업지원단

E–mail ahfreyja@gmail.com

제2부

헬스 커뮤니케이션의 실제

건강 상담

5

학습목표

- 건강 상담의 목적 및 유형을 이해한다.
- 건강 상담 단계별 특징 및 유의사항을 이해한다.
- 내담자의 행동 변화 단계별 특징과 건강 상담 내용을 이해한다.
- 건강 상담을 위한 5A 모형의 단계별 상담 내용을 이해한다.
- 건강 상담에서 비언어적 메시지의 특성을 이해하고, 실무에서의 적용 가능성을 생각해본다.
- 설득에 효과적인 6가지 법칙의 특성을 이해하고, 실제 상담에서 적용해 볼 수 있는 다양한 상황을 생각해본다.

1 건강 상담의 정의 및 목적

현대사회는 기대수명 증가로 건강에 대한 관심이 높다. 이를 위해서는 잘못된 생활습관, 운동부족, 스트레스, 과음, 흡연 등을 관리하기 위한 건강 상담이 필요하다.

건강 상담이란 보건교육의 한 형태로서 개인의 건강상태와 신체적 기능향상을 돕는 것뿐만 아니라 질병 과정의 진행을 예방하거나 줄이도록 돕는 다양한 접근 및 방법을 기술하는 포괄적인 용어이다(Donnelly, 2003). 건강 상담의 목적은 증상 호전, 건강상태 향상, 생활양식 및 긍정적 건강 행동 증진, 건강처방에 대한 순응도 향상 등을 돕는데 있다(한국건강관리협회, 2006). 건강 상담은 개인으로 하여금 자기관리를 함으로써 개인의 능력을 증진시키도록 돕는 것이므로 다양한 건강 지향 기술, 인생의 도전을 다룰 수 있는 자기 자신의 능력에 대한 믿음, 긍정적 발전을 격려하는 환경 등이 필요하다(이광자·박승하·박경옥, 2012).

2 건강 상담의 유형

1) 의료관리 상담

의료관리 상담(medical care counseling)은 의료현장에서 의사가 지시한 처방을 이행하여 건강상태를 증진하는데 목적이 있다. 환자가 전문가의 전문성과 권위를 믿고 신뢰하기 때문에 처방을 따를 것이라는 가정에서 이루어진다.

2) 환자관리 상담

환자관리 상담(patient care counseling)은 심리교육(psychoeducation)이라고도 하며, 임상에서 간호사나 사회사업가, 건강교육가 등에 의해 이루어진다. 환자의 특수한 학습욕구와 관심, 능력 등을 고려하여 그의 행동에 긍정적인 영향을 미치는 정보를 의도적으로 교환하고, 공유하면서 적극적으로 이루어지는 교육과정이다. 환자관리 상담의 목적은 환자에게 자신의 건강을 위협하거나 촉진시키는 요소를 이해할 수 있도록 적절한 정보를 주어서 스스로 선택할 수 있도록 돕는데 있다. 이를 위해 개인 또는 집단 교육방법을 포함하여 다양한 중재 전략이 사용될 수 있으며, 이행 여부에 대한 모니터링이 필수적이다.

3) 건강증진 상담

건강증진 상담(health promotion counseling)은 사업장 보건관리자와 같은 건강증진 전문가에 의해 이루어진다. 생활양식과 건강 행동을 향상시키는데 목적이 있다. 내담자의 기대와 요구에 맞추어 잘 계획된 건강증진 중재를 수립, 실행, 모니터링 과정을 통해 재발방지를 하는 것이 중요하다. 이때 자기효능감과 통제에 대한 내담자의 지각을 높이도록 설계함으로써 건강증진 상담의 효과를 높일 수 있다.

4) 건강중심 상담

건강중심 상담(health-focused counseling)은 행동치료 전문가들에 의해서 이루어지며, 내담자의 증상을 감소하고 건강상태를 증진시키며, 생활양식과 긍정적인 건강 행동을 증진하고 처방을 잘 이행하도록 하는데 있다. 건강중심 상담이 효과적이기 위해서는 내담자의 성격 유형, 변화의 동기와 준비성, 심리적·관계적·상황적·문화적 강점 및 약점에 대한 평가가 이루어져야 한다. 건강중심 상담에서의 중재 기법은 가능한 한 환경적 스트레스 요인을 줄이고, 사회적 지지를 형성할 수 있도록 내담자를 돕는 계획을 한다.

5) 건강중심 심리치료

건강중심 심리치료(health-focused psychotherapy)는 심리치료 훈련을 받은 전문가에 의해 이루어진다. 내담자는 주로 생명을 위협하는 심각한 질병과 관련된 통증이나 무능력에 대처하는 데 어려움이 있거나 자신의 건강상태를 받아들이는 데 어려움을 가지고 있는 사람들이다.

건강중심 심리치료와 건강중심 상담의 차이점은 공식성의 정도에 있다. 건강중심 심리치료는 미리 시간 약속을 하여 상담실에서 50분을 한 회기로 하여 수개월 혹은 수년 동안 만나서 이루어지는 공식적인 상담이다. 정서, 행동문제 등을 가지고 있는 내담자가 자신의 내적, 외적 스트레스 요인과 타인과의 관계에 잘 대처할 수 있는 능력을 향상시키고 증상을 완화시킬 수 있도록 언어적, 비언어적 방법을 모두 동원한다. 이야기 치료가 주로 사용되며 꿈 분석, 바이오피드백, 심리검사 등과 같은 방법이 활용된다. 반면, 건강중심 상담은 다양하고 폭넓은 상담이 이루어지는데 진료실에서 약속하고 만나기도 하고, 환자의 침상 옆에서 상담이 이루어지기도 하며, 시간 약속을 하지 않고 만나기도 한다. 건강 위험요인을 줄이기를 원하거나, 생활양식의 변화를 원하는 내담자와 그들의 건강 변화를 수립하고 유지하도록 도와주는 숙련된 상담자 사이의 참여적 관계에서 이루어진다. 상담은 보통 단기간에 이루어지며, 정보 제공과 생활양식의 변화를 위한 처방을 제공함으로써 예방에 초점을 맞춘다.

❸ 건강 상담 단계

1) 1단계: 참여와 관계 형성

건강 상담은 단기간에 집중적으로 진행되므로 첫 번째 회기에서 치료 동의를 협의하고, 협상하는 것이 주요 목표이다. 즉, 상담자와 내담자 사이에 협조 관계를 수립하고, 서로 받아들일 수 있는 변화 프로그램에 대해 협상함으로써 변화과정에 내담자를 참여하게 하는 것이 목적이다. 이때 건강 상담자는 내담자가 특별히 생활양식을 변화시키려는 이유가 무엇이며, 동기 수준이 어떠한지를 이해해야 한다. 만일 내적 동기가 거의 없는 상태라면 저항과 지시사항의 준수 거부 혹은 치료를 통한 변화가 일어나지 않을 것으로 예측할 수 있으므로 이에 대해 먼저 논의해야 한다. 치료를 계속할 것인지 그만둘 것인지도 이때 하는 것이 좋다. 이와 관련해서는 세 가지 질문을 통해 확인한다.

(1) 첫 번째 질문: 기능적 사정에 관한 내용

"당신의 행동(비만, 흡연, 통증 등)이 일상생활에 어떤 어려움을 초래합니까?"

- 부가적으로 일, 사랑, 친구관계 등에 대해 얼마나 만족하는지를 확인함으로써 괴로움과 손상 정도가 어느 정도인지를 확인할 필요가 있다. 괴로움이 클수록 치료 프로그램을 더 쉽게 받아들일 수 있기 때문이다.

(2) 두 번째 질문: 내담자가 자신의 증상이나 상태에 대해 설명하는 내용

"당신의 행동(비만, 스트레스 등)의 이유가 무엇이라고 생각하십니까?"

- 이때 확인할 사항은 내담자의 상태와 진행 정도를 파악함으로써 나중에 제공할 필요가 있는 교육과 정보의 정도에 대한 중요한 지침이 될 수 있다.

(3) 세 번째 질문: 참여 시간과 노력 정도, 기대하는 결과, 치료에 대한 만족 등과 같은 기대에 관한 내용

"당신은 어떤 특수한 변화를 기대하십니까?", "그 변화가 일어나기 위해서 어떻게 참여하시겠습니까?", "상담자인 나에 대해서는 어떤 것을 기대하십니까?"

- 부가적으로 과거에 어떠한 노력(노력의 횟수, 기간, 성공 정도, 외부 도움에 대한 접근성 등)을 했는지도 함께 물어봄으로써 현재의 성공이나 실패에 대한 기대를 예측해 볼 수 있다.

이러한 질문을 통해 확인한 내용을 기초로 상담자는 광범위한 시간표, 참여 수준, 기대되는 결과를 서술한 실제적인 변화 프로그램을 계획할 수 있다.

2) 2단계: 평가

평가(assessment)는 내담자의 건강과 성격 패턴을 파악하는 것을 말한다. 여기서 패턴은 내담자의 유일무이한 생물학적 개별성뿐만 아니라 내담자의 예측가능하고 일관성 있는 믿음과 행동을 말한다. 그 밖에 주요 평가 내용은 a) 내담자가 스트레스를 받는 환경이나 그렇지 않은 환경에서 자기 자신에 대해 어떻게 생각하고 느끼고, 행동하고 대처하고 방어하는 방법, b) 건강행동이나 그 외 개인적 변화를 만들어내는 개인의 동기와 강점, 이전의 성공, c) 건강에 대한 처방을 준수하는데 있어서 장애가 되는 요인이나 성공 혹은 촉진하게 하는 요인 등이 있다.

3) 3단계: 중재

중재 단계에서는 내담자가 부적응 건강 패턴을 적응 패턴으로 전환하거나 수정하도록 돕는데 목적이 있다. 중재에는 개인 수준과 체계 혹은 가족 수준의 두 가지 수준이 있다. 개인 수준에서는 격려(encouragement)가 기본이고, 정보제공, 인지 재구성, 행동 목표를 설정하고 모니터링, 패턴 확인, 자극통제 및 강화 등의 방법을 사용하는 행동 수정과 재발방지 훈련 등이 있다.

체계 수준에서의 중재는 내담자의 치료 이행을 증가시키고 재발을 최소화하는데 목적이 있다. 가족이나 배우자가 함께 참여하지 않을수록 변화 프로그램을 수행하는데 문제가 많이 발생하기 때문에 가족이나 동료의 지지나 도움을 받을 수 있도록 하는 것은 매우 중요하다.

4) 4단계: 유지와 재발방지

유지와 재발방지 단계에서는 새로 습득한 적응 패턴을 유지하고, 재발을 막으며, 내담자가 치료 관계에 의존하는 것을 줄이는데 목적이 있다. 재발방지는 피하기 어려운 기능 저하나 재발에 대처하기 위해서 사전에 내담자를 준비시키는 인지적 전략으로서 특별한 기술로 구성된 일종의 중재라고 할 수 있다. 여기서는 재발방지 및 예방을 위한 세 가지 모형을 소개한다.

(1) 회복 훈련 모형

회복 훈련 모형(recovery training model)에서는 재발방지를 위해 물질적 갈망을 견뎌내고, 새로운 사회적 지지망을 형성하고, 물질을 사용하지 않는 활동에 적응 및 만족하고, 물질에 의존하지 않고 신체적 통증이나 스트레스에 대처하는 방법을 배운다. 또한, 친밀 욕구를 채우기 위해 대인관계를 시작하고, 유지하고, 물질 제공자를 거절하고, 완전히 재발되려는 유혹에 빠지지 않고, 우연히 넘어지기 쉬운 상황에 어떻게 반응해야 하는지를 배운다.

이를 위해 회복 훈련 모임(recovery-training session), 동아리 모임(fellowship meeting) 등을 한다. 이들 모임에서는 자신의 경험을 검토하고, 건강한 생활양식과 회복에 대한 사실과 아이디어를 배우게 된다. 또한, 회원들에게 예측할 만한 어려움에 대비하고, 피할 수 없는 재발에 적절한 반응을 하도록 가르친다.

(2) 인지-행동 모형

인지-행동 모형은 반두라의 자기효능감 이론을 기반으로 하는데, 효능 기대와 결과 기대가 중요한 요소이다. 효능 기대란, 특정 행동 패턴을 수행할 수 있는 능력을 갖고 있다는 믿음이다. 자신이 물질 관련 상황에 대처할 수 있다고 믿는 내담자는 그렇지 않은 사람보다 더 잘 대처하기 쉽다. 결과 기대는 행동 변화의 결과에 대한 판단을 말한다. 예컨대, 알코올 의존자가 배우자가 받아줄 것이라고 믿음을 가질 때 술을 마시려는 욕구를 통제할 수 있는 경우를 말한다. 자기효능감 이론에 따르면, 강한 효능 기대가 가져오는 결과는 앞으로의 상황까지 일반화시키는 치료효과를 가져올 수 있는 반면, 효능 기대가 낮으면 대처 행동에 어려움이 있음을 의미한다.

(3) 정신 교육 모형

정신 교육 모형은 과업 지향적인 그룹 세션으로 강의와 대그룹 토의, 구조화된 소그룹 과업 등을 배합하여 이루어진다. 내담자는 자기 평가에 참여하고, 재발방지 계획 활동에도 참여한다. 재발과정에 대한 이해, 고위험 상황을 확인하고 다루기, 재발 중지에 접근하기, 분노 관리하기 등의 주제를 계속적으로 제공함으로써 재발 예방을 위해서는 장시간 실행을 필요로 하는 계속적인 과정이라는 내용을 주입시키는 것이 중요하다.

4 동기강화 상담과 변화 단계

동기강화 상담(motivational interviewing)은 내담자의 변화에 대한 저항을 극복하고, 자율적인 동기를 탐색하는 임상적인 반응방식이다. 상담사의 지시나 강제적인 접근방식이 아닌 행동변화 목표를 내담자의 관점에서 목표와 가치를 탐색하는 것이다. 따라서 내담자가 현재 행동과 목표행동에 대해서 잘 이해하고, 실제로 왜 자신이 목표행동에 도달하지 못했는지를 인식시키고, 이에 맞는 적절한 상담을 하는 것이 중요하다(Nigg, 2013).

동기강화 상담은 건강과 관련된 행위의 변화를 성공과 실패의 두 가지 범주로만 보는 것이 아니라, 점진적으로 발생하는 역동적 과정으로 이해한다는 점을 강조하고 있다. 개인의 행동변화가 좋지 못한 행동에서 바람직한 행동으로 곧바로 이행되는 것이 아니라 일련의 행동변화 단계를 거치게 된다는 것이다(한국건강관리협회, 2006).

여기서 행동변화 단계는 범이론적 모형(transtheoretical model)에서 말하는 계획전 단계, 계획 단계, 준비 단계, 행동 단계, 유지 단계를 말한다. 각각의 단계에 해당하는 사람들의 행동적 특징과 이에 맞는 상담 내용을 정리하면 표 5-1과 같다. 상담사들은 내담자가 행동변화 단계에서 어떤 단계에 있는가를 파악하고, 각 단계에 적절한 도움을 주는 것이 주요하다.

표 5-1 행동변화 단계별 상담 접근방법

단계	행동 특징	상담 내용
계획전 단계	변화계획이 없는 단계로 자신의 현 행위 문제에 대한 인식이 부족한 상태, 가까운 미래에 행동을 변화시킬 의사가 없으며 문제를 간과함 변화를 강요 당하는 느낌을 받음	자신의 문제점을 인식하도록 하는 정보 제공: 궁극적인 행위의 변화를 달성하기 위한 중요한 초기 단계 설득적 의사소통, 캠페인 강연회 강압적인 압력은 배제
계획 단계	문제를 인식하고 곧 행위변화를 하겠다는 생각을 하는 단계 가까운 미래에 변화할 의사가 있음	인지유도, 행동변화 유도 건강교실, 체험학습
준비 단계	구체적인 행위실행계획이 잡혀 있는 단계이며 보통 한달 이내에 행위변화를 하겠다고 생각하는 단계	어떻게 하는가에 대한 정보, 행동 중심적 프로그램 제공, 행동실천교육, 행동수정에 따른 구체적인 전략제시
행동 단계	건강한 생활습관을 갖기 위하여 노력하는 단계로 현재 문제를 극복하기 위해 행동, 경험, 환경을 조성시킴	변화된 행동의 실천 여부를 확인하고, 피드백을 제공 건강실천 행동의 장애요인을 제거 변화행동의 횟수를 늘리기 위해 칭찬과 격려의 보상 제공
유지 단계	중독성 또는 습관성이던 불건전한 행위가 없어진 단계로 새로운 생활습관이 6개월 이상 지속됨	변화된 행동을 지속할 수 있도록 중재 자기관리 요령, 재발방지 기술 제공

출처: 한국건강관리협회(2006). 건강 상담 이론 및 적용. p.24-25

1) 계획전 단계

계획전 단계에 속하는 내담자는 건강 행동 변화에 저항이 있는 사람들이라고 할 수 있다. 의지부족형(Reluctance), 반항형(Rebellion), 포기형(Resignation), 합리화형(Rationalization) 등이며, 4R이라고 명명할 수 있다. 이들은 건강 행동 변화에 준비가 되어 있는 상태이며, 4R에 모두 해당되기도 한다. 4R 유형별 특성과 상담방법을 정리하면 **표 5-2**와 같다.

표 5-2 계획전 단계에 속하는 내담자의 저항 유형별 특성 및 상담방법

의지부족형	특성	① 변화의지가 없어 변화를 내켜하지 않는 단계 ② 지식의 부족이나 무기력으로 변화를 원치 않는 경우 ③ 현재의 문제 행동에 대한 정확한 정보나 결과에 대해 인식하지 못하고 있는 상태 ④ 변화에 대해 적극적으로 저항하기보다는 변화를 두려워하거나 변화에 따르는 불편함을 경험하고 싶지 않아 현재의 상태에 안주하고 싶어하는 형태
	상담방법	① 경청, 공감하는 방식으로 피드백 주기 ② 의사결정의 자유를 줌. 자연스럽게 변화의 가능성을 검토할 수 있는 상황으로 유도
반항형	특성	① 문제 행동에 대한 지식이 많기도 하며, 행동에 대해 많은 투자를 하고(시간, 정력 등), 의사결정을 위해서도 많은 투자를 한다. ② 타인의 명령을 싫어하고 상담에 적대적이며, 변화에 저항함. 이들은 보건의료전문가와 싸우는 경우가 있어 눈에 쉽게 띄며, 변화를 원하지 않는 여러 가지 이유를 댄다.
	상담방법	① 변화에 대한 자신의 강한 감정을 표현할 수 있는 자유를 제공한다. 동시에 이들의 에너지를 긍정적인 측면으로 돌릴 수 있도록 한다. ② 내담자에게 아무도 자신을 변화시킬 권한이 없다는 것을 인정하면, 주장의 힘이 약화되는 경우도 있다. ③ 다양한 선택권을 주며, 전체적인 변화보다는 부분적인 변화를 유도한다.
포기형	특성	① 변화가능성에 대해 포기한 단계 ② 에너지와 시간의 부족이 특징 ③ 문제행동에 중독이 되어 이를 절제할 수 없다고 인식하는 단계
	상담방법	① 변화가능성에 대한 희망을 준다. ② 변화에 대한 장애요인을 검토한다.
합리화형	특성	① 자신의 문제행동은 자신의 탓이 아닌 다른 문제의 결과라는 믿음을 갖고, 행동에 대해 합리화를 하는 경향을 보임 ② 문제행동의 위험에 대한 인식이 최소화된 상태 ③ 문제행동 유지의 합리적 근거에 대해 토론하고 싶어함
	상담방법	① 공감과 반영적 경청이 가장 좋은 전략 ② 의사결정균형 훈련으로 시작하며, 현재 행동의 좋은 점에 대하여 먼저 이야기하도록 요구한다.

2) 계획 단계

계획 단계에 있는 내담자는 자신의 문제행동을 인식하고, 이와 관련한 해결을 심각하게 고려하기 시작한다. 하지만, 실제 행동변화를 위한 실천과 연결이 되지는 않는다. 예를 들어, 건강생활 실천 프로그램에 관한 정보를 수집하기는 하지만, 실제로 프로그램 참여 등록은 하지 않는 경우이다. 많은 경우에 행동 단계로 진행되지만, 계획 단계에 수개월 혹은 수년 동안 머무르는 경우도 많다. 계획 단계에 있는 내담자를 준비 단계로 오해하지 않도록 주의해야 한다.

계획 단계에서의 반대 감정이 공존하는 단계이기 때문에 상담은 변화를 유도하는 방향으로 균형을 깨는 것이 중요하다. 이들을 대상으로 한 상담전략은 현재 행동의 위험에 대해 인식하고, 변화의 이득에 대해 인식하고, 변화가 가능하다는 희망을 주는 것이다. 또한, 자신의 현재 행동에 대한 정확한 정보를 얻는 것이 중요하고, 그 행동이 자신의 생활에 미치는 영향에 대해 개인화된 피드백을 제공하는 것이 중요하다. 따라서 단순한 정보제공은 계획 단계에 있는 내담자에게는 효과가 없으며, 개인화된 정보나 피드백이 보다 설득력이 있다. 예컨대, 일반적인 강좌를 제공하거나 비법 제공 혹은 잔소리를 하는 것보다는 건강진단 결과(혈액검사 결과, 콜레스테롤 수준 결과 등)를 바탕으로 가시적이며, 개인과 밀접하게 연관된 정보를 제공하는 것이 적절하다.

3) 준비 단계

준비 단계에 있는 내담자들은 가까운 미래에 변화하기 위한 준비가 되어 있으므로 수용가능하며, 수행 가능한 계획을 세우는 것이 바람직하다.

준비 단계에 있는 내담자에게 해야 할 첫 번째 사항은 내담자의 변화에 대한 약속의 강도를 평가하는 것이다. 단순히 변화하기로 결심하였다고 말하는 것에 그치는 것이 아니라 구체적인 실천 계획이 있어야 한다. 상담사는 향후 당면하게 될 장애요인을 목록화하고, 각각의 장애요인에 대한 대처방안에 관한 계획을 세우고, 전문적인 도움이 필요한 경우에 대해서 알려주어야 한다.

4) 행동 단계

행동 단계에 속한 내담자는 행동변화를 실천하기 시작하는 단계이다. 이들은 자신이 지금까지 계획한 것들을 실천하는 것이다. 행동 단계에서 나타나는 변화는 다른 단계에서의 변화보다 가시적이기 때문에 가장 인정을 많이 받는다. 그런 맥락에서 행동 단계에 있는 내담자들이 상담가를 만나는 이유나 목적에 대해서도 이해할 필요가 있다. a) 행동변화를 위한 노력을 공표하기 위해, b) 행동변화 계획에 대한 외부의 확인이 필요해서, c) 지지를 얻고 싶어서, d) 자기효능감을 강화하기 위해, e) 자신의 활동 내용에 대한 외부 감사자를 얻고 싶어서 등이다.

여기서 주의할 것은 가시적인 변화가 나타나기 때문에 상담가와 내담자 모두 행동실천(action)과 변화(change)를 동등하게 보지 말아야 한다는 점이다. 성공적인 실천에 필요한 다른 상항들뿐만 아니라 실천 이후에 변화를 유지하는 것도 중요하다. 경우에 따라서는 더 많은 노력이 필요한 사항들에 대해서 간과하는 경우가 발생하지 않도록 주의해야 한다.

5) 유지 단계

유지 단계에 속한 내담자의 행동변화는 6개월부터 일생 동안 지속되어야 하는 단계이다. 따라서 변화를 확고하게 다지기 위한 동기유발이 필요하다. 그렇지 않은 경우에 재발 단계로 넘어갈 가능성이 크다. 재발이 발생하는 이유는 매우 다양하고, 어느날 갑자기 발생하는 것이 아니므로 조금씩 잘못이 더해져서 발생한다. 따라서 상담사는 a) 과거의 문제행동에 대한 예기치 않은 강한 충동 혹은 유혹이 생기는 경우 이를 억제하지 못해서, b) 방심하거나 자신을 시험해보는 과정에서 변화를 위한 노력의 대가가 이후에 성과로 뚜렷하게 나타나지 않아 노력의 정도와 자기효능감이 저하되었을 경우 등과 같이 재발이 발생하는 이유에 대해서 이해할 필요가 있다.

또한, 내담자가 재발 위기에 놓였을 때 재발상황을 실패라기보다는 배움의 기회로 보도록 유도하는 것이 중요하다. 내담자들이 다시 노력할 수 있도록 유도하고, 실패한 계획을 좀 더 효과적인 계획으로 수정해서 또 다른 변화를 위한 노력이 될 수 있도록 유도하는 것이 바람직하다.

5 건강 상담을 위한 5A 모형

5A 모형은 미국 “국립암연구소(National Cancer Institute)”에서 금연 상담을 접근법으로 개발한 4A 모형[질문하기(Ask), 충고하기(Advise), 도와주기(Assist), 일정 수립하기(Arrange)]에 동의하기(Agree)(혹은 변화하고자 하는 의지를 진단하기)를 추가한 모형이다. 미국의 예방서비스 대책본부 팀의 설명에 따르면, 5A 모형은 다양한 영역의 행동변화 상담에 적용할 수 있으며 그 효과성이 입증되었다.

행동의 종류에 따라 5A 모형의 각 단계별로 구성하는 내용은 다르지만, 어떠한 행동변화를 목표로 하더라도 5단계의 상담과정이 적용될 수 있다. 각 단계별로 구체적인 상담내용을 정리하면 **그림 5-1**과 같다.

단계	내용
Ask 질문하기	• 개인의 지식, 믿음, 관심사에 대한 평가 • 현 행동의 위험성과 행동변화에 대한 감정 평가 • 과거 변화시도 경험 평가 • 변화 단계, 변화에 대한 자기효능감, pros/cons평가
Advise 충고하기	• 개인의 건강상태에 대한 구체적 정보제공 • 현 행동의 위험성과 변화의 장점에 대한 정보제공 • 건강 행태 변화에 대한 제안
Agree 동의하기	• 개인의 선호도와 의향에 근거한 건강행태 변화의 목표와 방법 선정
Assist 도와주기	• 기술개발, 자기효능감 강화 등 행태변화기법 활용 • 변화에 대한 장애요인 파악과 자원파악 • 필요시 의료치료 병행
Arrange 일정 수립하기	• 지속적인 관리/지지를 위한 스케줄 설정 • 필요시 전문화된 중재로 의뢰

그림 5-1 5A's에 따른 상담내용

출처: 한국건강관리협회(2006). 건강 상담 이론 및 적용. p.37

사례 5-1 5A 모형을 적용한 건강 상담 사례

두 명의 자녀가 있는 45세의 기혼여성에 대한 상담상황이다. 그녀는 대학에서 운동선수였으며, 성년 초반에는 신체적으로 활동적이었다. 그러나 지난 10년간은 활동적이지 않았다. 체중이 많이 늘었고, 부정적인 신체 모습으로 인해 스트레스를 받고 있다. 또한 비만이 될까봐 걱정하고 있다. 그녀가 보다 활동적으로 될 수 있는 방법에 대해 상담을 구하고 있다. 다음의 대화에서 P는 상담전문가이며, C는 내담자이다.

질문(Ask)

Ⓟ 안녕하세요. Jones 부인, 오늘 컨디션은 어떠세요?

Ⓒ 네, 괜찮습니다. 운동을 다시 시작하려고요. 지금의 제 모습은 끔찍해요. 체중에 대한 걱정도 되고요. 예전에는 활동적이었어요. 다시 그때로 돌아가고 싶습니다.

Ⓟ 신체적으로 더 활동적인 상태가 되는 것을 염두에 두고 계시는 것 같군요. 우선 고객님의 평상시 생활이 어떤지 조금 더 구체적으로 알고 싶습니다.
Ⓒ 글쎄요. 직업상 거의 내내 컴퓨터 앞에 앉아 있어요. 그리고 사무실에는 항상 맛있는 음식이 있어요. 냄새도 끝내주는 머핀, 사탕들이요. 잠깐 일을 쉴 때 그런 것들을 먹어요. 그러고는 내내 앉아 있답니다.
Ⓟ 어느 시간에 운동하는 것을 좋아하시죠?
Ⓒ 글쎄요. 이론상으로는 아침에 운동을 할 수 있어요.
Ⓟ 그런데 말씀하시는 것을 들어보면 실천으로 옮기지 못하고 계시는 것 같군요.
Ⓒ 네. 그런 셈이에요. 아이들을 챙겨야 해서 아침이 너무나 바쁘거든요.
Ⓟ 만일 아침에 여의치 않으시다면 가능한, 혹은 기꺼이 시도해 보고 싶으신 시간은 언제일까요?
Ⓒ 저는 저녁 운동형 인간(evening exercise person) 같아요. 예전에도 늘 저녁에 운동을 하고는 했어요. 그리고 체육관이 직장과 집 사이에 있으니까 저녁 시간이 좋겠네요.
Ⓟ 네 좋습니다. 제가 제대로 이해하고 있는지 확인해보겠습니다. 고객님은 현재의 체중에 불만이 있으시고 또 비만이 될까봐 걱정하고 계십니다. 예전에는 활동적이셨지만 최근에는 그렇지 않으시고요. 바쁘신 게 제일 큰 이유이고요. 아침에 운동을 하려고 시도는 하셨지만 고객님의 스케줄과는 맞지 않았습니다. 제가 제대로 이해한 게 맞나요?
Ⓒ 정확하세요. 지금 말씀 나누는 김에 이런 점도 인정해야겠네요. 활동적인 게 저를 봐서라도 좋은 거지만 제가 정말 원하는 것은 체중감량이에요. 지금의 제 모습이 너무나도 저를 불행하게 하고 있어요. 정기적으로 운동을 하던 때 좋았던 그 느낌이 무척 그립네요.
조언(Advise)
Ⓟ 이제 고객님을 어느 정도 이해한 것 같습니다. 그렇다면 신체 활동을 위한 몇 가지 추천에 대해 이야기를 나눠볼까요?
Ⓒ 네. 저도 일반적인 아이디어는 알고 있다고 생각하지만 특히 체중감량을 하기 위해 필요한 것을 알고 싶어요.
Ⓟ 운동에 대해 생각하실 때 고객님에게 맞는 틀(routine)을 찾는 데 더 집중하시는 게 도움이 될 것 같습니다. 무엇을 할 필요가 있는가에 대해 생각하는 것보다는요. 아마 들어보셨을 겁니다. 일주일에 중강도 신체활동(moderate–intensity physical activity)을 150분 정도 하는 게 필요하다는 것을요. 아니면 거의 매일 30여분의 활동이 필요하다는 것을요. 예를 들면, 이러한 활동들이지요. 활발한 보행(brisk walking), 자전거 타기, 혹은 수중 에어로빅(water aerobics). 그러나 체중을 감량하기 위해서는 더 많은 활동이 필요할 겁니다. 어떨 것 같으세요?
Ⓒ 와우! 150분은 너무 긴 시간 같은데요. 거기다 체중감량을 위해서는 더 해야 한다고요? 그러기 위해서 제 일을 줄여야만 할 걸요.
동의(Agree)/평가(Assess) [기꺼이 변하고자 함(willingness to change)]
Ⓟ 150여분은 굉장히 긴 시간으로 들릴 수 있습니다. 그리고 150분보다 더 해야 한다는 생각은 고객님을 주눅들게 할 수도 있지요. 그렇다면 조금 더 작은 목표로 시작하는 것은 어떨까요? 예를 들어, 하루에 10~15분 정도로요. 천천히 이뤄나갈 무언가로 생각하면서요. 어떠세요?
Ⓒ 그렇게 말씀하시니 확실히 덜 무섭네요. 하지만 저는 목표를 너무 작게 설정하고 싶지는 않아요. 그러면 제가 원하는 체중감량이 필요한 곳에 절대 도달하지 못할 것 같아서요.
Ⓟ "하는–할 수 있는 목표(do–able goals)"와 충분히 도전적이지 않은 목표 사이에서 균형을 찾기란 어려울 수 있습니다. 세부사항들에 대해 이야기를 나눠본 뒤 어떤 기분이 드시는지 보면 좋겠습니다.

조력(Assist)
Ⓟ 고객님께서 좋아하시는 활동부터 시작할까요? 그걸 바탕으로 만들어가면 될 것 같습니다.
Ⓒ 저는 역기 드는 것을 많이 좋아합니다. 달리기도 했었고요. 그런데 현재의 제 체중으로는 정말 불편할 거에요. 실내자전거를 탈까요?
Ⓟ 고객님께서 좋아하는 운동 종류에 대해 아이디어가 있으시군요. 아주 좋습니다! 일주일에 몇 번 체육관에 오실 수 있을까요? 아니면 집에서 몇 번 정도 운동을 하실 수 있을까요?
Ⓒ 매일이라고 말하고 싶지만 현실적이라는 생각은 안 드네요. 체육관에 이틀 정도 갈 수 있을 것 같은데요?
Ⓟ 그 정도만 돼도 훌륭한 시작입니다. 무슨 요일에 나오시고 싶은지요?
Ⓒ 요일을 콕 집어서 말씀드리기는 그렇고요. 평일에 한 번, 주말에 한 번으로 말씀드리면 안 될까요?
Ⓟ 합리적인 생각이십니다. 집에서는 운동을 하실 수 있나요?
Ⓒ 아이들이 자전거 타는 걸 아주 좋아해요. 일주일에 한두 번 정도 아이들과 함께 밤에 자전거를 타러 나갈 수 있어요.
Ⓟ 정말 훌륭한 시작입니다! 지금까지 고객님께서 하신 말씀을 정리하면, 고객님은 작은 목표를 갖고 시작하시지만 궁극적으로는 체중감량을 원하십니다. 지금 고객님의 계획은 이렇습니다. • 주중에 하루, 주말에 하루 체육관에 오셔서 역기를 들고 자전거를 타실 겁니다. • 자녀분들과 일주일에 한두 번 밤에 나가셔서 자전거를 타실 겁니다. 어떠실 것 같으세요?
Ⓒ 한번 해보겠습니다.
조정(Arrange)
Ⓟ 상황이 어떻게 진행되는지 그리고 이 계획이 고객님과 맞는지 (아니면 약간의 변화를 가질 필요가 있는 지점에서) 얘기 나눌 기회를 드리고 싶어서 고객님과 후속조치(follow up)를 취하고 싶습니다.
Ⓒ 물론이에요. 제가 가끔씩 이곳에 올 때 뵐 수 있을까요?
Ⓟ 당연하지요. 중간에 문제가 생기거나 저와 만나시기를 원하시면 저에게 이메일을 보내시면 됩니다. 전화로 얘기를 나누거나 여기 체육관에서 만날 시간을 잡으면 되니까요. 아니면 제가 다른 고객님과 운동 중이 아닐 때 고객님이 여기 체육관에 와 계시면 그냥 저에게 오셔서 말씀 나누시면 됩니다.
Ⓒ 좋네요. 저에게 딱 맞는 계획 같네요.
Ⓟ 좋습니다. 기억해 주세요. 좀 더 활동적이 되기 위한 방법은 많습니다. 고객님께 맞는 방법을 그리고 고객님 맞춤 최고의 스케줄을 찾기 전에 몇 번의 시도가 필요합니다. 그리고 우리는 고객님의 체중감량 목표와 그것들을 어떻게 성취하는지 다음에 만날 때 더 많은 얘기를 나눌 겁니다.

출처: Nigg, C. R.(2013). ACSM's Behavioral Aspects of Physical Activity and Exercise. Philadelphia: Lippincott Williams & Wilkins

6 건강 상담과 비언어적 커뮤니케이션

일반적으로 커뮤니케이션 과정에서 말하는 메시지는 언어적인 것만을 생각하는 경향이 있다. 하지만, 상담과 같은 대인 커뮤니케이션 상황에서는 말투, 표정, 몸짓 등과 같은 비언어적 메시지를 통해 송신자의 의도가 전달되는 경우가 많다.

실제로 여러 관련 연구들을 보면, 언어적 메시지보다 비언어적 메시지가 중요하다. 상대방에게 메시지를 전달하는데, 언어적 요인은 7%에 불과하며, 시각적 요소, 음성 등을 포함한 비언어적 요인이 93%를 차지한다(Mehrabian & Williams, 1969; 김은정·장해순·허경호, 2008, p.54에서 재인용).

따라서 여기서는 건강 상담이라고 하는 커뮤니케이션 상황에서 이해해야 하는 비언적 요소에 대해서 살펴보도록 하겠다. 주의해야 할 점은 비언어적 메시지는 정답이 없으며, 상담 대상, 주제 등과 같은 상황에 따라 달라질 수 있다는 사실이다. 비언어적 메시지와 관련해서 주의해야 할 일반적인 내용들이지만, 알고 있는 것과 모르는 것은 상담 결과에 분명한 차이를 보일 수 있다.

비언어적 커뮤니케이션의 구성요소는 신체언어(Kinesics), 공간적 행위(proxemics), 의사언어(paralanguage), 신체적 외양(physical appearance) 등으로 구분할 수 있다(Sundaram & Webster, 2000).

1) 신체언어

신체언어는 표정, 제스처, 눈짓, 자세 등의 비언어적 표현이 해당되며, 상징적 의미(ex. 검지와 중지를 펴서 들어올리는 것은 승리를 의미), 어댑터(ex. 긴장했을 때, 머리를 긁는 것과 같이 몸의 긴장을 푸는 경우), 통제적 행위(ex. 말을 하면서 상호작용을 촉진하기 위해 눈을 맞추는 경우) 등의 기능을 한다.

2) 공간적 행위

공간적 행위는 발신자와 수신자의 공간에 관한 것으로서 커뮤니케이션을 위한 육체적인 공간 거리를 말한다. 공간은 보이지 않는 심리적 영역이지만, 신체 주변에 타인이 근접했을 경우 거부감이 들거나 떨어지고 싶은 느낌이 드는 영역을 의미한다. 상대방과의 거리는 크게 친밀 거리, 개인적 거리, 사회적 거리, 공적 거리 등과 같이 네 가지 유형으로 나눈다(정현숙 역, 1992).

(1) 친밀한 거리

보통 신체적 접촉을 동반하며, 개개인은 상대방이 제시하는 의도를 알 수 있다. 즉 친밀거리(0~45cm)는 상대의 존재가 명확하고 밀도 높은 접촉이 가능하며, 비밀스런 일이나 사적인 화제가 중심이 되며, 실수하지 않고 인지할 수 있는 거리이다.

(2) 개인적 거리

가족이나 서로 친한 친구 사이의 거리가 여기에 속하는데, 보통 손을 뻗어 접촉할 수 있는 거리를 말한다. 개인적 거리(45~120cm)는 상대의 표정을 금방 알고 비교적 쉽게 접촉 가능하며 사적, 개인적 화제가 중심이 되는 거리이다.

(3) 사회적 거리

기타 사회적 집단 등 사회의 공식적, 비공식적 관계에 있어서의 거리를 말한다. 사회적 거리(120~360cm)는 공적·형식적이고, 노력 없이는 접촉 불가능하다. 반개인적·반공적·직업상의 화제가 중심이 되는 거리이다.

(4) 공적 거리

이 거리에서의 커뮤니케이션은 큰 목소리와 몸짓에 의해 이루어진다. 공적 거리(360~750cm)는 상대와의 사적인 관여가 적고 공중에게 호소하는 타입의 접근이다. 공적 화제, 강의, 연설 등이 이에 해당된다.

3) 의사언어

의사언어는 환경적 소리를 동반하는 음성적 신호(vocal cues)이다. 음성적 신호는 성향, 음성의 높낮이, 억양, 속도 등을 포함한다. 여기서는 목소리의 크기, 목소리의 높이, 말의 빠르기에서 주의해야 할 사항에 대해서 살펴보겠다.

(1) 목소리의 크기

일반적으로 큰 목소리는 열정, 확신, 자신감 등의 이미지를 나타내지만, 과장, 공격성 등의 이미지를 나타내기도 한다. 작은 목소리는 차분함, 조용함, 은밀함 등의 이미지를 보이지만, 무기력함, 나약함, 열등감, 소심함 등의 이미지를 나타내기도 한다. 어떤 목소리 크기가 좋은지에 대한 정답은 없다. 설득 상황과 대상에 맞는 목소리 크기를 조절할 수 있도록 하는 연습이 필요하다.

(2) 목소리의 높이

높은 목소리는 경쾌함, 발랄함의 이미지를 줄 수 있는 반면, 예민함의 이미지를 줄 수도 있다. 낮은 목소리는 위엄, 침착함의 이미지를 줄 수 있는 반면, 답답함, 둔함 등의 이미지를 줄 수 있다. 목소리의 고, 저 변화를 주어 표현하면, 송신자의 열의를 느낄 수 있으며, 대화 내용에도 신뢰감을 얻을 수 있다. 잘못 조절하면 의미를 흐리거나 반대 의미를 뜻하기도 하므로 적절하게 변화할 수 있는 훈련이 필요하다.

(3) 말의 빠르기

말의 빠르기는 대화의 흥미와 단조로움을 좌우하므로 기본적인 원칙을 이해하는 것이 필요하다.

【말의 속도를 늦추어야 할 때】
강조하고자 하는 점, 다짐하는 점, 엄숙한 사실, 억압당한 감정, 의혹을 자아내기 쉬운 사항, 숫자, 사람의 이름, 지명 등을 말할 때

【말의 속도를 빨리해야 할 때】
누구나 아는 사실, 그다지 중요하지 않은 사항, 손에 땀을 쥐는 이야기의 클라이맥스, 억압되지 않은 감정 등을 말할 때

4) 신체적 외양

신체적 외양은 외모와 관련된 것으로서 체형, 몸의 크기, 체취, 피부색, 머리모양, 화장, 향수, 의복, 장신구 등이 해당된다. 신체적 외양은 다른 사람에게 주는 첫인상에 강한 영향을 미친다. 전통적으로 보건의료원의 복장은 흰색으로 청결과 소독된 것임을 상징했으나, 최근에 들어서는 아동을 상대하는 소아청소년과 의사나 간호사의 경우 병원에 대한 두려움을 없애주기 위해 밝은 색 제복을 입는 경향이 많아졌다. 보건의료전문가가 옷을 신경 써서 입고 어울리는 장신구를 하는 등 외모에 신경을 쓰는 것은 효과적인 교육이나 치료를 할 수 있는 전문인임을 상대에게 확신시킬 수 있다는 점에서 중요하다. 즉 옷은 의도적이든 비의도적이든 자신에 대한 정보를 남에게 말해주는 매체 역할을 한다. 그러므로 상대의 이미지 첫인상이 그 사람의 의복에 의해 판단되는 경우가 많고, 상황에 맞는 적절한 의상은 상대방에 대한 신뢰감을 유발시킬 수 있다.

장신구는 옷과 마찬가지로 중요해서 우리 생활양식의 상징으로 볼 수 있다. 심리학자들은 인간 사이의 커뮤니케이션에서 안경이 다른 어떤 장신구보다 중요하다고 한다. 안경테의 색은 자신의 스타일에 맞는 색을 고려하는 것이 좋다. 차가운 형의 사람이 베이지브라운이나 금색 안경테를 쓸 경우 차가움이 더 강조된다. 금속테는 은색과 백금색이 좋다. 안경테의 모양은 얼굴형을 보정해 줘야 하고 얼굴형을 강조해서는 안 된다. 색안경을 쓸 경우 대화할 때는 벗어서 상대방이 눈을 보게 해야 한다.

구두를 닦고 옷을 말끔히 다려입는 것은 긍정적이며 전문가적인 이미지를 보여주는 데 도움이 된다. 어떤 의복과 액세서리는 작업환경에 어울리지만 또 다른 것은 부적절할 수도 있다.

참고자료

건강 상담가의 역할과 관련한 윤리 규정(국가건강기구연합, 2000)

1) 개인의 결정이 타인의 건강을 위협하지 않는 한 개인이 건강에 관해 결정할 수 있는 권리를 지지한다.
2) 건강 상담자가 제공할 수 있는 서비스와 프로그램의 잠재적인 효과와 결과에 대해 정확하게 전달한다.
3) 건강 상담자의 전문가적 자질과 한계에 대해 정직해야 하며 능력에 맞는 서비스를 제공해야 한다.
4) 개인의 사생활과 존엄성을 보호한다.
5) 프로그램을 계획하고 적용할 때 사회 및 문화적 다양성을 고려하며, 법과 조화를 이루도록 한다.
6) 강요나 위협보다는 제공된 정보를 통해 건강한 생활양식을 채택할 수 있도록 내담자에게 권한을 부여한다.
7) 법적인 요청이 없는 한 내담자와 관련된 모든 정보의 기밀을 유지한다.

7 건강 상담과 설득

건강 상담은 상담자와 내담자 사이의 언어적, 비언어적 커뮤니케이션이다. 합리적으로 설득함으로써 심리적 변화를 이끌고, 궁극적으로 행동 변화를 하도록 하는데 목적이 있다. 보다 구체적으로 상담자는 내담자의 말을 경청하고, 이해함으로써 바람직한 행동변화를 유도하는 과정이라고 하겠다. 따라서 내담자와의 효과적인 상담을 위해서는 설득의 원리와 요소에 대한 이해가 필요하다.

설득은 타인에게 자신이 옳다고 믿거나 바라고 있는 것을 납득시키고, 그 과정에서 상대방의 태도나 행동에 영향을 미침으로써 결과적으로 자신이 원하는 방향으로 변화시키는 목적을 가지고 있는 일련의 행위라고 할 수 있다.

설득은 일상적인 대화 상황뿐만 아니라 스피치, 광고 등과 같은 공적 영역에서도 필수적이다. 특히 설득은 상대방에게 무언가를 요구하는 내용을 담고 있으므로 인간관계의 측면에서도 특히 주의를 기울여야 한다. 총이나 칼을 이용해서 위협을 하거나 돈으로 매수해서 다른 사람을 움직이는 것이 아니라 상대방의 이성과 감정에 호소해서 스스로 심리적 동의를 이끌어 내는 과학적, 체계적 커뮤니케이션 방법이다.

이처럼 건강 상담과 설득은 그 목적이나 방법에 있어서 거의 유사하다. 차이가 있다면, 상담은 대체로 1:1의 면대면 커뮤니케이션 상황인 반면, 설득은 1:다수 혹은 공중을 상대로 한 대규모의 커뮤니케이션 상황까지를 포함하고 있다는 점이다. 설득이 건강 상담보다 포괄적인 개념이므로 설득을 잘 하는 사람은 상담 능력도 뛰어난 사람이라고 말할 수 있을 것이다. 따라서 여기서는 보건교육사가 효과적인 건강 상담을 위해 알아야 할 설득과 관련된 기본 원리와 요소를 소개하고자 한다.

1) 설득의 구성요소

설득은 커뮤니케이션의 한 유형이므로 설득효과를 좌우하는 요소는 크게 송신자, 메시지, 수신자 등이 있다[1]. 이것은 아리스토텔레스가 '수사학'에서 제시했던 설득의 세 가지 요소인 에토스(ethos), 파토스(pathos), 로고스(logos)와 같은 것이다. 에토스는 말하는 사람이 평판(인격, 신뢰 등)이 좋아야 한다는 것을 말한다. 파토스는 수신자의 감성이나 정서에 호소할 수 있어야 한다는 것을 말한다. 로고스는 이성적, 논리적 설명을 통해 말하고자 하는 내용을 잘 정리해야 한다는 것을 말한다.

결국 설득은 믿을 만하고, 호감이 가는 송신자가 타당한 근거를 가진 메시지를 이용해서 수신자에게 정서적, 감정적 공감을 통해 태도, 행동의 변화를 이끌어내는 것이라고 하겠다.

참고 자료

매일 경제(2011년 7월 8일자 기사)

[숫자경영] 설득의 3요소…에토스 >파토스 >로고스

대한민국 평창이 2018년 동계올림픽을 유치하는 데 성공했다. 이번 유치전 성공요인 중 하나로 김연아 선수 프레젠테이션이 꼽히는데, 매일 브리핑 속에 살아가는 직장인들도 눈여겨볼 만하다. 아리스토텔레스는 대중을 설득할 수 있는 3대 요소로 에토스, 파토스, 로고스를 강조했다.

에토스란 발표자의 인격과 매력, 청중에 대한 영향력으로 설득과정에서 60%를 차지한다. 벤쿠버 동계올림픽 때 전 세계를 사로잡았던 김연아 선수 인기와 당차고 아름다운 이미지는 효과적인 에토스에 꼭 들어맞는다. 파토스는 청자 심리상태로 설득에 미치는 영향은 30% 정도다.

IOC 위원들은 두 차례 실패에도 좌절하지 않고 최선을 다한 한국민에게 깊은 인상을 받았을 것이다. 열악한 환경에서 정상에 오른 김연아 선수 자체가 청중에게는 감동이었다. 주장에 대한 논리적 근거, 즉 로고스는 나머지 10%를 차지한다. "아시아에서 동계올림픽이 단 두 차례만 열렸다. 평창 동계올림픽이 아시아에서 겨울스포츠를 부흥시키는 계기가 될 것"이라는 김연아 선수 주장은 그 10%를 채우고도 남았다.

[이소아 기자]

---

1) 채널도 중요한 설득요소이다. 하지만, 보건교육사의 상담의 상황에서는 다소 적합하지 않은 것으로 판단되어 설명을 생략하였다.

2) 설득의 원리

유명한 심리학자인 로버트 치알디니는 '설득의 심리학 1권(이현우 역, 2002)'에서 복잡하고, 다양한 설득 상황에서 일반적으로 적용될 수 있는 6가지 법칙을 제시하였다.

(1) 상호성의 법칙: 호의에는 호의로 보답하고자 하는 의무감에 호소
(2) 일관성의 법칙: 책임과 가치에 어긋나지 않는 일관된 행동 양식
(3) 사회적 증거의 법칙: 다수의 행동을 따르려는 심리 경향
(4) 호감의 법칙: 마음에 드는 사람의 뜻을 따르려는 심리 성향
(5) 권위의 법칙: 전문가의 방향 제시에 대한 의존 심리
(6) 희귀성의 법칙: 희소성이 있다면 더 간절히 갖고 싶어하는 욕망

이것은 다양한 실험을 통해서 밝혀진 인간의 본성이나 심리에 관한 것들이지만 적절히 활용한다면 효과적인 설득 전략이 될 수 있다. 여기서는 핵심적인 내용만을 간략히 소개하고 있으므로 구체적인 내용은 해당 책을 참고하기 바란다.

(1) 상호성의 법칙

사람들은 다른 사람이 자신에게 호의를 베풀면 그 사람이 베푼 만큼 그대로 갚아야 한다는 강박관념에 시달리게 된다. 흔히들 말하는 'Give & Take 원칙'이라고 생각하면 된다.

낯선 사람이라도 그 사람이 제공하는 호의를 사람들은 쉽게 거절하지 못한다. 상대방의 호의를 거절하는 것은 우리 사회에서 무례한 것으로 간주될 수 있기 때문이다. 그러나 호의의 크기가 너무 크면 심리적 부담이 커져 거부하게 된다는 점에 유의해야 한다.

상호성의 법칙의 또 다른 측면은 상대방이 양보하면 나도 양보해야 한다는 것이다. 호의를 서로 주고받는 것처럼 양보도 서로 주고받아야 한다는 의무감이 있다. 이것을 이용해서 처음에는 무리한 요청을 하고, 그 요청에 대한 양보의 대가로 첫 번째 요청보다는 부담이 적은 두 번째 요청을 하면 된다. 이러한 설득 전략이 효과적일 수 있는 이유는 첫 번째 요구에 대한 거절을 수용한 것이 상대방에게는 양보로 느껴지고 빚진 상태와 같은 느낌을 가지게 하기 때문이다. 두 번째 요구를 받아들이는 것이 빚진 상태를 해소할 수 있다고 생각된다.

(2) 일관성의 법칙

사람들은 일단 선택하거나 결정한 것에 대해서는 그것과 일치하는 행동을 해야 한다는 심리적 부담감을 느끼게 된다. 이런 부담감을 해소하기 위해 스스로 내린 선택이나 결정을 정당화하는 방향으로 행동하게 되기 때문에 더 많은 비용과 위험이 있어도 쉽사리 뒤집을 수가 없게 된

다. 우리 사회는 일관된 행동에 대해서 높은 가치를 부여하기 때문이다.

이것을 이용하면 작은 요구로부터 시작하여 결국 더 큰 승낙을 얻어낼 수 있게 된다. 이것은 상호성의 법칙과는 반대의 경우라고 하겠다. 상호성의 법칙에서는 양보를 통해 빚진 상태를 만들어 줌으로써 서로 양보와 양보를 교환하는 상황을 만드는 것이다. 반면, 일관성의 법칙에서는 작은 것을 받아들임으로써 형성된 태도나 이미지가 더 큰 요구를 하는 상황에서도 지속되고자 하는 심리를 이용하는 것이다. 결국 작은 승낙부터 얻어내는 것이 핵심이라고 하겠다.

(3) 사회적 증거의 법칙

사람들은 자신의 어떤 행동이 주변의 다른 사람들과는 전혀 다른 행동을 하지 않을까 하는 불확실한 상황에 대한 의구심을 가지고 있다. 따라서 '나만 왜'라는 불안감을 해소할 수 있는 상황을 만든다면 보다 쉽게 설득할 수 있다. 대다수의 사람들은 다른 사람들이 하는 대로 행동하면 실수할 확률이 줄어든다고 생각하는 것을 이용하는 것이다.

특히, 사회적 증거를 찾을 때 사람들은 자신과 유사한 사람들의 행동을 관찰하려 하고, 그 사람들의 행동이 관찰될 때 가장 효과가 크다. 따라서 설득 대상자와 유사한 사람이나 집단의 사례를 제시함으로써 설득 가능성을 높일 수 있다. 사람들은 주변 사람들과 다르게 보이는 것을 두려워하고, 다른 사람들과 같은 행동을 하려는 경향이 있다는 것을 이용하는 것이다.

(4) 호감의 법칙

우리가 좋아하는 사람이 어떤 부탁을 하면 그것을 거절하기가 어렵다는 것은 너무나 잘 알려진 사실이다. 그 대표적인 것이 외모이다. 외모는 그 사람에 대한 다른 정보가 없을 때 그 사람에 대한 호감을 결정하는 가장 중요한 근거가 된다. 또는 그 사람에 대한 다른 정보가 있을 때조차 외모는 그 사람에 대한 판단의 가장 중요한 기준으로 작용한다. 그렇기 때문에 외모가 좋은 사람은 그렇지 않은 사람에 비해 설득에 성공할 가능성이 높다.

외모는 노력한다고 해서 바뀌는 것이 아니므로 현실적으로는 옷 차림새, 올바른 자세와 예절이 중요하게 된다. 특히 상대방을 칭찬하거나 띄워주는 말은 긍정적 호감을 형성함으로써 설득 가능성을 높일 수 있다. 예를 들어, '성격이 좋으시네요', '다정다감 하세요' 등과 같이 상대방을 긍정적으로 평가해 주면 사람들은 일단 인사치레의 말이라는 것을 알아도 기분이 나쁘지 않으며 호감이 형성된다. 이처럼 조금이라도 호감이 형성되면, 그 사람이 부탁을 하는 경우 아주 부담이 큰 것이 아니라면 그것을 승낙할 가능성이 높아진다.

(5) 권위의 법칙

설득을 하는 사람이 갖는 권위의 정도가 설득 여부에 영향을 준다. 우리가 사는 세상은 권위에 대해서는 거의 무조건적으로 복종하는 것이 미덕처럼 여기고 있고, 실질적인 혜택이 돌아가는 경우들을 경험한다. 이 때문에 권위에 대한 복종은 거의 무의식적인 차원에서 자동적으로 이루어지고 있다.

이러한 권위는 권력과 전문성으로부터 비롯된다. 권력은 과거의 전통적인 사회나 군대와 같은 계급 사회, 그리고 경제적 관계에 의한 기업 같은 사회에서의 권위의 근원이 된다. 전문성은 어느 한쪽이 지식과 정보에서 우월한 위치에 있게 되면, 그 사람은 그렇지 못한 사람들에 대해 권위를 지닐 수 있게 된다.

(6) 희귀성의 법칙

사람들은 어떤 것이 희귀하거나 앞으로 얻지 못할 것이라고 생각하면 그것을 더욱 중요하게 여기게 된다. 또한 이전까지는 풍부하던 기회가 갑자기 줄어들고 사라지게 되면 사람들은 그러한 기회에 대해 애착을 느끼며 그 기회를 얻기 위해 애를 쓰게 된다. '다시 오지 않을 마지막 기회' 등과 말은 그 진위 여부를 떠나서 그것의 가치를 높여서 사람들의 태도나 행동 변화를 자극할 수 있다.

요약

이 장에서는 건강 상담의 정의 및 목적에 대해 설명하고, 건강 상담의 5가지 유형별 특징 및 고려사항에 대해 소개하였다. 건강 상담의 4단계별(참여와 관계 형성–평가–중재–유지와 재발방지)로 주의할 점, 고려사항 등에 대해서 설명하였다. 또한, 우리가 흔히 알고 있는 범이론 모형에서 제시하고 있는 행동변화 단계와 건강 상담 사이의 관련성에 대해 설명하였다. 특히 각 단계별로 내담자의 행동특징, 이에 따른 적절한 상담내용 및 주의사항 등에 대해 소개하였다.

건강 상담의 효과적인 관리 및 진행을 위해 5A 모형[질문하기(Ask), 충고하기(advise), 동의하기(agree), 도와주기(assist), 일정 수립하기(arrange)]을 소개하고, 각 단계별로 해야 할 일에 대해 소개하였다. 특히, 5A 모형을 적용한 실제 건강 상담 사례를 소개함으로써 보건교육사를 준비하는 수험생의 이해도를 높이고자 하였다. 건강 상담의 상황에서 꼭 알아야 할 비언어적 커뮤니케이션의 구성요소(신체언어, 공간행위, 의사언어, 신체적 외양)에 대해 소개하고, 상담자가 주의해야 할 사항에 대해 설명하였다.

마지막으로, 상담의 내담자와의 설득과정으로 가정하고, 효과적인 설득을 위해 고려해야 할 6가지 설득의 원리(상호성의 법칙, 일관성의 법칙, 사회적 증거의 법칙, 호감의 법칙, 권위의 법칙, 희귀성의 법칙)에 대해서 설명하였다.

연습문제

1. 다음은 보건교육사와 내담자 사이의 금연 상담과정에 대한 설명이다. 이 상황을 설명하는 건강 상담 유형은?

> • 내담자의 생활양식과 건강 행동을 향상시키는 데 목적이 있다.
> • 보건복지부 등에서 제시하는 권고사항을 이행하는 것은 쉬운 일이라는 메시지를 중심으로 한 상담을 한다.

① 의료관리 상담
② 환자관리 상담
③ 건강증진 상담
④ 건강중심 상담
⑤ 건강중심 심리치료

내담자의 생활양식과 건강 행동을 향상시키는데 목적이 있다는 점에서 건강증진 상담과 건강중심 상담이 유사하다. 다만, 건강증진 상담에서는 내담자의 자기효능감, 통제에 대한 지각을 높이는 것이 중요하다. 보건복지부 등의 권고사항 이행이 쉽다는 메시지를 중심으로 상담이 이루어지는 상황은 자기효능감에 대한 설명에 해당한다.

정답 ③

2. 다음은 건강 상담 단계에 대한 설명이다. 해당 단계는?

> 건강에 대한 처방을 따르는 데 관련된 방해요인 혹은 성공요인을 파악한다.
> 내담자가 스트레스를 받는 환경에 대한 생각, 느낌, 행동방법 등을 파악한다.

① 참여와 관계 형성
② 평가
③ 중재
④ 유지와 재발방지
⑤ 관계 형성

평가 단계에서는 내담자의 건강과 성격 패턴을 파악하는 것 외에도 내담자의 스트레스 환경, 건강 행동과 관련된 개인의 동기, 건강 처방 준수와 관련된 성공 혹은 방해요인 등을 파악해야 한다.

정답 ②

3. 다음은 행동 단계별 행동 특징과 적절한 상담 내용에 대한 설명이다. 해당 단계는?

> • 행동 특징: 문제를 인식하고 곧 행동변화를 하겠다는 생각을 하는 단계. 가까운 미래에 변화할 의사가 있음
> • 적절한 상담 내용: 인지 유도, 행동변화 유도, 건강 교실, 체험학습 등

① 계획전 ② 계획
③ 준비 ④ 행동
⑤ 유지

범이론적 모형에서 제시하는 계획 단계에 있는 내담자의 특징은 가까운 미래에 변화할 의사가 있다는 점이다. 이들에게 적절한 상담내용은 변화의사를 촉진할 수 있는 건강교실, 체험학습 등과 관련한 내용을 제시하는 것이다.

정답 ②

4. 다음은 계획전 단계에 속하는 내담자의 특성과 상담 방법에 대한 설명이다. 여기에 해당되는 유형은?

> • 행동 특징: 행동변화를 위한 에너지와 시간이 부족하다고 생각하며, 문제 행동에 중독되어 절제할 수 없다고 인식한다.
> • 적절한 상담방법: 변화가능성에 대한 희망을 주며, 장애요인을 검토한다.

① 의지부족형 ② 반항형
③ 포기형 ④ 합리화형
⑤ 의존형

문제에 제시된 내용은 계획전 단계에 속하는 내담자의 4가지 저항 유형 중에서 '포기형'을 설명하고 있다.

정답 ③

5. 다음은 건강 상담을 위한 5A 모형에서 제시하는 단계별 상담내용의 일부이다. 해당 단계는?

> • 개인의 상담상태에 대한 구체적인 정보제공
> • 건강 행태 변화에 대한 제안

① 질문하기 ② 충고하기
③ 동의하기 ④ 도와주기
⑤ 일정 수립하기

충고하기 단계에서는 개인의 건강상태에 대한 정보제공, 현재 행동의 위험성과 변화의 장점에 대한 정보제공, 건강행태 변화에 대한 제안과 관련한 상담이 필요하다.

정답 ②

6. A 보건소장은 상담효과를 높이기 위하여 내담자의 수요조사를 통해 보건교육사의 복장을 기존의 흰색 제복에서 초록색 제복으로 변경하였다. 이때 고려한 설득의 구성요소는?

① 에토스
② 파토스
③ 로하스
④ 로고스
⑤ 아토스

설득효과에 영향을 미치는 파토스는 수신자의 감성이나 정서에 호소하는 것을 말한다. 이를 위해 수요자 조사를 통해 보건교육사의 제복 색깔에 변화를 줌으로써 수신자의 공감과 선호도를 높일 수 있다.

정답 ②

7. 다음은 건강 상담을 꺼려하는 내담자에 대해 설득의 원리를 이용해서 상담을 한 사례이다. 어떤 설득의 원리를 이용했는가?

- 보건교육사: 선생님의 만성질환 관리를 위해서는 한달 동안은 일주일에 5번 정도 우리 보건소의 건강관리 프로그램에 참가하셔야 합니다.
- 내담자: 그건 너무 무리예요. 내가 노는 사람도 아니고...
- 보건교육사: (약간 곤란해하며) 그러시다면, 어쩔 수 없죠. 6개월 동안 일주일에 1번 정도는 꾸준히 오실 수 있죠?
- 내담자: 그 정도야 시간을 낼 수 있죠. 한번 해볼게요.
- 보건교육사: 생각 잘 하셨습니다. 다음주 11시에 뵐게요. 조심히 들어가세요.

① 상호성의 법칙
② 일관성의 법칙
③ 사회적 증거의 법칙
④ 권위의 법칙
⑤ 희귀성의 법칙

상호성의 법칙의 작동원리는 서로 호의 혹은 양보를 주고받는 데 있다. 문제에 제시된 상담 상황에서는 보건교육사와 내담자가 한 번씩 양보하고 있다. 즉, 보건교육사는 상담기간 및 빈도를 양보했고, 내담자는 시간을 낼 수 없다는 자신의 생각을 양보했다.

정답 ①

참고문헌

국가건강기구연합(2000). 건강 상담가의 역할과 관련한 윤리규정. Available: https://terms.naver.com/entry.nhn?docId=2094124&cid=41991&categoryId=41991#TABLE_OF_CONTENT3

김민경 · 신홍철(2020). 언어적, 비언어적 커뮤니케이션, 직무 스트레스, 서비스 지향성 간의 관계에 관한 연구: 항공사 승무원을 대상으로. 기업경영연구, 27권 1호, 33-49.

김은정 · 장해순 · 허경호(2008). 연사의 스피치 능력 평가 유형에 관한 연구. 주관성 연구, 16권, 53-74.

매일경제(2011.7.8). 설득의 3요소…에토스 >파토스 >로고스. Avaliable: http://news.mk.co.kr/newsRead.php?-year=2011&no=444605

박지선(2014). 건강 상담. Available: https://terms.naver.com/entry.nhn?docId=2094124&cid=41991&category-Id=41991#TABLE_OF_CONTENT8

이광자 · 박승하 · 박경옥(2012). 건강 상담 심리. 이화여자대학교 출판부.

이현우 역(2002). 설득의 심리학. 21세기북스.

정현숙 역(1992). 바디랭귀지. 을지서적.

한국건강관리협회(2006). 건강 상담 이론 및 적용.

Donnelly. J.(2003). *Health counseling: Application and theory*. Wadsworth/Thomson Learning.

Mehrabian, A., & Williams, M.(1969). Nonverbal concomitants of perceived and intended persuasiveness. *Journal of Personality and Social Psychology*, *13*, 37-58.

Nigg, C. R.(2013). *ACSM's Behavioral Aspects of Physical Activity and Exercise*. Philadelphia: Lippincott Williams & Wilkins.

Sundaram, D. S., & Webster, C.(2000). The role of nonverbal communication in service encounters, *Journal of Services Marketing*, *14*(5), 378-391.

집필자 **최명일** 남서울대학교 광고홍보학과

E-mail jhmi0410@nsu.ac.kr

스피치 커뮤니케이션

6

학습목표

- 스피치 커뮤니케이션의 기본 개념 및 목적에 따른 차이점을 이해한다.
- 스피치 커뮤니케이션 준비 절차 및 주의사항을 이해한다.
- 발표문을 작성할 때 적절한 표현을 이해한다.
- 실제 스피치를 실행할 때 주의해야 할 비언어적 메시지에 대해 이해한다.

예전에는 특정 분야에 전문지식을 가지고 있으면 성공할 수 있었지만, 지금은 그런 전문지식을 잘 전달할 수 있는 능력도 필요하다. 즉, 스피치 커뮤니케이션 능력이다. 애플의 창업자인 스티브잡스의 경우를 보면, 스피치 커뮤니케이션이 얼마나 중요한지를 금방 알 수 있다. 애플의 성공에는 제품의 혁신성이 중요하지만, 스티브잡스의 스피치 커뮤니케이션 능력도 한목을 했다는 사실은 누구도 부정할 수 없을 것이다. 반대로, 스피치 커뮤니케이션 능력이 부족한 경우에 사람들은 정보의 질을 의심하게 되며, 급기야는 전달자의 능력까지 의심되는 상황을 어렵지 않게 예상해 볼 수 있다.

보건교육사의 경우에도 건강증진 관련 정책 등에 대한 정보를 제공하고, 사람들의 참여를 이끌어 내야 할 경우가 많다. 따라서 능력 있는 보건교육사가 되기 위해서는 전문지식뿐만 아니라 스피치 커뮤니케이션 능력까지 갖추기 위한 노력이 필요하다고 하겠다.

1 스피치 커뮤니케이션의 정의 및 구성요소

1) 스피치 커뮤니케이션의 정의

스피치 커뮤니케이션은 '말로 하는 커뮤니케이션'을 말하며, '말하는 능력'을 통칭하기도 한다. 우리말로는 화법(話法), 화술(話術) 등으로 쓰인다. 따라서 스피치 커뮤니케이션은 연설, 웅변, 프레젠테이션, 토론, 토의, 회의, 좌담, 면접, 면담, 대화 등을 모두 포괄하지만 일반적으로는 발표, 강연 등의 의미로 쓰인다[1]. 즉, '공적 상황에서의 자기주장, 자기표현'이라고 보는 것이 적절하다(양소정, 이주헌, 2013). 따라서 교수의 수업, 수업 시간에서의 발표, 행사 시작 전의 축사 등이 여기에 해당된다. 이와 같은 공적 상황에서 이루어지는 것이 스피치 커뮤니케이션이기 때문에 일반적인 대화나 말하기와는 구분되는 몇가지 특징이 있다.

첫째, 철저한 사전 준비와 이를 통한 수행의 완결성을 강조한다(이주행 역, 2005). 대화와 같은 비공식적 말하기는 즉흥적으로 목적을 생성하고 바꿀 수 있다. 공식적 말하기 성격이 강한 발표, 연설 등은 계획한 목적에 맞도록 여러 가지 준비가 필요하다. 이러한 사전 준비가 되지 않았다면 공식적인 말하기로서의 목적을 달성할 수 없게 된다.

둘째, 스피치 커뮤니케이션은 비공식적인 말하기에 비해 역할이 고정되어 있으므로 역할 바꾸기가 일어나지 않는다. 면대면(face to face) 상황의 말하기에 참여한 사람들은 순간순간 발표자와 청자의 역할을 바꾸어 가며 의사소통을 진행한다. 그렇지만 연설, 발표 등은 대중을 상대로 발표자가 말하기를 시작하는 도입 순간부터 끝나는 상황까지 발표자로서의 역할이 바뀌지 않는다. 동시에 청자인 대중들도 청자로서의 역할이 고정된다.

셋째, 스피치 커뮤니케이션은 시간과 공간의 제약을 받는다. 따라서 발표자는 제한된 시간에 수행될 수 있는 구조화된 말하기 내용을 사전에 준비해야 한다.

넷째, 스피치 커뮤니케이션은 비공식적인 말하기보다 비언어적 요소가 더욱 중요하다. 스피치 커뮤니케이션은 공식적인 말하기이며, 발표자로서의 역할이 고정되어 있기 때문에 목소리, 몸짓, 태도 등과 같은 비언어적인 요소가 메시지 전달에 중요한 역할을 한다.

2) 스피치 커뮤니케이션의 구성요소

스피치 커뮤니케이션의 구성요소는 일반 커뮤니케이션과 마찬가지로 언어적 요소와 비언어적 요소로 구분할 수 있다. 언어적인 요소는 발표자료의 내용적 측면을 말한다. 서론, 본론, 결론 등의 구성방식과 관련된 것이다. 비언어적 요소는 음성적 요소와 시각적 요소로 구분할 수 있다. 음성적 요소는 발표자의 어조, 발음, 속도 등을 말하며, 시각적 요소는 제스처, 몸의 움직임, 표정, 눈맞춤 등이 해당된다(장해순·허경호, 2005). 스피치 커뮤니케이션은 공식적인 말하기이므로 청중들에게 전달할 내용을 사전에 잘 준비해야 하며, 그것을 효과적으로 전달하는 것이 중요하다는 사실을 알 수 있다. 즉, 스피치 커뮤니케이션은 발표할 내용 구성, 발표 연습 등에 대한 지식이 필요하다고 하겠다.

1) 스피치 커뮤니케이션은 공적 말하기의 관점에서 발표, 프레젠테이션 등의 용어와 혼용되어 쓰이고 있다. 하지만, 여기서는 이들 개념을 포괄하는 보다 넓은 의미를 강조하기 위해 스피치 커뮤니케이션이라는 용어를 사용하였다.

따라서 스피치 커뮤니케이션을 잘 하기 위해서는 언어적, 비언어적 요소에서 고려해야 할 부분이 무엇인지를 이해하고 적용하는 노력이 필요하다.

❷ 스피치 커뮤니케이션의 언어적 요소: 발표 준비 및 발표문 작성

스피치 커뮤니케이션의 언어적 요소는 발표문의 내용구성에 해당된다. 이를 위해서는 발표준비, 발표문 작성의 과정이 필요하다. 이와 관련해서 고려해야 할 사항을 정리하면 다음과 같다.

1) 발표 준비

(1) 청중 및 발표상황 분석

청중 분석 결과에 따라 스피치 커뮤니케이션의 주제 선택에서부터 내용 구성이 달라진다. 청중에 대한 분석 없이 자신이 하고 싶은 말만 하는 것은 청중과의 단절을 가져오기 쉽고, 스피치 커뮤니케이션의 목적을 달성하기 어렵게 된다. 청중 분석을 통해 청중이 듣고 싶어하는 것, 즉 '청중의 이익'의 관점에서 스피치 커뮤니케이션의 이유를 명확하게 하고, 이에 대한 준비를 하여야 한다(김재원, 2015). 따라서 청중 분석은 모든 스피치 커뮤니케이션의 출발점이라고 해도 과언이 아니다. 청중 분석을 위해 고려할 사항은 다음과 같다.

① 청중의 태도

사람의 가치관이나 이념은 제각각이다. 또한 처한 상황이나 입장에 따라서 어떤 대상에 대한 태도가 다르다. 따라서 청중의 태도 분석에서 중요한 것은 청중이 말하는 이에게 가지는 태도가 어떠한가를 파악하는 일이다.

발표자나 주제에 대해서 우호적이라면 발표 내용은 감정을 공유할 수 있는 부분을 부각시키는 것이 좋다. 반면, 우호적이지 않다면 논리적 근거를 바탕으로 청중의 이성에 호소할 수 있도록 하는 것이 중요하다. 또는 우호적이지 않은 태도가 오해로 인한 것은 아닌지 살펴보고 오해를 풀고, 발표자와 청중이 가진 공통점을 찾는 것이 좋다.

사람은 기본적으로 선택적 노출, 선택적 인지, 선택적 기억을 한다. 이것을 발표 상황에 적용하면 청중들은 자신이 듣고 싶은 것만을 골라서 듣고, 그 내용을 자신에게 유리한 쪽으로 해석하며, 필요한 것만을 기억한다는 것으로 이해할 수 있다. 따라서 청중의 태도를 파악하는 것은 청중 분석의 시작이라고 하겠다.

② 청중의 지식 수준

청중의 지식 수준에 따라 발표 내용과 제시방식이 달라진다. 청중의 지식 수준은 두 단계로 나누어 분석한다. 첫 번째 단계는 일반적인 지식 수준을 파악하는 것이다. 대체로 교육 수준과 비례하므로 교육 수준이 높은 집단과 낮은 집단에 따라 발표 내용과 제시방식을 달리하여야 한다. 특히 교육 수준이 낮은 집단을 대상으로 발표를 하는 경우에 우월한 입장에서 청중들을 깔보듯 이야기하지 않도록 해야 한다. 이런 발표자의 마음은 무의식중에 언어적, 비언어적으로 나타나기 때문에 주의해야 한다.

두 번째 단계는 발표할 내용에 대한 지식 수준을 분석하는 것이다. 주제를 잘 모르는 경우는 정보 제공의 양도 조절해야 하며, 용어도 가급적 일반적인 것으로 사용해야 한다. 주제를 잘 아는 청중은 기존에 가지고 있는 지식과는 구별되는 새로운 내용을 제공하는 데 초점을 맞출 필요가 있다. 이들에게 기초적인 내용을 전달하는 데 많은 시간을 할애하면 시간 낭비라는 생각을 가지게 될 수 있으므로 주의해야 한다.

③ 청중의 동기

청중은 무언가를 원하기 때문에 발표를 들으러 온다. 어떤 청중은 발표자에게 관심이 있어서 오기도 하고, 어떤 청중은 발표 주제에 흥미가 있어서 올 수도 있다. 어떤 사람은 전혀 관심이 없지만 주변에 동료를 따라서 온 경우도 있다. 따라서 청중의 동기나 욕구를 정확히 파악하고, 이를 증가시킴으로써 발표효과를 높일 수 있다.

드비토(Devito, 2000)는 청중의 동기를 유발하기 위한 3가지 방법을 제안하고 있다(나은영, 2002, p.371에서 재인용). 첫째, 연설 초반부에 그들이 잘 모르는 사실, 놀라운 통계나 사례 등을 제시하여 흥미와 주의를 유도한다. 둘째, 잘 들어주는 사람에게 감사를 표시한다. 셋째, 이야기를 청중의 욕구에 맞는 내용과 결부시킨다.

이와 같은 방법을 통해 청중의 동기를 유발한다면, 그만큼 발표자의 메시지가 청중의 공감 속에서 효율적으로 전달됨으로써 '의미의 공유'가 넓어지고, 발표를 성공적으로 진행할 수 있을 것이다.

④ 청중의 구성

청중의 구성에 대한 분석에 있어서 가장 먼저 해야 할 것은 청중이 동질적인지, 혹은 이질적인지를 파악하는 것이다. 만약 청중이 성별, 나이 등이 이질적으로 구성되어 있는 경우라면, 각 하위 집단이 소외감을 느끼지 않도록 신중해야 한다. 어느 한쪽 집단이 불쾌감이나 거부감을 느끼지 않도록 집단 사이의 비교보다는 각 집단의 관심사를 각각 취급하는 것이 바람직하다.

⑤ 청중의 물리적 특성

청중의 크기, 나이, 성별, 장소, 배치 형태 등에 따라 발표 내용이나 형식이 달라질 수 있다. 청중의 수가 많은 경우에 목소리의 크기, 몸짓 등과 같은 비언어적 요소가 중요하게 된다. 적은 경우에는 일상 대화에서와 같은 목소리나 몸짓으로도 충분하다.

또한, 청중이 남성으로만 이루어진 경우, 여성으로만 이루어진 경우, 남성과 여성이 함께 있는 경우에 따라서 발표 내용이나 형식이 달라질 수 있다. 예를 들어, 청중이 남성들만으로 구성된 경우는 '군대에서의 경험이나 사례'가 발표자나 발표 내용에 대한 이해나 공감을 일으키는데 도움을 줄 수 있을 것이다. 하지만, 남성과 여성이 함께 있는 경우에 군대 얘기는 여성들에게 남자들만의 얘기이기 때문에 따분하게 느껴질 수 있다.

(2) 목적 설정

스피치 커뮤니케이션의 목적은 정보전달, 설득, 오락(유흥) 등으로 압축할 수 있다. 정보 전달적 스피치 커뮤니케이션은 청중보다 우월한 지식이나 정보를 지닌 주체가 발표자가 되어 청자에게 정보를 수혜(受惠)하는 방식으로 말하기가 진행된다. 따라서 이러한 담화의 성공 여부는 청자의 이해 정도이며, 전달방식도 정보에 초점을 맞춰 객관적이고 과학적으로 제공해야 하는 스피치 커뮤니케이션 유형이다. 따라서 스피치 커뮤니케이션을 준비하는 과정에서 다음과 같은 내용을 고려할 필요가 있다.

① 청중의 수준에 적합한 화제와 내용을 선정하였는가?
② 연설 중에 요약 및 반복 등과 같은 내용을 정리하는 부분이 있었는가?
③ 이해하지 못한 청중들에게 어떤 방법으로 연설을 진행시킬 것이며, 시켰는가?
④ 연설에 사용할 시청각 자료나 매체는 준비되었으며, 조작에는 능숙한가?
⑤ 명확한 내용 전달을 위해 어떤 전략을 사용하였는가?

이에 비해 설득 목적의 스피치 커뮤니케이션은 다른 스피치 커뮤니케이션 유형에 비해 청자의 역할을 강조한다. 정보 전달적 스피치 커뮤니케이션에 비해 청자와의 의사교환이 적극적으로 이루어지며, 청자의 중간적 반응이 발표자가 설득을 위해 해결해야 하는 과제이자 중요한 과정이 된다. 따라서 발표자의 논증 전략을 어떻게 구사할 것인가 하는 부분이 설득적 스피치 커뮤니케이션의 핵심요소가 된다.

① 발표자에 대한 청중들의 반응은 어떠했는가? 부정적이라면 어떻게 긍정적으로 바꿀 것인가 ?
② 청중을 위한 논지 전개과정이 논리적인가?

③ 주장에 맞는 논거가 적합하게 선정되었는가?
④ 설득의 최종 목적이 무엇인지 인지하고 있는가?

마지막으로 오락(유흥) 목적의 스피치 커뮤니케이션은 청자에게 오락적, 유희적 특성을 부여한다는 점에서 다른 스피치 커뮤니케이션과 차이가 있다. 발표자의 인식을 청자에게 이해시키고 궁극적으로 동질적 정서 상태를 형성하는 것이 중심 과제가 된다(서혁, 1995:134). 이 과정에서도 발표자는 청자와의 적극적인 상호과정이 이루어져야 하며 이러한 소통이 원활할 때 성공적인 스피치 커뮤니케이션이 가능하다.

① 청중의 주위를 환기시키기 위해 도입부에서 어떤 전략을 사용했는가?
② 청중들과의 일치된 호흡을 느꼈는가?
③ 발표자의 발상이 참신하고 기발한가?
④ 발표자의 발상이 일반적 상식이나 논리에 적합한 것인가?

(3) 화제 선정

화제 선정은 스피치 커뮤니케이션을 통해 무엇을 전달할 것인가에 대한 것을 말한다. 즉, 이야깃거리이다. 여기서 중요한 것은 중심 화제와 주변 화제를 구분하는 것이다. 중심 화제는 발표 전체를 이끄는 중심 내용 즉, 주제이다. 주변 화제는 중심 화제를 뒷받침하는 역할을 담당하는 부수적인 화제를 말한다.

스피치 커뮤니케이션에 따라 주제가 주어진 경우와 그렇지 않은 경우가 있다. 주제가 주어진 경우에는 내용의 조직방법에 초점이 놓이고, 발표의 도입이나 마무리, 혹은 매끄러운 전개를 위해서 주변 화제의 선택에 신경을 써야 한다. 주제가 주어진 경우는 대개 해당 주제에 관심이 있거나 관련자들이 청중이므로 이들의 관심을 모으고 발표가 끝날 때까지 유지하는 것이 중요하기 때문이다.

반면, 주제가 미리 정해지지 않은 경우에는 중심 화제의 선택에 집중해야 한다. 자신이 가장 자신 있게 말할 수 있으면서 청중에게 적합한 화제를 정해야 한다. 이런 경우에 청중들은 해당 주제에 동일한 관심을 가지고 있는 것이 아니므로 중심 화제가 무엇이냐가 중요하게 된다.

2) 발표문 작성

발표문의 작성은 크게 서론, 본론, 결론 부분으로 구분할 수 있다. 50분 발표를 기준으로 서론은 5~8분, 본론은 35~40분, 결론은 7~10분이 되도록 구성하는 것이 적당하다. 이것은 대략적인 시간 배분이므로 발표 목적이나 내용에 따라 달라질 수 있다.

(1) 서론

전체 발표에서 서론이 차지하는 비중은 크지 않다. 하지만, 발표자의 첫인상에 영향을 미치고, 발표 결과에 영향을 미치므로 제대로 준비하여야 한다. 60초~90초 이내에 발표자의 첫인상을 결정해 버린다는 연구결과도 있으므로 서론 준비를 소홀히 하면 안 된다.

혹자는 성공적인 스피치 커뮤니케이션을 원한다면, 본론을 준비하는 노력보다 서론에 더 노력을 기울여야 한다며 서론의 중요성을 강조하고 있다. 여기서 소개하는 서론의 기능을 이해하고, 각 발표자의 상황에 맞도록 적절하게 서론을 작성할 수 있어야 한다. 예를 들어, 서론의 가장 중요한 기능은 청중의 관심 유발인데 충격적이고 자극적인 말로 시작을 하는 것이 좋을지, 청중에게 질문을 하면서 시작하는 것이 좋을지에 대해서 고민해 보아야 한다.

① 청중의 관심 및 흥미 유발

서론의 가장 중요한 기능은 청중의 관심 및 흥미 유발에 있다. 청중이 무관심하거나 냉담하게 되면 발표자도 자신감을 잃게 되고, 결국에는 발표 전체가 맥이 빠질 수 있다. 청중의 관심 및 흥미를 유발할 수 있는 몇 가지 방법을 제시하면 다음과 같다(나은미, 2007).

- 발표하고자 하는 주제를 청중들과 연관짓는 방법이다. 사람들은 자신과 관련된 것에 관심이 많다. 따라서 청중이 왜 발표주제에 관심을 가져야 하는지, 여기서 제시된 정보가 자신들에게 어떤 이익을 주는지에 대해서 설명하는 것이 좋다.
- 발표할 주제와 발표자의 경험 혹은 누구나 경험했을 것 같은 사례를 이용하는 방법이다. 경험담에는 스토리가 있고 현실감이 있기 때문에 사람들은 다른 사람의 경험담 듣기를 좋아한다.
- 청중에게 질문하는 방법이다. 사람들은 질문을 받으면 적절한 답변을 해야 한다고 생각한다. 그 질문에 해답을 구하는 과정에서 적극적인 생각을 하게 되고, 발표 주제에 관심을 가지게 될 가능성이 높다.
- 시사성 있는 내용을 이용하는 방법이다. 사회적으로 어떤 주제, 사건 등이 이슈가 되고 있다면 사람들에게 이미 관심거리가 되었다는 것을 의미한다. 따라서 발표 주제와 관련이 있는 사회적 이슈가 있다면 적절히 활용함으로써 청중의 관심을 유도할 수 있을 것이다.
- 유명인사의 말이나 속담, 고사성어 등을 이용하는 방법이다. 이 경우에 청중도 이미 알고 있는 것이어야 하므로 청중의 수준에 맞는지를 확인하여야 한다.
- 가벼운 유머를 이용하는 방법이다. 서론 부분에서 유머를 이용하는 것은 어색하고, 경직된 분위기를 해소할 수 있는 좋은 방법이다. 다만, 유머 내용이 너무 길거나 발표 주제와 연관이 없다면 적절하지 않다.

이들 방법 중에서 어떤 것이 더 낫다고 말할 수는 없다. 발표 주제, 발표 상황 등을 종합적으로 고려해서 적절한 방법을 활용하여야 한다.

② 발표자의 공신력 확보

서론에서 발표자가 주어진 주제에 대해서 말할 자격이 있음을 보여주어야 한다. 아무리 좋은 발표 내용을 가지고 왔다고 하더라도 청중들이 발표자의 공신력을 인정하지 않거나 의도가 불순하다고 판단하는 경우에는 쉽게 호응하지 않기 때문이다. 예를 들어, 발표 주제와 관련해서 전문가가 되기까지의 경험, 연구 내용 등을 소개하는 것도 좋은 방법이다. 하지만, 여기서 주의해야 할 것은 공신력을 확보한다고 해서 자신을 지나치게 과시해서 청중의 반감을 사지 않도록 해야 한다.

③ 주제 소개 및 주요 내용 예고

청중의 관심 및 흥미를 유발하는 데 지나치게 초점을 맞추다 보면 발표 주제와 관련이 없는 엉뚱한 이야기로 빠지는 경우가 있다. 서론에서는 발표 주제와 주요 내용을 언급함으로써 청중들이 발표 내용에 대해 이해를 하고, 집중할 수 있도록 해야 한다.

(2) 본론

같은 내용이라고 하더라도 어떻게 구성하고, 배열하느냐에 따라 전달력은 크게 달라지고, 발표 성과에 영향을 미칠 수 있다. 따라서 발표 내용이나 목적, 청중의 특성 등에 따라서 적절한 내용 구성 및 배열 방식을 선택하는 것이 중요하다. 또한, 발표 내용이 복잡하거나 전달해야 할 내용에 여러 가지 주제가 포함되어 있는 경우에는 두 가지 이상의 내용 구성 및 배열방법을 사용하는 것이 바람직하다.

① 시간적 구성

시간의 순서에 따른 내용 구성 및 배열은 성장 과정이나 여정이 드러나는 발표를 하는 경우에 쓰인다. 따라서 시간적 순서에 따른 구성은 정보 전달적 발표에 적합하다. 특히 시간이 인과 관계와 맞물려 어떤 사건이 벌어지고, 그 원인을 찾아가는 방식으로 말할 내용을 구성하는 경우에 보다 효과적이다. 먼저 예측되지 않은 결과를 제시해 주고, 그 원인이나 과정에 대해 청중의 궁금증을 불러일으킨다면 주의를 끄는 데 더 효과적이기 때문이다(**표 6-1**).

표 6-1 시간적 구성의 예시

주제: 인구 문제의 추이
1. 17세기 이전: 인구 증가는 별 문제가 아니었다. 1) 식량 공급 절대 부족 2) 높은 사망률
2. 17~20세기: 인구가 대폭 증가했다. 1) 의술 발달로 인해 사망률 감소 2) 농업 기술의 발달로 식량 공급 증가 3) 출생률 증가
3. 현재: 인구 증가가 사회 문제를 야기하기 시작했다. 1) 식량 생산 증가율 둔화 2) 사망률의 지속적 감소 3) 인구의 도시 집중 4) 범죄 증가
4. 장래 전망: 인구 증가로 인해 삶의 질이 떨어진다. 1) 식량 문제는 경미 2) 높은 인구 증가로 인한 삶의 불편함 증가

출처: 임태섭(2003). 스피치 커뮤니케이션. p.175.

② 공간적 구성

공간적 순서에 따른 내용 구성 및 배열은 장면의 이동을 염두에 둔 경우에 일반적으로 이용된다. 위에서 아래, 왼쪽에서 오른쪽 등에 따라 내용을 구성하는 경우이다. 보다 넓게는 대륙 간 차이나 각국의 제도 등을 비교·설명할 때에도 쓰인다. 정보전달적 발표에 적절한 내용 구성 및 배열방식이다(**표 6-2**).

표 6-2 공간적 구성의 예시

자동차 판매 전망
1. 유럽 지역 수출 전망: 매우 어둡다. 1) 자동차 배기가스 기준 강화 2) 유럽연맹의 조직으로 유럽 국가 간의 상호 교역이 증가 3) 과거의 덤핑 판정으로 인한 부정적 인식 존재
2. 미주 지역 수출 전망: 매우 밝다. 1) 안전도 평가에서 높은 점수 2) 미국산 자동차의 가격 상승
3. 아시아 지역 수출 전망: 어둡다. 1) 일본 자동차의 강세 지속 2) 자체적으로 자동차를 생산하는 국가 수의 증가
4. 아프리카 지역 수출 전망: 밝다. 1) 아프리카 국가들의 경제 발전으로 인한 구매력 증가 2) 저가 자동차에 대한 높은 수요

출처: 임태섭(2003). 스피치 커뮤니케이션. p.177.

③ 인과 관계적 구성

원인과 결과는 서로 밀접한 연관을 가지기 때문에 청중들의 이목을 끌기에 효과적이다. 원인에 강조점이 있으면 결과를 먼저 제시하고, 결과에 강조점이 있으면 원인을 먼저 말하는 것이 일반적으로 발표 효과가 높다. 주의할 점은 제시한 인과관계가 타당한지에 대해서 꼼꼼히 따져보아야 한다.

한편, 원인과 결과는 시간과도 관련성이 있으므로 두 방법을 적절히 활용하면 더 큰 효과를 거둘 수 있다. 설득적 발표와 정보 전달적 발표에 모두 적합하다(표 6-3).

표 6-3 인과 관계적 구성 예시

주제: 과도한 김치 다이어트의 부작용	주제: 김치 산업 발달의 원인
1. 요즘 많은 젊은 여성들은 김치 다이어트를 한다. 1) 외모 지상주의 열풍 2) 비용이 적게 들고 손쉬운 김치 다이어트 선호 2. 과도한 김치 다이어트는 부작용을 초래할 수 있다. 1) 영양의 불균형 2) 위염과 고혈압의 발병 가능성	1. 김치 산업이 급속히 발전하고 있다. 2. 김치 산업 발전에는 몇 가지 원인이 있다. 1) 간편화 지향의 식생활 추세 2) 김치상품의 품질 고급화 3) 다양한 포장기술 발달로 인한 유통 관리
인과 관계적 구성 예시(원인→결과)	인과 관계적 구성 예시(결과→원인)

출처: 백미숙(2006). 스피치 특강. p.67.

④ 문제점과 해결방안적 구성

문제의 심각성을 먼저 제시하고, 해결방안을 제시하는 내용 구성 및 배열방식이다. 이 때문에 설득 목적의 발표에 일반적으로 사용된다. 그런데 여기서 주의해야 할 것은 문제점에 대해 제시된 해결방안이 현실적이어야 한다. 장황한 문제점 지적보다는 실현 가능한 해결방안을 제시할 수 있느냐가 중요하다.

'과소비를 추방하자'와 같은 주제로 발표를 한다고 가정하자. 겉으로 보기에는 구성된 것으로 보이지만, 문제점은 과소비의 폐해인데, 해결방안은 과소비 억제방법으로 제시되어 있다. 구체적인 해결 방안이 제시되어 있지 않다(표 6-4).

표 6-4 문제점과 해결방안 구성(적절하지 못한 사례)

주제: 과소비를 추방하자.
1. 과소비 실태
2. 과소비의 폐해 1) 물질만능적 사고 조장 2) 계층 간의 갈등 유발
3. 과소비 억제 방법 1) 과소비에 대한 무거운 세금 부과 2) 건전한 소비 생활 운동 전개
4. 과소비 억제책 시행 강조

출처: 최형용·김수현·조경하(2011). 발표와 토론. p.122.

다음의 경우를 보면 문제점에 대한 해결방안이 구체적으로 제시되어 있다. 부정확한 일기 예보의 문제점은 정확한 일기 예보라는 해결방안이, 태풍피해 예방을 위한 장비 부족은 태풍피해 예방을 위한 장비 확충이라는 해결방안이 제시되어 있다(**그림 6-1**).

Ⅰ. 우리나라 태풍피해의 현황

Ⅱ. 현재의 태풍피해 예방방법의 문제점
- A. 국가적인 차원
  - a. 부정확한 일기 예보
  - b. 태풍피해 예방을 위한 장비 부족
- B. 개인적인 차원
  - a. 태풍의 위험성에 대한 인식 부족
  - b. 가옥의 파괴, 유실의 문제

Ⅲ. 태풍의 피해를 줄일 수 있는 방안
- A. 국가적인 차원
  - a. 정확한 일기 예보
  - b. 태풍피해 예방을 위한 장비 확충
- B. 개인적인 차원
  - a. 태풍에 대한 인식 개선
  - b. 가옥의 수시 점검

Ⅳ. 태풍의 피해 예방의 중요성 강조

그림 6-1 문제점과 해결방안 구성(적절한 사례)

출처: 최형용·김수현·조경하(2011). 발표와 토론. p.123.

⑤ 소재별 구성

소재별 구성은 시간, 공간, 인과관계, 문제해결식 등과 같이 일정한 순서로 배열할 수는 없지만 전체적인 내용을 자연스럽게 설명하는 경우에 이용된다. 소재별 구성은 발표의 목적이나 주제에 상관없이 편리하게 적용할 수 있기 때문에 가장 많이 이용된다. 표 6-5는 정보 제공 스피치 커뮤니케이션의 사례이며, 표 6-6은 설득 스피치 커뮤니케이션의 사례이다.

표 6-5 소재별 구성의 사례(정보 제공 발표의 사례)

주제: 스트레스
1. 스트레스의 증상 1) 스트레스에 대한 인식 2) 스트레스에 대한 반응 2. 스트레스 요인의 유형 1) 육체적 스트레스 2) 정서적 스트레스 3. 스트레스 해소법 1) 이완법 2) 명상 3) 운동

출처: 백미숙(2006). 스피치 특강. p.69~70

표 6-6 소재별 구성의 사례(설득적 발표의 사례)

주제: 스피치와 토론 교육의 필요성
1. 스피치와 토론 교육으로 비판적 사고력이 생긴다.
2. 스피치와 토론 교육으로 민주시민으로서의 소양이 길러진다.
3. 스피치와 토론 교육으로 리더로서의 능력이 길러진다.

출처: 백미숙(2006). 스피치 특강. p.69~70

소재별로 내용을 구성할 때 소재들 사이에 논리적 순서가 없다고 하더라도 단순 나열식으로 내용을 구성하면 안 된다. 따라서 청중이 잘 이해하고, 쉽게 기억하도록 소재들 사이의 관계와 질서를 잘 파악해서 자연스러운 순서로 배열하는 것이 중요하다.

(3) 결론

결론은 발표가 끝난 이후에 핵심 내용을 재강조하고, 발표자의 핵심적인 주장을 제시하는 부분이다. 여기서 중요한 것은 이성적이거나 논리적 접근보다는 감성적 접근이 좋다. 논리적이고, 이성적인 것은 본문 부분에서 모두 끝내야 한다(나은미, 2007). 결론의 기능을 이해하고 각자 상황에 맞도록 준비해야 한다.

① 발표의 종료 알림

발표의 종료를 알리는 어떤 신호도 없이 끝나버리게 되면 청중들은 어디까지가 본론이고, 어떤 내용이 결론인지에 대해서 알지 못하게 될 것이다. "이제 제 발표를 정리하도록 하겠습니다"와 같은 말을 통해서 발표가 끝난다는 사실을 알림으로써 결론에 주목하도록 하여야 한다. 결론은 전체 발표 시간 중에서 5~10% 정도를 할애하는 것이 좋다.

② 요점의 재강조

본론에서 다루었던 내용을 다시 언급함으로써 청중의 이해를 도와야 한다. 요점을 정리할 때 주의할 점은 너무 세부적인 내용까지 다 말하려고 하지 말고, 청중이 꼭 기억해 주었으면 하고 바라는 핵심적인 것만을 강조해야 한다는 사실이다. 너무 질질 끌지 말아야 한다. 본문 내용과 관련된 인상적인 이미지나 인용구를 이용해서 짧지만 여운이나 감동이 남을 수 있도록 하는 것도 좋은 방법이다.

(4) 발표문 작성 시 주의사항

① 발표문의 적절한 언어 표현

서론, 본론, 결론에 포함될 내용을 아무리 잘 구성했다고 하더라도 적절하게 표현하지 못한다면, 제대로 된 스피치 커뮤니케이션을 할 수 없을 것이다. 적절한 언어 표현은 워낙 방대하고, 글쓰기에 해당하는 부분이다. 여기서는 안기수(2008)의 책에서 소개된 8가지 원칙과 DeVito(2000)가 제시한 2가지 원칙(나은영, 2002, p.382에서 재인용)을 바탕으로 총 10가지 원칙을 제시하고자 한다. 이를 바탕으로 실제 발표문 작성에 적용해 보기 바란다. 또한, 소개되지 않은 다양한 언어 표현 원칙들이 있으므로 좋은 발표문을 작성하기 위해서는 평소 글쓰기 훈련이 필요하다는 점도 잊지 않기 바란다.

- 정확하게 표현한다. 그래야 발표의 목적이 제대로 전달될 수 있다.

  ex 이 책은 생태 환경을 어떻게 해야 할지 고민하고 있다.

  ➡ 이 책은 환경 문제의 원인과 해결방안을 제시하고 있다.

- 새롭고 발랄한 표현을 해야 한다.

  ex 차갑다.

  ➡ 돌아누운 아내의 등처럼 차갑다.
  1주일간 잠잠한 핸드폰처럼 차갑다.

- 구체적으로 표현한다. 추상적인 표현보다 구체적인 표현이 청중의 관심과 흥미를 유발할 수 있다.

  ex 그녀는 시장을 보았다.

  ➡ 그녀는 시장에서 배추, 감자, 사과를 샀다.

- 간결하게 표현한다. 최소한의 단어를 사용해서 요점만을 강조하는 것이 상세한 설명보다 효과적이다.

  ex 자유가 아니면 죽음을 달라. (명연설가 페트릭 헨리)

  노병은 죽지 않는다. 다만 사라질 뿐이다. (맥아더 장군)

- 동기화하여 표현한다. 청중의 관심과 욕구에 호소하는 방향으로 동기화된 표현이 좋다.

  ex 지하철은 빠릅니다.

  ➡ 지하철은 당신의 약속시간을 지켜드립니다.

- 수치화하여 표현한다. 구체적 수치로 시각화하는 것이 이해하기도 쉽고, 오랫동안 기억에 남는다.

  ex 맥도날드 햄버거 하나를 만들기 위해서는 넓은 열대우림이 파괴된다.

  ➡ 맥도날드 햄버거 하나를 만들기 위해 파괴되는 열대우림은 무게로는 500킬로그램, 넓이는 9제곱미터나 된다.

- 동질적으로 표현한다. 문자 언어는 같은 말을 반복하지 않는 것이 좋지만, 음성 언어의 경우는 세부 요점을 표현하거나 문장이 동질적이거나 유사한 것이 좋다.

  ex 연애의 목적, 사랑의 지향점, 애정의 목표

  ➡ 연애의 목적(하나의 동질적 표현으로 통일)

- 어법게 맞게 표현한다. 즉 청중의 나이, 경험, 말하는 상황에 따라 알맞은 어휘를 써야 한다.

  ex (6살의 유치원생들에게 식사 예절을 설명하는 상황)

  예로부터 동방예의지국인 우리나라는 식사 예절의 복잡한 절차와 과정을 중시해 왔습니다.

- 개인적 스타일을 써라. 청중들과의 거리감을 좁혀서 친밀한 마음이 들도록 하는 효과가 있다.

  ex '저는', '제가 보기에는'

  ➡ '본인은', '이 발표자는'

  ex (발표 중인 경우에는) 청중을 '학생들'이라는 것보다는 '여러분'이라고 표현할 것. '우리 모두 원하는 것'과 같은 표현도 좋음.

- 힘 있는 언어를 사용할 것. 발표자는 발표하는 순간만큼은 리더의 마음으로 최대한 강력한 인상을 줄 수 있도록 해야 한다.

  ex '~하는 것 같다', '~일지도 모른다'와 같은 표현은 좋지 않음.

② 발표자료 제작 관련 주의사항

■ 발표 내용 구성 시 주의사항

요즘 소프트웨어의 발달로 발표자료를 슬라이드로 만드는 것이 보편화되었다. 하지만, 아무리 발표자료를 잘 만들어도 슬라이드 작성을 제대로 못하면, 청중의 시선을 분산시키거나 지루해 보일 수 있다. 또한, 발표자료를 화려하게 만드는 부분에만 초점을 맞추다 보면 효과적인 스피치 커뮤니케이션을 방해할 수도 있다. 슬라이드 제작 시 주의사항은 다음과 같다. 이러한 주의사항은 일반적인 것이므로 대상 청중, 발표환경 등에 따라 발표자의 판단이 필요한 부분이다.

- 슬라이드 전체가 통일성을 유지하고 있어야 한다.
- 하나의 슬라이드에는 하나의 메시지를 전달하도록 구성한다.
- 사실적이고 구체적인 설명을 위해 사진이나 이미지를 사용하도록 한다. 단, 한 슬라이드에 사진이나 이미지는 2~4개 정도가 적당하다.
- 1시간을 기준으로, 30개 정도 슬라이드를 작성하는 것이 좋다.
- 슬라이드의 색 구성은 따뜻한 색(노란색, 오렌지색, 붉은색 등)과 차가운 색(녹색 바탕색은 붉은색 계통이 아닌 흰색, 청색, 남색 등)의 계열이 좋다. 너무 화려하지 않도록 한 페이지에는 3~4가지의 색을 사용하는 것이 좋다(그림 6-2).

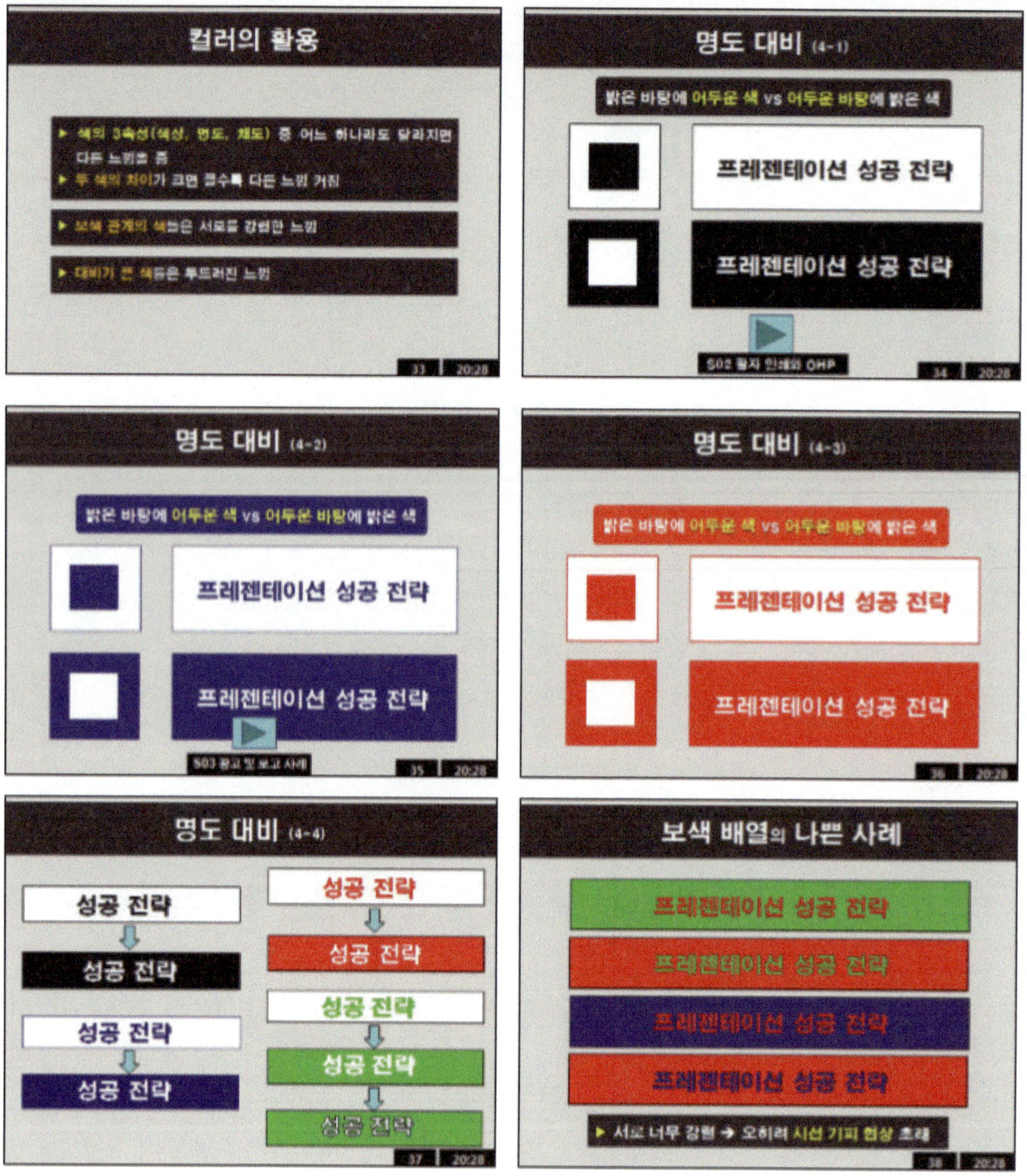

그림 6-2 슬라이드의 색 구성 사례

참고: 조맹섭 (2014). 논문 프레젠테이션 성공전략. 한국색채학회 학술대회, 18-23.

한편, 슬라이드는 사람들의 시선의 흐름에 따라 구성하는 것이 좋다. 그림 6-3에서 보는 바와 같이 일반적으로 청중의 시선은 왼쪽 위쪽(①번)에서 시작해서 오른쪽 아래쪽(⑤)으로 이동한다. 따라서 슬라이드를 작성할 때도 이런 시선 흐름에 맞추어서 전체적인 내용을 구성하는 것이 효과적이다.

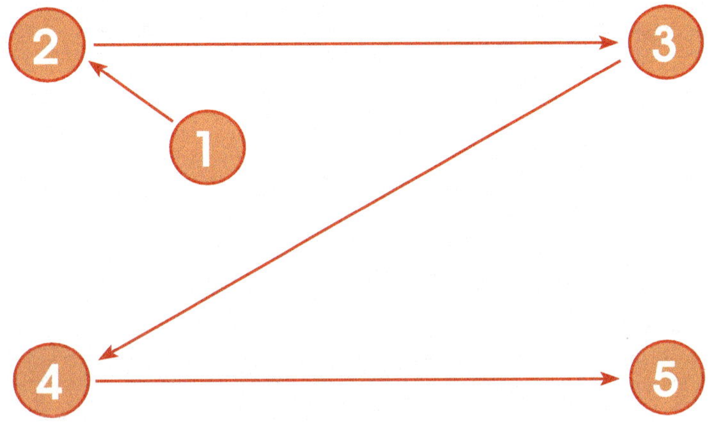

그림 6-3 청중의 시선 흐름

출처: 최형용·김수현·조경하(2011). 발표와 토론. p.135.

- 발표 내용(텍스트) 작성 시 주의사항은 다음과 같다. 이러한 주의사항은 발표 내용의 수준, 발표 상황에 따라서 달라질 수 있으므로 절대적이지는 않다. 발표자의 적절한 판단이 필요하다.

- 제목은 가급적 단어 5개 이내가 좋다. 글자 크기는 28~48 포인트가 적당하다.
- 텍스트는 7×7의 원칙을 지킨다. 즉, 한 슬라이드에 7줄, 한 줄에 7단어 정도가 보기에 좋다.
- 가독성을 고려하여 문자 크기와 글꼴을 선택한다. 내용의 폰트 크기는 16~24포인트가 좋다. 돋움체, 굴림체, 헤드라인체, 고딕체 계열의 글꼴이 가독성이 높다.
- 폰트의 종류와 글자 색상이 너무 다양한 것은 좋지 않다. 2~3가지 이상을 넘지 않도록 한다.
- 내용의 상위 개념과 하위개념을 구분하여 내어쓰기, 들여쓰기로 구분하되 글자 포인트도 내림차순으로 작성한다.
- 내용을 간결하게 표현하기 위해 명사 혹은 명사형으로 문장을 끝맺는 것이 좋다. 조사나 마침표는 가급적 생략하는 것이 좋다.
- 핵심 내용은 글자색이나 진하기로 구별하여 강조한다.
- 개념 사이의 관계를 설명해야 하는 내용은 차트나 그래프를 이용하여 도식화한다.
- 문장만 나열하지 말고, 동영상이나 사진자료를 적극적으로 활용한다.

참고자료 1: 발표자료의 중요성

Great! Bad~

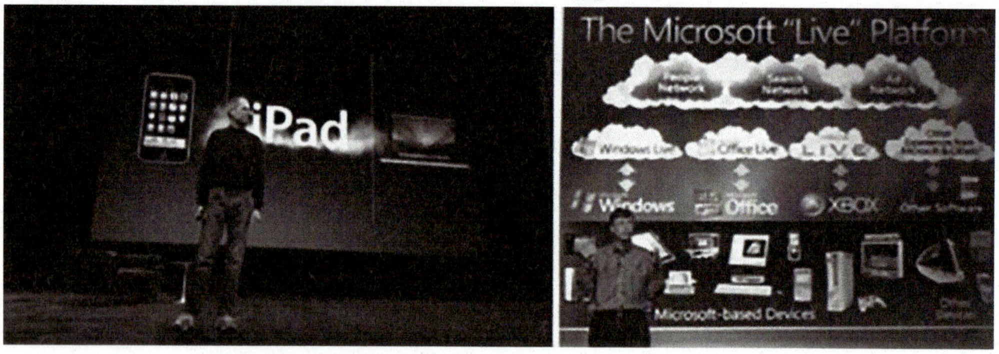

스티브잡스의 PPT 빌게이츠의 PPT

그림 6-4 스티브잡스와 빌게이츠의 프리젠테이션

출처: https://blog.naver.com/calodoo/30165826275

스티브잡스는 화면에 간단한 이미지만을 제시하여 청중들의 궁금증을 유발하는 방법을 사용했다. 반면, 빌게이츠는 하나의 화면에 너무나 많은 정보를 넣어 오히려 청중을 혼란스럽게 했다는 지적을 받는다. 여기서 중요한 차이점은 단순함이다. 발표자료가 너무 복잡하거나 화려한 경우에 사람들은 그것을 읽으려고 슬라이드에 집중하기 때문에 발표자의 설명에 귀기울이지 않는다. 이러한 사실은 스티브잡스와 빌게이츠의 발표자료를 보면 극명한 차이를 보인다.

발표자료를 구성함에 있어서 발표내용에서 중요한 부분, 강조해야 하는 부분을 파악하고, 시각화하는 것이 필요하다. 발표자가 전달하고자 하는 내용을 일방적으로 나열하는 것은 바람직하지 않다.

참고문헌: 배재홍, 이승우 (2011). 프레젠테이션 이노베이션. 마케팅, 45(6), 37–43.

③ 스피치 커뮤니케이션의 비언어적 요소: 발표하기

1) 발표 시 주의해야 할 비언어적 메시지

심리학자들의 연구결과에 따르면, 어떤 사람을 평가할 때 그 사람의 지적 능력이나 활동보다는 첫인상에 대한 견해가 중요하다. 이 첫인상을 통해 성격이 좋다, 나쁘다, 급하다 등의 평가가 내려지게 된다. 이는 스피치 커뮤니케이션에도 그대로 적용되는데, 발표자의 표정, 몸짓, 청중에 대한 태도 등은 첫인상에 영향을 주고, 발표 결과에도 영향을 미치게 된다(나은미, 2007). 스피치 커뮤니케이션에서 비언어적 요소를 잘 고려해야 하는 이유는 또 있다. 즉, 청자는 발표자가 말할 수 있는 속도의 4배를 들을 수 있다는 사실이다. 이 말은 청중들은 발표자에게 집중하기 보다는 딴짓을 할 수 있는 충분한 여유가 있다는 것을 의미한다(이병혜, 2008). 따라서 발표자는 비언어적 요소를 효과적으로 활용할 수 있도록 발표주제, 청중의 특성 등에 따라 사전 연습이나 반복을 통해 비언어적 요소를 잘 활용할 수 있도록 노력할 필요가 있다. 비언어적 요소의 특성을 개념적으로 이해하는 것과 실제 상황에서 적용하고 활용하는 것은 다르기 때문이다.

(1) 목소리

① 목소리의 크기

일반적으로 큰 목소리는 열정, 확신, 자신감 등의 이미지를 나타내지만, 과장, 공격성 등의 이미지를 나타내기도 한다. 작은 목소리는 차분함, 조용함, 은밀함 등의 이미지를 보이지만, 무기력함, 나약함, 열등감, 소심함 등의 이미지를 나타내기도 한다. 어떤 목소리 크기가 좋은지에 대한 정답은 없다. 스피치 커뮤니케이션 상황과 대상에 맞는 목소리 크기를 조절할 수 있도록 하는 연습이 필요하다.

② 목소리의 높이

높은 목소리는 경쾌함, 발랄함의 이미지를 줄 수 있는 반면, 예민함의 이미지를 줄 수도 있다. 낮은 목소리는 위엄, 침착함의 이미지를 줄 수 있는 반면, 답답한, 둔함 등의 이미지를 줄 수 있다. 목소리의 고, 저 변화를 주어 표현하면, 발표자의 열의를 느낄 수 있으며, 대화 내용에도 신뢰감을 얻을 수 있다. 잘못 조절하면 의미를 흐리거나 반대 의미를 뜻하기도 하므로, 적절하게 변화할 수 있는 훈련이 필요하다.

③ 말의 빠르기

말의 빠르기는 대화의 흥미와 단조로움을 좌우하므로 기본적인 원칙을 이해하는 것이 필요하다. 가장 중요한 원칙은 주제의 난이도와 중요도에 따라 결정하는 것이다.

【말의 속도를 늦추어야 할 때】
강조하고자 하는 점, 다짐하는 점, 엄숙한 사실, 억압당한 감정, 의혹을 자아내기 쉬운 사항, 숫자, 사람의 이름, 지명 등을 말할 때

【말의 속도를 빨리해야 할 때】
누구나 아는 사실, 그다지 중요하지 않은 사항, 손에 땀을 쥐는 이야기의 클라이맥스, 억압되지 않은 감정 등을 말할 때

한편, 청중의 나이에 따라서도 말의 속도가 달라질 수 있는데, 20대는 다소 빠른 말을 선호하고, 나이가 들수록 다소 느린 말을 선호하는 경향이 있다는 점을 고려할 필요가 있다(나은미, 2007).

(2) 시선

눈은 대화의 시작을 알리는 기능을 한다. 시선을 주고 받으면서 서로의 교감을 이룰 수 있도록 시선을 주는 빈도, 시간, 각도 등과 관련한 원칙을 이해할 필요가 있다. 이유영(2001)은 이것을 '37573 리듬'의 원칙이라고 한다. 즉, 상대의 눈을 보고, 피하는 것을 반복하는 간격을 3초-7초-5초-7초-3초로 반복하라는 것이다.

한편, 시선의 각도는 대화 내용에 따라 달라지는데 공식적, 사교적, 친근한 시선으로 구분할 수 있다. 공식적 시선은 상대의 눈을 중심으로 하여 이마에 걸치는 범위에 머무르며, 사교적 시선은 상대의 눈을 중심으로 코 끝에 걸치는 범위에 머무른다. 친근한 시선은 상대의 눈을 중심으로 턱 아래를 지나는 범위 혹은 그 이상에 머무른다.

(3) 얼굴표정

얼굴표정은 송신자의 감정이나 정서를 드러내는 가장 전형적인 비언어적 메시지이다. 전화기를 통해서 상대방의 목소리만 들을 수 있는 경우를 생각해보라. 얼굴을 보면서 커뮤니케이션하는 것보다 답답하고, 불편함을 느끼게 될 것이다. 따라서 수신자가 편안한 마음으로 들을 수 있도록 자연스러운 표정을 짓는 연습이 필요하다. 한 가지 주의할 것은 말하는 내용이나 상황에 어울리는 표정을 짓는 것이다. 즉, 상황에 맞도록 적절한 반응을 보이는 얼굴 표정이어야 한다. 한편, 미소를 짓고 있으면 무조건 좋다는 식의 생각을 하는 경우도 있는데, 대화 내내 쉬지 않고 미소를 짓는 것은 오히려 역효과를 낼 수도 있다는 점을 유의하기 바란다.

(4) 몸짓

처음부터 끝까지 동일한 자세를 유지하는 것보다는 말하는 내용이나 분위기에 맞도록 몸을 적당히 움직일 필요가 있다. 이를 통해 송신자는 피로감을 줄일 수 있고, 수신자는 단조롭거나 지겹지 않을 수 있다. 하지만 너무 많이 몸을 움직이면 분위기를 산만하게 할 수 있고, 효과적인 커뮤니케이션을 방해할 수 있다. 예를 들어, 몸이 청중을 향하도록 하고, 손등보다는 손바닥을 드러내며, 발의 바깥쪽보다는 안쪽을 상대방을 향하도록 하면 보다 친밀감을 줄 수 있다고 한다. 세계적인 진행자인 오프라 윈프리가 많은 사람들로부터 오랫동안 사랑받는 이유가 바로 손바닥이 시청자를 향해 열려 있다는 연구결과도 있다(강주헌 역, 2005). 반면, 팔짱을 끼거나 손을 주머니에 넣고 말을 하는 경우는 건방진 인상을 줄 수 있으므로 무의식적으로라도 주의를 해야 한다. 양손을 앞으로 모으고 말하는 경우는 겸손함을 나타내기도 하지만, 경우에 따라서는 나약해 보일 수도 있다.

따라서 몸짓은 송신자의 기분이나 감정을 나타내므로 효과적인 커뮤니케이션을 위해서는 몸짓을 통해 자신의 생각이나 느낌을 적절히 표현하고, 상대방의 몸짓을 제대로 파악하는 것이 중요하다.

한편, 발표 상황에서 무의식적으로 나오는 몸짓들로 인해서 청중의 시선을 현혹하고, 집중력을 흐트러뜨리는 경우가 있다(임태섭, 2006). 이런 행동들은 대개 발표에 자신이 없는 경우에 나타난다. 조금 더 자신감을 가지고, 이런 동작이 나오지 않도록 평소 연습을 통해 보완해 나가야 한다.

- 몸을 좌우로 또는 앞뒤로 자꾸 흔들어대는 행위
- 다리의 무게 중심을 이쪽저쪽으로 자꾸 옮기는 행위
- 단추나 옷 혹은 넥타이를 만지작거리는 행위
- 귀를 잡거나 이마를 문지르거나 턱을 만지작거리거나 머리를 쓰다듬는 행위
- 머리칼을 뒤로 보내기 위해 고개를 급작스럽게 젖히는 행위
- 손가락으로 탁자를 탁탁 두드리거나 손바닥으로 탁자의 가장자리를 문지르는 행위
- 카드를 만지작거리거나 호주머니 속의 물건을 만지작거리는 행위
- 호주머니에 손을 넣었다 뺐다 하는 행위
- 손을 비벼대는 행위
- 팔찌, 시계 등 장신구를 만지작거리는 행위
- 팔과 소매를 걷어 올리는 행위

참고자료 2: 발표 불안증

'구슬이 서 말이라도 꿰어야 보배'라는 속담이 있다. 스피치 커뮤니케이션의 목적이나 청중에 맞게 아무리 발표 내용이나 원고를 잘 하였다고 하더라도 실제 발표를 제대로 못하면 아무 소용이 없는 것이다. 따라서 스피치 커뮤니케이션에서 발표를 잘 하는 것, 이것은 대단히 중요한 문제가 아닐 수 없다. 하지만, 많은 사람들이 남들 앞에 서는 것에 대한 막연한 두려움이 있는 것도 사실이다. 아래 표의 내용은 자신의 발표 불안증을 확인할 수 있는 설문 문항이다(Jaffe, 2004; 백미숙, 2006, p.26에서 재인용). 사람마다 정도의 차이는 있지만 발표를 잘 하도록 타고난 사람은 없다. 여러 번의 연습과 훈련을 통해서 자신이 준비한 원고를 효과적으로 전달할 수 있도록 노력해야 한다.

Q. 스피치를 할 때 각 문항에 대해 자신이 어떻게 반응하는지를 체크하기 바랍니다. 정답은 없으며, 평소 생각이나 느낌을 체크하면 됩니다.

		전혀 동의하지 않음	동의하지 않음	동의함	전적으로 동의함
1	스피치를 해야 한다는 것을 아는 순간부터 불안해지기 시작한다	0	1	2	3
2	스피치를 어떻게 해야 할지 몰라서 안절부절못한다	0	1	2	3
3	대개 스피치하기 전날 불안하다	0	1	2	3
4	스피치하기 전날 밤 잠을 제대로 이룰 수가 없다	0	1	2	3
5	자기를 멍청하게 또는 이상하게 생각할까 봐 걱정이 된다	0	1	2	3
6	스피치하는 당일 아침에 정말로 긴장이 된다	0	1	2	3
7	스피치하는 것을 긍정적으로 생각하기 어렵다	0	1	2	3
8	긴장감으로 인한 신체적 증상이 다른 사람보다 더 심하다고 생각한다	0	1	2	3
9	스피치하는 동안 긴장이 되어 정말로 기절할 것 같다	0	1	2	3
10	스피치가 끝난 후에도 여전히 걱정이 된다	0	1	2	3

총 10개 항목을 더한 점수에 따라 다음과 같이 평가할 수 있다.

- 0~5점: 발표 불안증이 거의 없다
- 6~15점: 발표 불안증이 보통이다
- 16~25점: 발표 불안증이 조금 있다
- 26~30점: 불표 불안증이 심하다

출처: 백미숙(2006). 스피치 특강. p.26.

참고자료 3: 스피치 커뮤니케이션 평가표

나의 스피치 커뮤니케이션 능력은 어느 정도나 될까? 어떤 부분이 취약한 것일까? 여기서는 완벽하지는 않지만, 데이버그(1996)가 제시한 스피치 커뮤니케이션 평가표를 소개하고자 한다(이시훈·정의철, 2005, p.173~180). 각자 주변 동료들과 교차 점검을 통해 스피치 커뮤니케이션 능력을 향상시켜 보기 바란다.

이 평가표는 총 5개 영역으로 구분되어 있으며, 84점 만점으로 구성되어 있다. 각 영역별로 취약한 부분이나 고쳐야 할 부분에 대해서 점검해보기 바란다.

1. 도입부

	그렇지 않다	그저 그렇다	그렇다
청중의 주의를 끌었는가?	1	2	3
주제를 분명히 소개했는가?	1	2	3
주제와 청중을 관련지었는가?	1	2	3
공신력을 확보했는가?	1	2	3
중심생각과 소주제를 밝혔는가?	1	2	3

2. 본문

	그렇지 않다	그저 그렇다	그렇다
구성이 분명한가?	1	2	3
주된 논점이 지지되었는가?	1	2	3
접속부를 효과적으로 사용했는가?	1	2	3
2개 이상의 인용된 지지 자료가 있는가?	1	2	3
적절한 지지 자료를 사용했는가?	1	2	3

3. 결론

	그렇지 않다	그저 그렇다	그렇다
논점을 분명히 요약했는가?	1	2	3
생생한 끝맺음을 했는가?	1	2	3

4. 말하기

	그렇지 않다	그저 그렇다	그렇다
청중을 골고루 살폈는가?	1	2	3
시선이 청중 개개인에게 잠시 머물렀는가?	1	2	3
몸의 움직임이 자연스러웠는가?	1	2	3
차분하고 안정되었는가?	1	2	3
분명하게 발음했는가?	1	2	3
목소리의 크기는 적절했는가?	1	2	3
말의 속도는 적절했는가?	1	2	3
비언어적 군말(어, 이, 그, 저 등)을 사용하지 않았는가?	1	2	3
잠시 멈추기를 효과적으로 했는가?	1	2	3
목소리의 높낮이가 다양했는가?	1	2	3
준비되고 내면화된 스타일이었는가?	1	2	3

5. 전반적인 면

	그렇지 않다	그저 그렇다	그렇다
창의적인 주제 전개였는가?	1	2	3
정보전달/설득 스피치의 취지에 합당했는가?	1	2	3
스피치 내용이 청중에게 알맞게 조정되었는가?	1	2	3
정해진 시간 안에 마쳤는가?	1	2	3

요약

이 장에서는 보건교육사를 준비하는 수험생이 알아야 할 스피치 커뮤니케이션이 일반적인 대화나 말하기와 구별되는 4가지 특성에 대해 설명하였다.

스피치 커뮤니케이션을 준비하는 과정을 발표준비와 발표문 작성 단계로 구분하고, 각 단계별로 해야 할 일에 대해 설명하였다. 발표준비 단계에서는 청중 및 상황분석, 목적설정, 화제 선정 등에서 고려사항에 대해서 설명하였다. 발표문 작성 단계에서는 발표문 구성요소를 서론, 본론, 결론으로 구분하고, 각 구성요소별로 주의해야 할 사항에 대해 소개하였다. 특히 본론 구성을 효과적으로 하기 위해 필요한 내용 구성 및 배열방법(시간적 구성, 공간적 구성, 인과 관계적 구성, 문제점과 해결방안적 구성, 소재별 구성)에 대해 설명하였다. 또한, 발표문 작성 과정에서 흔히 놓치기 쉬운 언어적 표현과 관련한 10가지 원칙에 대해서 소개하였다. 효과적인 스피치 커뮤니케이션을 방해하지 않도록 발표 자료 제작과 관련한 주의사항에 대해서도 설명하였다.

마지막으로 스피치 커뮤니케이션을 실제 실행할 때 주의해야 할 비언어적 요소(목소리, 시선, 얼굴표정, 몸짓)에 대해서 설명하였다. 아울러 자기 스스로 얼마나 스피치를 잘 할 수 있는지에 대해서 평가해 볼 수 있도록 발표불안증과 스피치 커뮤니케이션 평가표를 제공하였다.

연습문제

1. 다음은 발표 준비 단계에서 해야 하는 청중 및 발표상황 분석에 대한 설명이다. 무엇에 해당하는가?

> a. 발표자나 발표 주제에 대한 호의도를 파악한다.
> b. 청중의 가치관이나 이념을 파악한다.

① 청중의 태도
② 청중의 지식 수준
③ 청중의 동기
④ 청중의 구성
⑤ 청중의 물리적 특성

청중 태도 분석의 목적은 발표자 혹은 주제에 대한 호의도, 청중의 가치관이나 이념을 파악하고, 불필요한 문제를 발생시키지 않는 데에 있다.

정답 ①

2. 성공적인 스피치 커뮤니케이션을 위해서 초반부에 발표 내용과 관련해서 보건교육사로서의 전문적 경험, 상담 사례 등에 대해 약 2~3분 동안 설명하였다. 이때 고려한 사항은?

① 청중의 흥미 유발
② 발표자의 공신력 확보
③ 발표자의 매력성 확보
④ 발표자와의 친밀감 확보
⑤ 주요 발표 내용 소개

스피치 초반부에 발표자의 전문성, 경험 등에 대한 소개를 통해 공신력을 확보하는 데 목적이 있다.

정답 ②

3. 흡연 문제와 관련한 스피치를 준비하면서 다음과 같은 내용으로 구성하였다. 이때 적용한 내용 구성방법은?

> • 흡연으로 인한 질병 발생 가능성
> • 흡연으로 인한 금전적 손해
> • 흡연으로 인해 주변 사람들에게 미치는 부정적 영향

① 시간적 구성
② 공간적 구성
③ 인과관계적 구성
④ 문제점과 해결방안적 구성
⑤ 소재별 구성

문제에 제시된 내용은 시간, 공간, 인과관계, 문제해결 등과 관계없이 흡연으로 인한 다양한 문제점만을 제시하고 있으므로 소재별 구성에 해당한다.

정답 ⑤

4. 코로나19에 대한 주제로 스피치를 준비하면서 다음과 같은 내용으로 구성하였다. 이때 적용한 내용 구성방법은?

> 유럽지역의 코로나19 확진 현황 및 전망
> 북아메리카 지역의 코로나19 확진 현황 및 전망
> 아시아 지역의 코로나19 확진 현황 및 전망
> 아프리카 지역의 코로나19 확진 현황 및 전망

① 시간적 구성
② 공간적 구성
③ 인과관계적 구성
④ 문제점과 해결방안적 구성
⑤ 소재별 구성

문제에 제시된 내용구성은 유럽, 북아메리카 등의 지역별 현황 및 전망에 제시하고 있으므로 공간적 구성에 해당한다.

정답 ②

5. 코로나19의 확산과 대처방법이라는 주제로 스피치를 연습하면서 확진자 숫자, 영문으로 된 연구기관 등을 정확히 소개하는 것이 어렵다는 것을 알았다. 실제 발표를 할 때 적절한 대처방법은?

① 큰 목소리로 발표한다.
② 낮은 목소리로 발표한다.
③ 높은 목소리로 발표한다.
④ 말의 속도를 늦추어서 발표한다.
⑤ 말의 속도를 빨리해서 발표한다.

확진자 숫자, 영문으로 된 연구기관 등은 말의 속도를 늦추는 것이 발표자가 내용을 전달하고, 청중의 이해도를 높이는 데 효과적이다.

정답 ④

참고문헌

김재원(2015). 스마트 프리젠테이션의 성공적인 전략설계 연구. 한국디자인문화학회지, 21(1), 121130.

나은미(2007). 효과적인 프레젠테이션의 조건 및 평가에 대한 고찰. 화법연구, 11권, 35-66.

나은영(2002). 사회심리학적 관점에서 본 인간 커뮤니케이션과 미디어. 한나래.

배재홍·이승우(2011). 프레젠테이션 이노베이션. 마케팅, 45(6), 37-43.

백미숙(2006). 스피치 특강. 커뮤니케이션북스.

서혁(1995). 담화의 기능 및 유형. 국어교육학연구 5권, 121-140.

안기수(2008). 말과 의사소통. 보고사.

양소정·이주헌(2013). 대학생의 스피치 능력 향상을 위한 교육요구도 분석. 교 양교육연구, 7(4), 407-448.

이병혜(2008). 스피치 교육이 의사소통 및 문제해결 능력에 미치는 영향에 관한 연구. 화법연구, 12권, 299-327.

이시훈·정의철 역(2005). 스피치의 기술. 커뮤니케이션북스.

이주행 역(2005). 인간관계와 의사소통. 한국문화사.

임태섭(2003). 스피치 커뮤니케이션. 커뮤니케이션북스.

장해순·허경호(2005). 관찰자 측정 스피치 능력척도 타당성 검증. 한국방송학보, 제19권 1호, 178-217.

조맹섭(2014). 논문 프레젠테이션 성공전략. 한국색채학회 학술대회, 18-23.

최형용·김수현·조경하(2011). 발표와 토론. 도서출판 박이정.

Jaffe, C.(2004). *Public speaking: Concepts and skills for a diverse society*. Wadsworth Publishing Company.

Mehrabian, A., & Williams, M.(1969). Nonverbal concomitants of perceived and intended persuasiveness. *Journal of Personality and Social Psychology*, *13*, 37-58.

집필자 **최명일** 남서울대학교 광고홍보학과
E-mail jhmi0410@nsu.ac.kr

7 캠페인 기획 및 실제

학습목표

- 헬스 캠페인의 과정을 이해하고 캠페인을 기획할 수 있다.
- 헬스 커뮤니케이션 이론을 적용해 캠페인을 기획할 수 있다.
- 캠페인을 수행할 때 고려해야 하는 요소들을 이해하고, 캠페인을 효과적이고 효율적으로 수행할 수 있는 능력을 갖춘다.

1 캠페인의 정의

헬스 커뮤니케이션의 시작은 1960대에 병의원에서 의사가 환자에게 보건 행동을 교육했던 대인 커뮤니케이션으로 볼 수 있다. 진료실에 한정되었던 보건 교육은 1970년대에 들어와 인쇄물 등을 활용하면서 매스 커뮤니케이션의 모습을 띠게 되었다. 지역 단위의 소규모 프로그램이긴 하지만, 캠페인의 시작이라고 할 수 있다. 또한 이때부터 농업 분야에서 사용되었던 캠페인 이론(예: 혁신확산이론)이 헬스 커뮤니케이션 영역에서도 사용되었으며, 의사 → 환자의 일방적인 교육에서 대화식 교육으로 커뮤니케이션이 발전되기 시작했다(O'Sullivan, Yonkler, Morgan, & Merritt, 2003).

1980년대 들어 헬스 커뮤니케이션에서도 상업 분야의 마케팅 기술을 사용되어야 한다는 주장이 일어났으며, '사회마케팅'의 시대가 열렸다. 사회마케팅에서 공중은 보건 행동을 교육받아야 하는 대상이 아니라, 바람직한 보건 행동을 구입해야 하는 '고객'으로 간주한다. 즉, 공중이 캠페인 메시지에 설득되어 자발적으로 '바람직한 행동'을 수용하고 행동을 변화시켜야 한다는 것이다. 이를 위해 사회마케팅에서는 수용자 세분화 및 타깃팅과 같은 마케팅 개념을 사용한다.

헬스 커뮤니케이션 영역에서 '전략'이 강조된 것은 1990년대 이후이다. '전략'은 원래 군사 용어로 보유한 자원을 효율적으로 활용해 전쟁을 승리로 이끌기 위한 군사 조직의 작전을 말한다. 캠페인이란 용어 역시 군대 용어로 본래 캠페인은 평원이라는 뜻의 라틴어인 캄푸스(Campus)에서 비롯되었다. 로마군들이 평원에서 적들과 작전을 전개했다는 의미에서 생긴 용어이다.

헬스 커뮤니케이션 캠페인은 다수 수용자들의 행동에 영향을 주려는 목적을 가지고 일정 기간 동안 이루어지는 비영리적 활동으로 정의될 수 있다. 이를 위해 여러 채널을 활용해 메시지를 조직적으로 전달하는 커뮤니케이션 활동이 전개된다(Atkin & Rice, 2013). 또한 전략적 커뮤니케이션은 캠페인의 목적이나 목표를 달성하기 위해 캠페인 수용자를 비롯해 조직의 자원과 캠페인을 둘러싸고 있는 여러 가지 상황을 분석하고, 캠페인 수용자를 정교하게 세분화하며, 타깃을 설정, 각 잠재 고객 집단별로 캠페인의 방법을 차별화함으로써 캠페인의 효율성을 높이려는 노력이라고 할 수 있다(Rimon, 2001).

다음 절에서는 캠페인을 수행하기 위해 작전을 세우는 과정, 즉 캠페인을 기획하는 과정에 대해 다룰 것이다.

사회마케팅

콜라를 원하는 소비자가 자발적으로 콜라를 구입해 마시듯이, '건강행동'도 자발적으로 하게 할 수는 없을까?

사회마케팅은 마케팅의 아버지라고 불리는 필립 코틀러(Philip Kotler)와 제럴드 잘트먼(Gerald Zaltman) 교수에 의해 주창된 헬스 커뮤니케이션의 방법이다. 사회마케팅은 상업마케팅의 기법을 활용하되 상업적 목적이 아닌 공공의 이익을 목적으로 프로그램을 기획하고 실행하는 과정을 말한다.

헬스 캠페인은 전통적으로 타깃수용자를 일방적으로 교육해 그들의 행동을 바꾸려는 시도를 했다. 그러나 일방적 교육으로는 공중의 행동을 바꾸는 데 한계가 있음을 인식하게 되면서 1980년대 들어 사회마케팅이 유행하게 되었다. 기업의 마케터들이 소비자의 필요에 맞는 제품을 개발하고 소비자를 설득하는 것처럼, 사회마케팅에서도 타깃수용자의 필요를 먼저 이해하고 이에 맞추어 메시지를 디자인하고 전달함으로써 타깃수용자의 행동을 바꾸고자 한다. 즉, 수용자들이 권고행동을 매력적으로 느껴 자발적으로 권고행동을 채택하게끔 하는 것이 사회마케팅의 주안점이다.

사회마케팅은 금연, 건강한 식습관, 청소년의 임신 예방 등 개인의 건강행동뿐만 아니라 음주운전, 폭력방지, 산불 예방, 동물보호 및 자원재활용과 같은 사회 환경 문제에 이르기까지 다양한 범위의 공익 캠페인에 활용되어 왔다.

사회마케팅의 주요 특징은 다음과 같다.

첫째, 고객을 중심으로 한다.

사람들은 물건을 구입하기 위해 써야 하는 비용보다 물건을 구입해 얻을 수 있는 혜택이 더 크다고 인식할 때 물건을 구입한다. 따라서 마케터들은 비용보다 이익이 더 크다고 고객이 인식하도록 제품을 개발하고 커뮤니케이션해야 한다. 이를 위해 마케터들은 고객의 욕구와 필요를 파악하고, 거래를 방해하는 장애요인 등에 대해 철저하게 조사한다. 사회마케팅에서는 캠페인 수용자들이 특정 권고행동을 수행했을 때 얻는 이익을 무엇으로 여기며, 행동 수행을 가로막는 장애는 무엇으로 여기는지를 철저하게 조사하고, 고객의 관점에서 이익이 장애요인보다 크게 인식될 수 있도록 캠페인을 기획·수행한다.

둘째, 행동의 변화를 목표로 하며 캠페인의 권고행동을 '제품'으로 간주한다.

전통적으로 헬스 캠페인은 바람직하지 못한 행동의 결과를 알려 주고 사람들을 교육하면 행동이 바뀔 것이라고 가정하고 정보 전달과 교육을 목표로 했다. 사회마케팅에서는 교육 자체를 목표로 하지 않으며, 수용자들이 자발적으로 건강 행동에 참여하거나 유지하도록 하는 행동의 변화를 목표로 한다. 사회마케팅에서는 권고행동을 제품으로 간주하며, 소비자들이 자발적으로 제품을 구입하듯이 캠페인의 수용자들이 권고행동을 자발적으로 구입, 즉 채택해 실천하는 것을 목표로 마케팅 활동을 실시한다.

셋째, 개인 및 사회의 복지 증진을 꾀한다.

사회마케팅은 소비자마케팅의 기법을 사용하지만 소비자마케팅과는 근본 목표가 다르다. 소비자를 대상으로 하는 마케팅 활동은 고객을 만족시키려고 하지만 궁극적인 목표는 기업과 주주의 이익을 실현하는 것이다. 반면, 사회마케팅은 마케팅 활동의 대상인 수용자와 수용자가 속한 사회의 이익을 목표로 한다.

넷째, 마케팅의 원칙에 따라 프로그램을 분석·계획·실행·평가한다.

마케팅은 목표 달성을 위해 상황 분석 – 목표 달성을 위한 활동 계획 – 실행 – 평가의 일련의 과정을 관리하는 과정이다. 사회마케팅 역시, 소비자라고 할 수 있는 캠페인 수용자를 비롯해 경쟁자 및 캠페인을 둘러싸고 있는 다양한 내·외부 환경을 분석하고, 분석에 기반해 캠페인을 계획·실행하며, 캠페인의 결과를 평가한다.

사회마케팅은 헬스 커뮤니케이션에 상업 영역의 마케팅 개념을 도입함으로써 헬스 커뮤니케이션이 전략적·통합적 접근을 하게끔 하는 중요한 계기가 되었다. 1990년 이후 강조되어 온 전략적 커뮤니케이션은 마케팅 영역에서 강조되는 수용자 세분화, 캠페인의 기획과 수행 단계에서의 수용자 참여, 다채널 통합, 캠페인 전후 및 과정 동안의 캠페인 평가 등 사회마케팅의 특성이 발전된 것이라고 할 수 있다.

참고문헌: Kotler, P., & Lee, N. (2008). *Social marketing: Influencing behaviors for good.* Thousand Oaks, CA: Sage.

2 캠페인 기획 과정

캠페인 기획은 목표 달성을 위한 작전 및 구체적인 계획을 수립하는 과정이다. 캠페인을 체계적으로 기획함으로써 얻을 수 있는 이점은 다음과 같다.

- 문제의 주요 원인을 규명해 해결책을 찾을 수 있다.
- 주어진 상황을 고려해 캠페인의 목표를 구체화할 수 있다.
- 자원의 효과적인 배분이 가능하다.
- 캠페인을 수행할 때 부수적으로 나타날 수 있는 결과를 예측하고 사전에 대응할 수 있다.
- 캠페인을 수행하는 동안 지침서가 되기 때문에 캠페인에 참여하는 다양한 사람들이 일관성을 가지고 캠페인을 수행할 수 있다.

따라서 캠페인을 기획하게 되면 캠페인의 효과성과 효율성을 높일 수 있다. 효과성이란 목표를 달성했는지에 대한 개념이며, 효율성은 투입 대비 획득한 효과의 크기를 평가한다. 즉 적은 자원을 투입해 큰 효과를 거둘 때 효율성이 좋다고 말할 수 있다.

캠페인을 기획할 때는 캠페인 기획 단계를 체계적으로 정리해 놓은 모형을 사용하면 좋다. 캠페인 기획 모형은 미국 질병관리본부, 캐나다 토론토 대학의 건강증진센터, 존스홉킨스 대학 등 다양한 기관에서 개발한 바 있다. 대부분의 모형은 (1) 상황 분석, (2) 캠페인 목표 수립, (3) 전략 개발, (4) 커뮤니케이션의 메시지, 정보원, 채널 결정, (5) 수행 및 평가의 단계로 나뉘어 있으므로 어떤 모형을 사용해도 큰 상관은 없을 것이다. 본 교재는 미국 질병관리본부가 제안하는 캠페인 모형과 사회마케팅에서 제안하는 단계별 마케팅 기획 과정을 종합해 캠페인 기획 과정을 총 9단계로 구성하였다(**그림 7-1**).

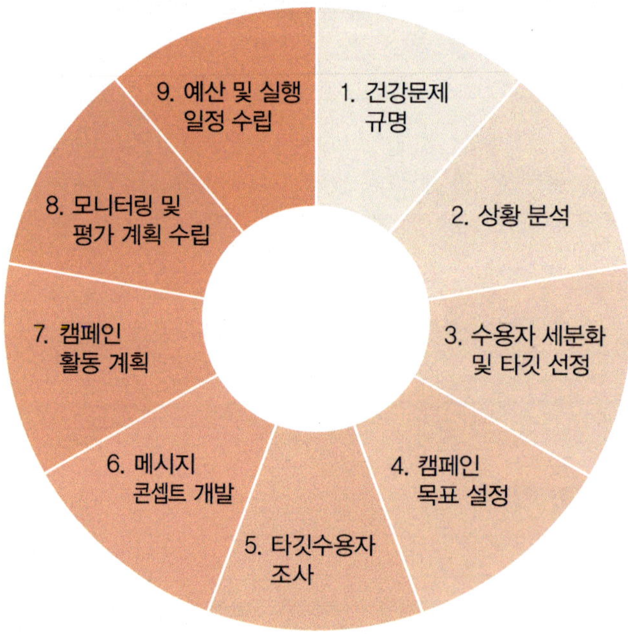

그림 7-1 캠페인 기획 모형

1) 건강문제 규명

캠페인 기획의 첫 번째 단계는 해결해야 할 건강문제를 규명하고 분명히 정의하는 것이다. 헬스 캠페인을 성공적이고 효율적으로 집행하기 위해서는 한 번에 하나의 특정 건강 문제에만 집중하는 것이 좋다. 한 번에 많은 문제를 해결하려고 하거나 너무 일반적인 문제를 가지고 캠페인을 기획하면, 전달하는 메시지가 많아져 공중이 정보에 압도당하거나 혼란스러워할 수 있으며 결국 캠페인이 실패로 끝나기 쉽다.

물론, 때로는 대규모의 캠페인이 이미 정해져 있고 대규모 캠페인하에서 진행되는 소규모 캠페인을 기획하거나, 혹은 정책적으로 해결해야 하는 문제가 이미 규명되어 있는 경우도 있다. 그러나 이런 경우에도 해결해야 하는 건강문제가 캠페인을 통해 진행되어야 하는 것인지를 다시 한 번 점검할 필요가 있다.

해결해야 할 문제의 우선순위를 정하기 위해서는 건강문제의 범위와 심각성을 평가하고, 건강문제를 해결하기 위해서 공중에게 필요한 행동이 무엇인지를 명확하게 규명해야 한다. 해결해야 하는 건강문제의 우선순위를 정할 때 가장 흔하게 사용하는 지표는 질병의 유병률과 발병률이다. 유병률(prevalence)은 특정 시간에 특정 문제를 가지고 있는 사람들이 특정 인구 집단 중에서 얼마나 되는 지를 비율로 계산한다. 반면, 발생률(incidence)은 일정 기간 동안, 특정 인구 집단 내에서 어떤 질병으로 새롭게 진단받은 환자의 수로서, 일반적으로 1년간 특정 질병으로 진단받은 신규 환자가 얼마나 되는 지를 인구 10만 명에 대한 비율로 계산한다. 즉, 발생률은 새롭게 진단되는 환자에 대한 자료인 반면, 유병률은 기존에 질병을 가지고 있던 환자도 포함한다. 유병률은 지속적으로 변하기 때문에 보건의료전문가들은 가장 최근의 유병률 자료와 함께 발병률을 고려해 건강문제의 심각성을 추정한다. 그 외 건강문제의 심각성을 파악하기 위해 특정 질병으로 인한 사망률이나 상해 정도, 건강문제로 인해 지불해야 하는 개인, 가족 및 사회의 비용을 고려할 수 있다.

2) 상황 분석

캠페인에서 다루어야 하는 문제가 정해지면 캠페인을 수행할 때 영향을 미칠 수 있는 요소들을 파악해야 한다. 캠페인을 주관하는 조직의 강점(Strength)과 약점(Weakness)뿐만 아니라 캠페인의 성공에 영향을 줄 수 있는 외부적 요인이 무엇인지 규명하는 것이 좋다. 외부적 요인은 캠페인의 성공에 도움이 되는 기회(Opportunities)와 위협(Threats)으로 구분될 수 있다.

예를 들어, 캠페인에 투입할 수 있는 재정적·인적 자원 등이 풍부하다면 이는 '강점'으로 분류될 수 있다. 반면, 유사한 캠페인을 수행한 경험이 조직에 없다면 이는 약점이 될 것이다. 캠페인의 외부적 요인은 인구학적, 경제적, 사회문화적, 기술적, 정치적·법적 요인이나 협력할 수 있는 외부 인적 요인의 유무 등을 포함한다. 예를 들어, 금연 캠페인을 기획할 때 흡연 장소를 규제하는 법안이 통과되었다면 이는 기회 요소가 될 수 있다. 반면, 전자 담배의 유행과 같은 사회문화적 요인은 위협이 될 수 있을 것이다.

이러한 상황 분석은 강점(Strength) – 약점(Weakness) – 기회(Opportunities) – 위협(Threats)의 영문 앞자를 따서 SWOT 분석이라고도 불린다. 캠페인 기획자들은 강점과 기회를 최대한 활용하는 동시에 약점을 보완하고 위협에 대응할 수 있는 캠페인 전략을 수립해야 한다(**그림 7-2**).

S	W
• 풍부한 인적 자원 • 조직에 대한 공중의 신뢰	• 관련 경험의 부재 • 적은 캠페인 예산
O	**T**
• 건강에 대한 관심 증대 • 흡연구역 제한에 대한 정책 도입	• 담배회사의 공격적 마케팅 • 청소년 흡연에 대한 사회적 용인 분위기

그림 7-2 SWOT 분석 예시

3) 수용자 세분화 및 타깃 선정

사람들마다 관심, 욕구, 생활양식, 선호도가 다르며, 건강문제에 대한 지식 및 인식, 행동변화에 대한 의지도 다르다. 따라서 하나의 캠페인으로 모든 사람의 행동을 변화시키는 것은 어려우며, '모든' 사람들을 대상으로 하는 캠페인은 효율성이 떨어질 수밖에 없다.

수용자 세분화(audience segmentation)는 캠페인에서 다루는 건강문제로 영향을 받을 수 있는 다수의 사람들을 비슷한 욕구, 선호나 특징을 갖는 사람들끼리 소집단으로 나누는 과정이다. 또한 세분화된 다수의 소집단 가운데 캠페인에서 가장 우선시할 대상을 선택하는 과정을 타깃팅(targeting)이라고 한다.

(1) 수용자 세분화

수용자 세분화를 통해 동질적인 성격을 갖는 소집단을 구성하면, 캠페인의 효과성과 효율성을 높이는 데 도움이 되지만 수용자 세분화를 항상 해야 하는 것은 아니다. 만약, 동일한 채널을 통해 동일한 메시지를 가지고 전체 수용자를 설득할 수 있다면 수용자 세분화가 굳이 필요하지는 않다. 또한 수용자 세분화 및 각각의 세분화된 소집단을 대상으로 캠페인을 개발, 수행하는 데 소요되는 비용이 세분화의 혜택보다 크다면 세분화가 적절하지 않을 수 있다.

그러나 수용자 세분화 및 타깃팅은 캠페인의 효과 및 효용을 높이는 데 도움이 되기 때문에 대부분의 전략적 캠페인에서 이 과정은 필수적이다. 수용자 세분화는 전체 수용자를 '차별화된' 소집단으로 나누되 집단 내 구성원은 동질적으로 구성하는 것을 목표로 한다.

다음은 수용자를 세분화할 때 사용할 수 있는 변수들이다.

① 인구지리학적 변인(Demographic variables)

인구지리학적 변인은 성별, 나이, 직업, 수입, 교육 수준, 결혼 여부 등의 인구통계학적 기준과 행정 구역별, 도시 규모별, 인구 밀도, 기후 등의 기준이 포함된 지리학적 변인으로 구성된다. 유방암 조기 진단, 학교 폭력 예방 같이 특정 성별이나 연령대의 사람을 대상으로 하는 캠페인을 기획하는 경우 인구지리학적 변인을 사용해 수용자를 세분화할 수 있다.

인구지리학적 변인은 자료를 확보하기가 쉽고 명확하기 때문에 수용자를 세분화할 때 가장 많이 사용되는 변인이다. 인구지리학적 변인을 사용해 수용자를 세분화한 후 캠페인을 기획하고 수행할 때는 특정 계층에 대한 편견이 생기지 않도록 주의해야 한다. 예를 들어, 저소득층을 위한 비만 캠페인은 가난한 사람은 게을러서 비만율이 높다는 편견을 야기할 수 있다.

② 심리학적 변인(Psychographic variables)

인구지리학적 변인은 가장 보편적으로 사용되고 쉽게 수용자를 세분화할 수 있는 변인이긴 하지만, 특정 건강문제에 대해 유사한 태도를 가지고 있는 집단으로 세분화하는 데에는 한계가 있다. 동일한 지역에 사는 비슷한 연령대의 사람이라 하더라도 특정 건강문제에 대한 지식 수준이나 신념, 가치, 행동이 다를 수 있기 때문이다. 따라서 인구지리학적 변인 외에 심리학적 변인을 이용한 세분화를 고려할 필요가 있다. 서구에서는 사람들의 가치관과 생활양식에 관한 자료를 이용해 수용자를 세분화하는 발스(values and lifestyles: VALS)라는 방법을 많이 사용한다.

심리학적 변인 가운데 자극추구(sensation seeking) 성향은 헬스 캠페인 기획에 효과적으로 사용할 수 있는 변인이다. 자극추구 성향은 개인에게 내재된 성향으로서 (1) 스릴과 모험추구 성향, (2) 경험추구 성향, (3) 탈억제, (4) 권태에 대한 민감성의 네 가지 차원으로 이루어진다(Zuckerman, 1994). 자극추구 성향은 주류 섭취 빈도, 알코올 중독, 약물 사용 및 남용, 흡연 등 다양한 건강 행동과 연관성이 있다고 보고되므로 보건의료전문가들이 관심을 둘 필요가 있다.

자극추구 성향은 주커만(Zuckerman, 1994)이 개발한 40개 문항으로 측정할 수 있다. 또한 8개 문항의 간략한 자극추구 성향 스케일(Brief Sensation Seeking Scale: BSSS, Hoyle, Stephenson, Palmgreen, Lorch, & Donohew, 2002)도 나와 있다. 수용자들에게 설문조사를 실시해 그들의 자극추구 성향을 파악하고 이에 근거해 수용자를 세분화한 후에는 성향에 맞추어 캠페인을 기획한다. 예를 들면, 자극추구 성향이 높은 청소년들을 캠페인 수용자로 정했으면, 자극적이고 감정적으로 흥분시키는 메시지를 전달해야 수용자의 주목을 끌 수 있고 감정적 반응을 유도할 수 있다. 자극추구 성향은 청소년들을 대상으로 하는 캠페인에서 특히 유용하며, 미국에서는 마약 사용을 막기 위한 캠페인 기획에서 자주 활용되어 왔다.

8개 문항의 자극추구 성향

- 나는 낯선 곳을 탐험하길 좋아한다.
- 나는 여정이나 일정을 사전에 계획하지 않고, 여행을 떠나는 것이 좋다.
- 나는 집에서 너무 많은 시간을 보내면 지루해진다.
- 나는 흥미롭고 예측이 불가능한 친구들을 선호한다.
- 나는 무서운 일들을 하는 게 좋다.
- 나는 번지점프를 해 보고 싶다.
- 나는 격렬한 파티를 좋아한다.
- 불법적인 일이라 할지라도 나는 새롭고 흥분되는 경험들을 하고 싶다.

출처: Hoyle, R. H., Stephenson, M. T., Palmgreen, P., Lorch, E. P., & Donohew, R. L. (2002). Reliability and validity of a brief measure of sensation seeking. Personality and individual differences, 32, 401–414. 이형민(2016)을 수정해 재인용

③ 행동학적 변인(Behavioral variables)

행동 단계별로 수용자 세분화를 할 때 활용할 수 있는 대표적인 헬스 커뮤니케이션 이론은 '변화단계 모형(stage of change model) 혹은 범이론적 모형(transtheoretical model)'이다. 범이론적 모형에서 제시하는 행동 단계, 즉 (1) 계획전 단계(precontemplation), (2) 계획 단계(contemplation), (3) 준비 단계(preparation), (4) 행동 단계(action), (5) 유지 단계(maintenance)에 따라 수용자들을 세분화하고, 각 단계에서 그 다음 단계로 넘어가도록 캠페인을 기획할 수 있다.

예를 들어, 계획전 단계에 있는 사람들은 가까운 시일 내에 행동을 바꾸려는 의도가 전혀 없으므로 현재의 행동이 바람직하지 않다는 것을 인식시키기 위한 캠페인을 수행해야 할 것이다. 또한 이러한 목표를 달성하기 위해서는 교육자료 배포나 문제의 심각성을 알려 주는 미디어 캠페인이 효과적일 수 있다. 반면, 마지막 단계인 행동 단계에 있는 사람은 자신들의 행동을 바꾸기 위해 시간과 노력을 기울이는 사람들이므로 변화된 행동을 유지할 수 있도록 도와주어야 한다. 이 단계의 사람들은 대규모의 캠페인보다는 대인 커뮤니케이션이나 개인의 행동을 지지해 주는 버디 프로그램 같은 것이 더 효과적일 수 있다. 범이론적 모형을 이용해 수용자를 세분화하는 방법은 이 장의 7·3(헬스 커뮤니케이션 이론을 적용한 캠페인 기획) 부분에서 자세히 다룰 것이다.

수용자를 세분화할 때는 캠페인에서 다루고자 하는 건강문제와 상황을 고려해 세분화 변인을 선택한다. 또한 대부분의 경우 몇 개의 변인을 동시에 사용해 세분화를 시도해야만 동일한 성격을 갖는 소집단을 얻을 수 있다. 예를 들어, 동일한 성별의 비슷한 연령대의 사람들이라도 특정 건강문제에 대한 태도가 다를 수 있다. 즉, 성별과 연령만을 사용해 수용자 세분화를 해도

건강 행동에 대한 태도가 동일한 소집단이 형성되지는 않는다. 따라서, 성별과 연령으로 세분화한 후 이들 소집단을 행동학적 변인을 이용해 한 번 더 세분화하면 좀 더 동질적인 성격을 갖는 집단을 얻을 수 있다. 그러나 세분화를 여러 번 반복하면 구성원의 성격이 유사한 소집단을 얻을 수는 있지만 집단의 크기가 감소하므로, 즉 캠페인의 대상자 수가 감소하므로 어느 단계에서는 세분화를 멈추어야 한다.

(2) 타깃팅

타깃팅은 수용자 세분화를 통해 얻은 다수의 '소집단' 가운데, 캠페인의 중점적 대상이 될 집단을 선정하는 과정이다. 타깃 그룹을 선정할 때 고려해야 할 중요한 요소는 다음과 같다(Andreason, 1995).

① 세분화 집단의 크기: 하나의 캠페인으로 더 많은 사람에게 영향을 미칠 수 있으면 좋을 것이다. 세분화된 소집단에 포함된 인구수를 파악해 집단의 규모가 큰 집단을 우선적으로 고려한다.
② 문제의 심각성: 캠페인에서 다루고자 하는 건강문제로 인한 결과는 세분화된 집단별로 다를 수 있다. 행동의 결과가 심각한 집단을 우선으로 한다.
③ 무방비성: 캠페인의 목적이 공공을 위한 것이라는 점을 고려할 때 자신들을 스스로 돌볼 능력이 없으며 정부와 타인의 도움을 필요로 하는 사람을 우선으로 하는 것이 바람직하다.
④ 접근 가능성: 이왕이면 적은 비용과 노력으로 특정 집단에 속한 사람들에게 접근할 수 있는 것이 좋다.
⑤ 반응성: 캠페인에 긍정적이고 쉽게 반응할 수 있는 집단을 대상으로 캠페인을 진행하면 최소의 비용으로 최대의 효과를 낼 수 있기 때문에 반응성이 높은 집단을 우선적으로 선택한다. 예를 들면, 흡연자를 대상으로 금연 캠페인을 할 때 금연 동기가 전혀 없는 사람들보다는 금연할 동기가 충분히 있는 사람을 대상으로 하면 캠페인에 대한 반응이 빠를 것이다.
⑥ 조직과의 부합성: 조직이 특정 집단에 대해 이미 잘 알고 있고 캠페인을 해 본 경험이 있다면 캠페인을 성공적으로 이끄는 데 도움이 될 수 있다는 점에서 우선시할 수 있다. 또한 특정 그룹이 조직의 미션과 비전에 더 부합한다면 이들 그룹을 캠페인의 우선 대상으로 고려할 수 있다.

타깃을 선정할 때는 집단별로 위 요소들에 대해 각각 점수를 매긴 후에 총점을 내고 가장 높은 점수를 얻은 집단을 타깃으로 선정하면 된다. 또한 각 요소별로 가중치를 주고 점수를 계산할 수도 있다. 그러나 위 방법이 타깃을 선정하는 절대적인 기준은 아니며, 캠페인의 목적 및 캠페인을 수행하는 조직의 상황에 맞추어 타깃 선정방법을 융통성 있게 조정한다.

캠페인의 효과성과 효용성을 높이기 위해 특정 집단을 타깃으로 정하지만 공공의 이익을 위한 캠페인을 하면서 특정 집단을 선택하고 특정 집단은 배제하는 것은 쉬운 일이 아니며, 윤리적인 이슈가 될 수 있다. 예를 들어, 금연 캠페인을 할 때 캠페인에 대한 반응성이 높은 집단을 선택하기 위해 이미 금연 동기를 가지고 있는 사람을 타깃 그룹으로 선정하고 금연 동기가 낮은 사람은 배제한다면 이는 공공의 건강을 위한 것인가에 대한 질문을 해봐야 한다. 캠페인의 타깃을 정할 때에는 이러한 점을 염두에 두어야 하며 궁극적으로는 캠페인의 효익이 사회 전반에 고루 분포될 수 있도록 캠페인을 기획하고 실행하려는 노력이 필요할 것이다.

4) 캠페인 목표 설정

캠페인의 목표가 분명할 때 목표를 달성할 수 있는 방향으로 캠페인을 기획하고 수행할 수 있다. 또한 캠페인 목표를 분명하게 설정함으로써 캠페인이 진행되는 동안 캠페인이 제대로 작동하고 있는지를 평가할 수 있으며, 캠페인이 완료된 후에도 캠페인이 효과적으로 목표를 달성했는지를 평가할 수 있다.

캠페인의 목표는 특정 건강주제나 행동에 대한 인지도 혹은 지식수준을 높인다거나, 권고행동을 수행하는 수용자 비율을 높이는 것과 같이 구체적이고 명확해야 한다. 캠페인의 목표를 기술할 때는 "SMART"라고 불리는 다음의 기준을 충족시켜야 한다(Piotrow, Kincaid, Rimon, & Rinehart, 1997). 스마트(SMART)는 Specific, Measuarble, Appropriate, Realistic과 Time-bound의 첫 글자를 딴 것으로 각각의 항목에 대한 설명은 다음과 같다.

① Specific(구체적): 목표는 캠페인을 통해 누가 어떤 행동을 변화하길 원하는지를 구체적으로 기술해야 한다.

② Measurable(측정가능): 캠페인의 효과를 평가하기 위해 측정이 가능한 지표를 포함해야 한다.

③ Achievable(성취할 수 있는): 수용자의 필요나 선호, 사회 규범 등을 고려할 때 성취가 가능한 목표를 정해야 한다.

④ Realistic(현실적): 주어진 조건이나 환경을 고려할 때 목표가 달성 가능하며 현실적이어야 한다.

⑤ Time-bound(기간 한정): 목표를 기술할 때는 '언제까지' 캠페인의 목표를 달성할지에 대한 시간을 정해야 한다.

예를 들어, "2021년 말까지 서울 지역 50대 성인의 하루 만보걷기 실천율을 50%까지 증가시킨다"로 기술된 캠페인 목표는 2021년 말이라는 기간이 한정되어 있고 서울 지역 50대 성인의 하루 만보걷기 실천율이라는 측정 가능하며 구체적인 목표가 포함된 스마트한 캠페인 목표라고 할 수 있다.

5) 타깃수용자 분석

타깃수용자의 태도나 행동을 바꾸기 위해서는 그들이 가지고 있는 신념이나 태도, 권고행동을 수행하는 데 장애가 되는 요소 및 권고행동을 함으로써 얻을 수 있는 이익을 수용자의 관점에서 파악하고, 이에 기반해 캠페인을 기획해야 한다. 이 과정은 캠페인 기획의 다음 단계인 캠페인 콘셉트를 정하기 위해 매우 중요한 과정이다. 또한 캠페인의 활동 계획을 수립하기 위해 타깃수용자들에게 영향을 미칠 수 있는 정보원, 이용 매체 등에 대해서도 조사할 필요가 있다.

예를 들어, 청소년들을 타깃수용자로 금연 캠페인을 진행한다고 가정해 보자. 청소년들은 권위 있는 기관이나 사람이 "~해라"라고 명령하거나 가르치려 하고 자신들의 삶을 간섭하는 것에 반감을 느낀다. 또한 청소년들은 친구가 흡연을 권할 때 피지 않겠다고 말하는 것을 힘들어 하므로 이러한 점은 캠페인의 장애요인이 될 수 있다. 미국에서 청소년을 타깃수용자로 진행했던 금연 캠페인은 청소년들의 이러한 특성을 분석한 후 이에 기반해 "더 투루스(the Truth)"는 캠페인을 기획했다. 이 캠페인은 "담배 피우지 마라"라는 메시지 대신, 흡연은 담배 회사들의 마케팅에 지배되는 것이라는 점을 부각하고, 담배 회사에 대한 진실(truth)을 알리는 데 주력한 결과 미국에서 가장 성공적이었던 사회마케팅의 사례가 되었다.

타깃수용자 분석을 할 때에는 합리적행동론(Ajzen, 1991)이나 확장병행모형(Witte, 1992) 같은 헬스 커뮤니케이션 이론에 입각해 수용자를 조사하면 도움이 될 수 있다. 이들 이론에 대해서는 보건 이론에서 자세히 다루므로 본 교재에서는 자세히 다루지는 않을 것이다. 다만, 본 교재의 7·3(헬스 커뮤니케이션 이론을 적용한 캠페인 기획)에서 합리적행동론을 이용해 캠페인을 기획하는 방법을 다룰 것이다.

6) 메시지 콘셉트 개발

타깃수용자들의 가치, 신념, 태도, 생활양식 및 권고행동에 대한 이점과 장애요인 등을 고려해 캠페인에서 전달할 메시지의 주요 콘셉트를 정한다. 헬스 커뮤니케이션 이론에 입각해 수용자들을 조사하고 조사결과에 기반해 콘셉트를 정하면 캠페인을 체계적으로 기획하는 데 도움이 될 것이다.

다음은 헬스 캠페인에서 콘셉트를 정할 때 주로 이용하는 방법들이다.

① 권고행동을 강조: 캠페인에서 권고하는 행동 자체를 캠페인의 콘셉트로 강조할 수 있다. 예를 들어, 미국에서 진행된 "하루에 다섯 번(Five a Day)" 캠페인은 건강을 위해 과일과 채소

를 하루에 다섯 번 먹으라는 행동을 캠페인 콘셉트로 삼았다. 우리나라에서 진행된 "세이 노(Say No)" 캠페인 역시 간접흡연을 막기 위한 권고행동을 강조한 캠페인이다.

② 권고행동을 하지 않았을 때의 부정적인 결과 혹은 권고행동으로 얻을 수 있는 긍정적인 결과를 강조: 금연 캠페인 같은 공공 캠페인에서 가장 흔하게 이용하는 방법으로 금연을 하지 않았을 때 초래될 수 있는 질병이나 죽음을 강조하는 공포소구 등이 이에 해당한다. 소비재 마케팅에서는 제품의 이점이나 가치를 긍정적으로 강조하는 반면, 공공 캠페인에서는 권고행동을 하지 않을 때의 부정적인 결과를 강조하는 경우가 많은데 공공 캠페인 영역에서도 권고행동의 긍정적인 결과를 강조하는 캠페인을 더 적극적으로 모색할 필요가 있다. 직장인들에게 퇴근 후 음주 행동을 절제하자는 캠페인을 진행하면서 음주 대신 '가족과 함께 보낼 수 있는 시간'의 행복을 강조하는 캠페인이 이에 해당한다.

③ 권고행동에 대한 자기효능감을 강조: 타깃수용자들이 권고행동을 하는 데 장애가 있다고 여긴다면 권고행동의 수행이 어렵지 않다는 점을 강조하거나 자기효능감을 증가시킬 수 있는 콘셉트로 캠페인을 수행할 수 있다. 예를 들어, 보건복지부의 2019년 금연 캠페인인 "깨우세요! 우리 안의 금연본능! 담배는 강하지만 우리는 더 강합니다."와 같은 메시지는 타깃수용자들의 금연에 대한 자기효능감을 높여줄 수 있는 캠페인 콘셉트이다.

7) 캠페인 활동 계획

캠페인의 주된 목표는 결국 수용자들이 권고행동을 하게끔 설득하는 것이다. 지금까지 기술한 1단계에서 6단계가 캠페인을 기획하기 위해 상황을 파악하고 전략을 수립하는 것이었다면, 7단계는 전략을 고려해 구체적인 커뮤니케이션 활동 계획을 수립하는 단계이다.

맥과이어의 정보설득 모형에 의하면 커뮤니케이션은 목적지 혹은 원하는 결과를 위해 수용자들에게 메시지, 정보원, 채널 등을 투입해 결과를 산출하는 과정이다. 본 절에서는 맥과이어의 정보설득 모형을 간단히 다루고, 커뮤니케이션의 투입요소인 메시지, 정보원, 채널에 대해 다루되, 이에 대해서는 3장과 4장에서 다루었으므로 본 절에서는 캠페인 기획 시 주의해야 하는 내용만을 간단히 다룰 것이다. 또한 커뮤니케이션의 목적지 혹은 원하는 결과와 수용자에 대해서는 앞에서 다루었으므로 이 절에서는 생략한다. 한편 본 절에서는 캠페인을 수행할 때 중요한 이해관계자와의 협력과 홍보, 특히 보도자료 작성 및 배포에 대해서도 간단히 다룰 것이다.

(1) 맥과이어(McGuire)의 커뮤니케이션 설득 모형과 정보설득 모형 (Communication persuasion model & Information persuasion model)

사회심리학자였던 맥과이어(McGuire)가 개발한 커뮤니케이션 설득 모형과 정보설득 모형

(Communication persuasion model & Information persuasion model)은 매스 미디어를 이용한 커뮤니케이션에서 주로 사용되는 모형으로서 사람들이 정보를 어떻게 처리하는가에 초점을 두고 있다.

커뮤니케이션 설득 모형은 투입(Input)과 산출(output) 요인으로 커뮤니케이션 매트릭스를 구성한다. 투입요인은 ① 정보원(source variables) ② 메시지(message variables) ③ 통로(channel variables) ④ 수용자(receiver variables)와 ⑤ 목적지 혹은 원하는 결과(destination variables)로 구성되며, 이들 커뮤니케이션 요인이 투입되면 13가지 반응, 즉 산출물이 나타난다. 커뮤니케이션의 13가지 반응은 (1) 커뮤니케이션에 노출(exposure) (2) 주의집중(attention) (3) 흥미(interest) (4) 이해(comprehension) (5) 정보처리 및 인지유발(processing/generating cognition), (6) 학습(acquisition) (7) 수용 및 태도변화(yielding) (8) 기억(memory) (9) 기억된 정보복구(retrieval) (10) 의사결정(decision) (11) 행동(action) (12) 행동강화(reinforcement) (13) 타인의 행동전향 (proselytization)이다(표 7-1).

표 7-1 맥과이어의 정보설득매트릭스

투입요인	
1. 정보원	인구사회적 요인, 전문성, 신뢰성, 매력
2. 메시지	소구, 조직, 스타일
3. 채널	이용된 미디어의 유형
4. 수용자	인구사회적 요인, 사회/심리적 요인
5. 목적지	즉시성/지연성, 직접적/면역적
산출물	
1. 커뮤니케이션에 노출(exposure)	메시지에 노출
2. 주의집중(attention)	메시지에 주의 집중하기
3. 흥미(interest)	메시지를 좋아하는 것과 흥미 갖기
4. 이해(comprehension)	메시지의 내용을 이해하기
5. 정보처리 및 인지유발(processing/generating cognition)	관련된 인지를 생성하기
6. 학습(acquisition)	메시지에 반응하는 적합한 기술 익히기
7. 수용 및 태도변화(yielding)	메시지가 옳다는 것에 동의하기(태도변화)
8. 기억(memory)	메시지를 기억하기
9. 기억된 정보복구(retrieval)	필요할 때 메시지를 기억에서 꺼내기
10. 의사결정(decision)	메시지에 반응하기
11. 행동(action)	행동으로 실행하기
12. 행동의 강화(reinforcement)	행동 후 행동을 인지적으로 통합하기
13. 타인의 행동 전향 (proselytization)	다른 사람이 같은 행동을 하도록 조언하기

참고자료: 보건의사소통 3판.

맥과이어의 정보설득 모형에 따르면 커뮤니케이션으로 인한 산출물, 즉 커뮤니케이션 반응은 단계적으로 나타난다. 즉, 수용자가 설득 메시지에 노출(첫 번째 단계) 되더라도 수용자가 행동을 실행 혹은 강화(열한 번째와 열두 번째 단계)하거나 타인에게 행동을 조언(열세 번째 단계)하기까지는 여러 단계의 커뮤니케이션 반응을 거쳐야 한다. 누군가의 행동을 바꾸거나, 혹은 바람직한 행동을 강화하는 것은 쉬운 일이 아니며, 커뮤니케이션 반응 단계의 중간에서 커뮤니케이션의 효과가 멈출 수 있다. 따라서 커뮤니케이터들은 커뮤니케이션 반응이 어느 단계까지 성공했는지를 파악하고, 다음 단계로 나아가기 위해 '무엇'을 투입해야 할지를 계획해야 한다.

맥과이어의 정보설득 모형에 포함된 5가지 투입요인과 관련된 변수를 요약하면 다음과 같다(표 7-2).

표 7-2 설득적 의사소통(Persuasive Communications)의 5가지 투입요인과 관련된 변수

주요 변수		설명
1. 정보원 (Source Variables)	① 신뢰도 (Credibility)	• 정보원(출처)에 대한 신뢰가 높을수록 메시지를 더 믿는 경향이 있다.
	② 매력 (Attractiveness)	• 정보원(출처)이 매력이 있을 경우 덜 매력적인 메시지원보다 훨씬 더 믿는 경향이 있다
	③ 권위 혹은 힘 (Power)	• 파워가 있을수록 더 믿는 경향이 있음. 여기서 파워는 메시지원의 지위, 경력 혹은 경험일 수 있다.
2. 메시지 (Message Variables)	① 소구 (Type of appeal)	• 호소방법으로 유머가 있고 주목을 끄는 것이거나, 사실을 제공하거나, 감정을 유발하거나 강의를 하는 것일 수 있다. • 각 호소의 방법은 상황과 대상자에 따라 적절히 사용될 수 있다.
	② 내용 (Content)	• 설득적 의사소통의 내용은 무엇을 포함해야 하고 무엇을 포함하지 말아야 할 것인지를 결정하는 것이 중요하다. 왜냐하면 대부분의 설득적 의사소통은 매우 간결하기 때문에 내용의 선택이 매우 중요하다.
	③ 불일치 (Discrepancy)	• 메시지가 수용자의 상태를 고려하지 않아서 지각된 변화가 크게 일어나지 않을 수 있다. 수용자들의 실제 상태보다 더 심오하거나 혁명적인 것으로 그려질 수 있다.
3. 채널 (Channel Variables)	① 미디어 유형 (Medium)	• 설득적 의사소통은 개인 간 접촉, 인쇄물, 시청각 혹은 상호매체를 통해서 전달될 수 있다. 종종 비디오테이프는 잘 만들어졌을 경우, 예를 들면, 신뢰할 수 있고, 매력이 있으며, 힘이 있는 모형을 이용하여 제작된 경우 설득적 의사소통을 유발할 수 있다.
	② 감각형식 (Modality)	• 시각, 청각, 심지어는 촉각을 이용해서 만들어질 수 있다.
4. 수용자 (Receiver Variables)	① 인구학적 특성 (Demographics)	• 대상 수용자의 연령, 성별, 민족, 소비자 특성을 고려하는 것은 설득적 의사소통에서 매우 중요한 요소이다.
	② 심리/사회적 요인 (Psycho-social factors)	• 현재의 지식(knowledge), 믿음(beliefs), 태도(attitudes), 능력(abilities), 기술(skills), 연습(practices), 기대(expectations), 속성(attributions) 등은 설득적 의사소통 시 고려해야 할 중요한 요소이다.

5. 목적지/결과 (Destination or Outcome Variables)	① 시간 (Timing)	• 설득적 의사소통은 즉각적 효과나 현재의 효과를 강화하거나 잠재적 효과(나중에 효과가 나타나는 것)가 나오도록 고안할 수 있다(즉각성/지연성).
	② 범위 (Scope)	• 설득적 의사소통은 특별한 사실, 태도(예: 콘돔 사용)와 같이 범위가 매우 좁거나 일반적 지식, 태도, 혹은 실천(예:책임 있는 성행동)에 초점을 둘 수 있다.
	③ 목표 (Target)	• 설득적 의사소통은 자각(awareness)을 일깨우는 것으로 시도될 수 있고 다른 것들은 이해(지식), 수용(믿음), 감정(태도) 혹은 행동을 바꿀 수 있는 것으로 고안될 수 있다.

출처: 손애리(2004). 보건행태 및 보건교육 이론. 삼육대학교 출판부

(2) 커뮤니케이션 채널

메시지를 전달할 채널은 텔레비전, 라디오, 신문 및 인쇄 매체, 보도자료, 팸플릿을 비롯해 옥외 광고, 소셜미디어 등 매우 다양하다. 또한 캠페인 웹사이트나 블로그와 유튜브 등의 채널, 노래, 오락물, 만화책 등의 교육적 오락물(Singhal & Rogers, 1999), 컴퓨터 게임 등의 인터액티브 미디어 등, 커뮤니케이션 채널은 날로 다양해지고 있다.

캠페인을 기획할 때는 타깃수용자들이 주로 이용하는 채널을 파악해 이용해야 한다. 또한 하나의 채널보다는 다양한 채널을 적절하게 섞어 커뮤니케이션을 하는 것이 좋다. 채널별로 소요 비용이 매우 다를 수 있으므로 캠페인의 예산을 고려해 최적의 채널들을 선택하고 예산을 분배한다. 또한 채널별 특징을 고려해 캠페인 목표 달성에 적합한 채널을 선택해야 한다. 채널별 특징은 4장에서 다루고 있으므로 참고하기 바란다.

교육적 오락물 (Entertainment-Education)

교육적 오락물(E-E: Entertainment-Education)은 건강 관련 메시지를 인기 있는 오락 프로그램에 삽입하는 커뮤니케이션 방법이다(백혜진, 이혜규, 2012). 건강 메시지들이 대체로 딱딱해 사람들이 지루해하거나 외면하기 쉬운데, 인기 있는 오락 프로그램에 건강 메시지를 삽입하면, 사람들의 주목과 관심을 얻기 쉽다. 교육적 오락물은 특히 교육 수준이 낮은 사람들에게서 효과적이라고 보고된다(Singhal & Rogers, 1999; Singhal & Rogers, 2004).

교육적 오락물은 미국에서 활발하게 이용되었다. 특히, 10대 임신, 폭력 예방, 총기안전, 알코올중독, 장기기증, 의사-환자 커뮤니케이션, 암, 에이즈, 거식증, 백신, 의료보험 등과 관련된 다양한 건강 주제들을 인기 드라마와 시트콤, 오락물 등에 삽입해 효과를 보았다. 우리나라에서는 건강을 주제로 한 오락 프로그램이 독립적으로 진행되거나(예: KBS의 비타민), 오락 프로그램에서 건강 관련 프로젝트를 진행한 바 있다(예: MBC의 '느낌표!'에서 진행된 각막이식 프로젝트 '눈을 떠요!').

(3) 메시지

메시지를 내보낸다고 해서 수용자에게 확실하게 전달되고 수용자를 설득할 수 있는 것은 아니다. 메시지가 효과를 나타내기 위해서는 공중이 메시지에 주의를 기울여야 하고, 메시지 내용을 이해할 수 있어야 하며, 메시지 내용을 기억할 수 있어야 한다. 또한 캠페인이 의도한 대로 메시지에 반응해야 한다. 즉, 특정 건강문제에 대한 인지도를 높이기 위한 캠페인이라면 인지도를 높일 수 있어야 하며, 특정 행동을 하도록 설득하는 것이라면, 메시지가 설득적이어야 한다.

다음은 메시지의 효과성을 높이기 위해 사용할 수 있는 몇 가지 팁이다.

① 캠페인 주제에 대한 수용자들의 관심 유무에 따라 메시지를 다르게 디자인해야 한다.

사람들은 메시지가 자신들의 관심과 부합할 때 더 주의를 기울인다. 예를 들어, 특정 행동의 위험으로부터 자신을 보호할 수 있는 해결책을 이미 찾고 있는 수용자들이라면 정보에 관심이 높은 사람들일 것이다. 이러한 사람들을 대상으로 하는 메시지는 정교하게 디자인이 되어야 하며 이들이 필요로 하는 정보를 충분히 제공할 수 있어야 한다.

그러나 대다수의 캠페인은 관심을 기울이지 않는 수용자들을 대상으로 하거나, 이미 오랫동안 사회 문제로 거론되어서 메시지에 무뎌져 있는 수용자들을 대상으로 한다. 정보에 관심이 없는 수동적 수용자들에게는 재미있고 오락적이며 창의적인 메시지를 전달해 흥미를 끌어야 한다 (Grunig & Hunt, 1984).

② 가장 중요한 메시지를 가장 먼저 제시한다.

메시지가 제시되는 순서에 따라 메시지에 대한 주목도와 기억이 달라질 수 있다. 메시지의 제시 순서에 따른 효과 차이는 3장을 참고하기 바란다. 일반적으로는 처음에 제시되는 메시지가 주목을 더 받을 수 있으므로 중요한 메시지를 먼저 제시하는 것이 좋다. 특히, 요즘처럼 수많은 정보가 쏟아져 나오는 환경에서는 수용자들이 메시지를 끝까지 읽거나 듣지 않는 경향이 심하므로 초반에 중요한 메시지를 제공하는 것이 좋다.

③ 메시지를 직관적으로 이해하고 기억하기 쉽도록 디자인한다.

캠페인의 권고행동은 명쾌하고 기억하기 쉬워야 한다. 그러기 위해서는 메시지가 직접적이고 간단해야 한다. 또한 메시지에 하나의 내용만을 담는 것이 좋다. 예를 들어, 간접흡연 캠페인의 메시지로서 "세이 노(Say no)" 나 미국 정부가 야채나 과일을 하루에 다섯 분량 이상 먹자고 제시한 "파이브어데이(Five a day)"는 수용자들이 무엇을 해야 하는지를 아주 명쾌하게 전달하는 메시지이다.

④ 공격적이고 훈계적인 메시지는 피하는 것이 좋다.

누군가의 잔소리나 훈계를 들으면 대부분의 사람들은 반발한다. "~하라"는 명령형보다는 수용자 스스로 생각하고 결정하도록 자율성을 주는 메시지를 제시하는 것이 사람들의 반발을 줄일 수 있다. 예를 들면, 2019년 보건복지부의 금연 캠페인 슬로건인 "깨우세요! 우리 안의 금연본능!"은 캠페인 수용자들의 마음에 금연의 본능과 의지가 이미 잠재되어 있음을 암시함으로써 금연 행동의 자율성을 함축한 메시지라고 할 수 있다.

⑤ 메시지를 뒷받침할 수 있는 증거를 제시한다.

캠페인의 주요 메시지를 단순하고 명확하게 제시하되, 주요 메시지를 뒷받침할 수 있는 근거자료나 증거를 덧붙여 메시지의 신뢰성과 설득력을 높일 수 있다. 증거를 제시하는 방법은 수용자에게 맞추어 사용한다. 건강 이슈에 대해 이미 문제의식을 갖고 있으며, 해결책을 찾고 있는 수용자에게는 통계치 등의 자료를, 문제의식이나 관심이 없는 사람에게는 다른 사람의 경험이나 사례를 증거로 제시하는 것이 효과적인 경우가 많다(정만수 & 이은택, 2008).

⑥ 이미지를 적절히 이용하면 직관적으로 메시지를 이해하는 데 도움이 된다.

건강주제의 메시지는 어렵고 복잡한 것들이 많으므로 이미지를 이용해 쉽게 표현해 주면 좋다. 헬스 캠페인에서는 질병의 유병률과 발생률을 이미지로 많이 사용하게 되는데, 연령별 유병률을 막대그래프로 표시하거나 시간의 경과에 따라 특정 위험의 발생률을 선그래프로 표시해 주면, 질병 위험의 정도를 한 눈에 보여 줄 수 있다. 다양한 불확실성과 가능성을 가지고 있는 건강주제라면 "만약에 그렇다면" 의 질문을 연속적으로 던지면서 "예" 혹은 "아니요"의 답변에 따라 나가는 플로우차트(Flowchart)도 내용을 쉽게 설명할 수 있는 방법이다.

글로 기술된 메시지는 사람들마다 이해하는 능력이 다를 수 있지만 이미지는 보편적으로 사용할 수 있는 하나의 언어이므로, 다양한 타깃수용자에게 하나의 메시지를 전달해야 할 때 이미지는 매우 효과적이다. 그러나 이미지에 대한 사람들의 해석이 다를 수 있으므로, 이미지를 개발한 후에는 수용자들이 이미지를 명확하고 정확하게 이해하는지, 이미지로부터 어떤 느낌을 갖는지 등에 대해 사전조사를 실시해야 한다.

(4) 정보원

동일한 메시지를 동일한 채널을 통해 전해도 '누가' 전하느냐에 따라 메시지의 효과가 다를 수 있다. 헬스 캠페인을 수행할 때 메시지를 전달하는 정보원은 유명인, 공공기관 종사자, 전문가, 조직의 책임자, 수용자 또래의 보통 사람이나 권고행동이나 캠페인의 특정 건강문제를 이미 경험한 역할 모형 등을 고려할 수 있다. 정보원이 반드시 살아 있는 인물일 필요는 없다. 캠페인을 위해 특정 캐릭터를 개발해 정보원으로 사용해도 된다. 혹은 수용자에게 인기가 있는 캐릭터를 사용함으로써 캠페인에 대한 주목도와 흥미를 높일 수 있다.

메시지를 전하는 정보원에 따라 수용자들이 메시지에 주목하는 정도가 다르며, 메시지에 대한 신뢰와 기억하는 정도가 다를 수 있다. 정보원을 정할 때에는 정보원의 권위, 공신력, 사회적 매력 등을 고려하며, 메시지의 내용과 정보원의 특성이 부합하는지를 살펴야 한다. 정보원의 속성에 대해서는 3장에서 다루었으므로 참고하기 바란다.

한편, 매치-업 가설(match-up hypothesis)에 따르면, 정보원의 속성이 메시지나 제품의 속성과 부합해야 메시지의 설득 효과가 우수하다(Till & Busler, 2000). 예를 들어, 운동선수는 운동 관련 제품을 광고할 때 효과적일 수 있으나, 화장품이나 통신 제품과는 속성이 부합하지 않으므로 이러한 제품의 정보원으로서는 바람직하지 않다. 헬스 캠페인에서도 매치-업 효과를 고려해 정보원을 선택할 필요가 있다. 예를 들어, 안전한 성생활을 위해 콘돔을 사용해야 한다는 캠페인의 메시지는 여성보다는 남성이 전달하는 것이 더 효과적일 수 있다. 여성보다는 남성이 콘돔을 구매하는 경향이 높으며 콘돔이 남성의 제품으로 인식되기 때문이다(백혜진, 이혜규, 2012).

(5) 이해관계자와의 협력

캠페인을 성공시키기 위해서는 조직의 힘만으로는 부족한 경우가 많으며 다양한 이해관계자들과 협력할 필요가 있다. 이해관계자들과의 협력을 통해 캠페인이 전하고자 하는 메시지나 홍보물을 효과적으로 전달할 수 있으며, 때로는 예산을 지원받을 수도 있다. 예를 들어, 고혈압 예방 캠페인을 진행한다면 지역사회의 의사단체 및 약사단체들과 협력해 의원 및 약국을 홍보물의 배포 채널로 이용할 수 있을 것이다.

캠페인 수행 시 고려해야 할 이해관계자는 자원봉사자, 다른 정부조직 및 비영리기구, 미디어 외에도 병원이나 약국, 소비자단체, 기업이나 소매업자 등이다. 또한 캠페인의 타깃수용자에 따라 학교, 양로원, 주부단체 등과도 협력이 필요할 수 있으며 캠페인을 수행하는 지역사회와 함께 캠페인을 진행하는 것도 캠페인의 성공적인 수행에 도움이 된다.

(6) 언론홍보

언론홍보는 다수의 대중에게 메시지를 빠르게 전달할 수 있는 방법이다. 또한 신뢰받는 언론을 통해 메시지를 전달하면 메시지의 신뢰성도 확보될 수 있다. 언론홍보에는 보도자료 배포, 미디어브리핑이나 기자회견 등이 있다. 본 교재에서는 보도자료 작성에 대해서만 간단히 다루겠다.

보도자료는 뉴스가치가 있는 내용을 언론에 배포할 목적으로 작성한 것으로 보도자료를 언론에 배포함으로써 언론이 해당 내용을 기사화하도록 유도한다. 보도자료는 언론사의 '기사' 양식에 맞추어 작성하는데, 보도자료의 구성 양식은 **표 7-3**과 같다. **그림 7-3**은 보도자료의 예시이다.

표 7-3 보도자료의 구성양식

구성 양식	작성 시의 유의점
보도자료 형식	• 조직의 정체성이 나타날 수 있도록 조직의 로고, 조직명, 홈페이지 주소나 연락처 등이 삽입된 보도자료 형식을 미리 만들어 놓고, 모든 보도자료에 일관된 형식을 사용하는 것이 좋다.
제목(헤드라인)	• 뉴스가치를 결정하는 중요한 요소로서 독자(기자)가 자료에 관심을 갖도록 제목을 달아야 한다. • 본문의 내용을 주어와 동사 위주의 단문으로 요약하며, 필요하면 큰 제목에 1~3개의 작은 제목으로 보충 설명한다.
리드(lead)	• 리드(lead)는 보도자료 본문의 첫 문장으로 전체 내용을 요약한 것이다. • 보도자료에 의미를 부여하고 가독성을 결정한다. • 한 가지의 주제를 6하 원칙에 근거해 기술한다.
본문	• 리드를 뒷받침하는 구체적인 사실을 논리적으로 전개한다. • 단락별로 한 가지의 주제를 담고, 단락의 첫 문장에 가장 중요한 사실을 배열하며, 한 단락은 3개 내외의 문장으로 구성하는 것이 좋다. • 한 문장의 길이가 3줄을 넘지 않도록 짧고 명확하게 쓴다. • 사실에 근거해 객관적이고 정확하게 기술한다. • 연결어와 수식어를 자제하고, 능동형의 동사를 사용한다. • 어려운 용어는 가급적 피하고 부득이한 경우 해석을 곁들여 준다. • 영문은 국문으로 먼저 표기한 후 괄호 안에 영문을 써준다.
연락처	• 보도자료에 대한 문의를 받을 수 있는 담당자의 연락처를 넣는다(기자의 문의에 실시간으로 응대할 수 있는 연락처를 사용한다).

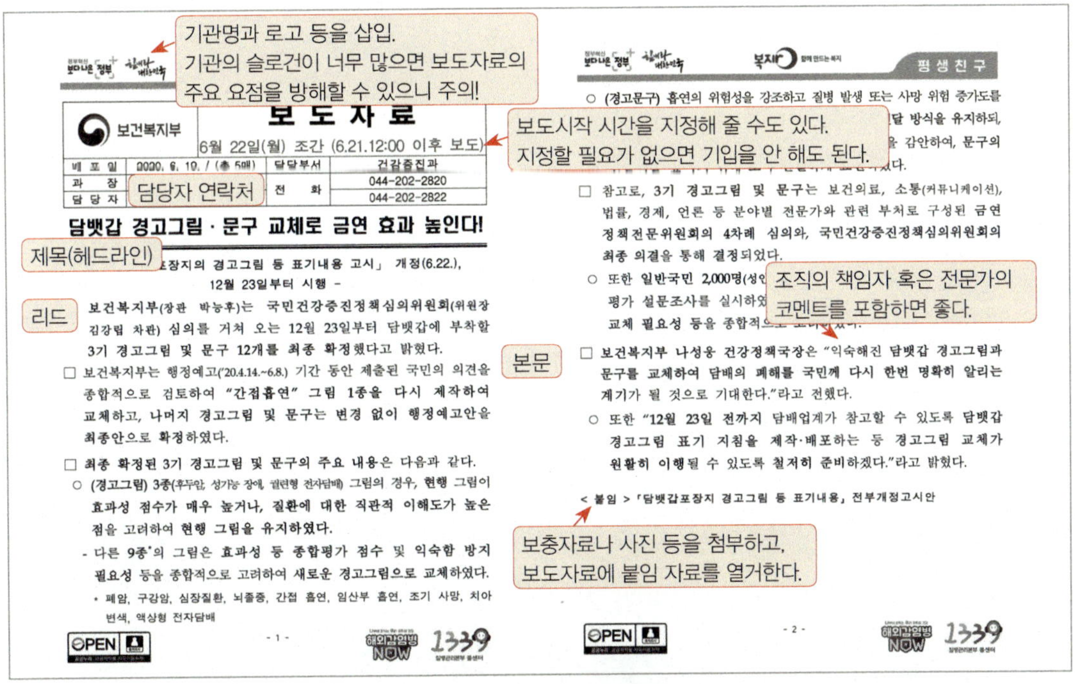

그림 7-3 보도자료 예시

출처: 보건복지부 보도자료(shorturl.at/rwA35)

그 외 보도자료를 작성할 때 유념해야 할 사항은 다음과 같다.

- '역(逆)피라미드형'이 되도록 가장 중요한 것을 가장 먼저 쓴다.
- 가급적 A4 용지 1장을 넘지 않도록 하고 필요한 경우 '붙임'의 형태로 보충자료를 제공한다.
- 언론보도 시 자료사진으로 사용될 수 있도록 보도자료의 내용과 관련한 이미지를 첨부하면 좋다.
- 보도자료는 사실(Fact)을 열거한 것으로 조직이나 보도자료 작성자의 해석을 가미하지 않는다.
- 필요하다면 조직의 대표나 책임자 혹은 외부 전문가의 코멘트를 내용에 추가한다.
- 보도자료 문장의 첫머리는 주어로 시작하며, 주어와 술어의 관계를 분명히 하고 가능하면 가깝게 위치하도록 문장을 구성한다.

【보도자료 문장 예】

– ○○보건소는 최근 식중독 발생사례가 증가함에 따라 식중독 예방지침을 배포했다.
(좋지 않은 문장)

– 최근 식중독 발생 사례가 증가함에 따라 ○○보건소는 식중독 예방지침을 배포했다.
(좋은 문장)

- 형용사와 부사는 사용을 자제하되, 사용해야 하는 경우에는 형용사는 명사 바로 앞에, 부사는 형용사와 동사를 수식할 수 있도록 문장을 구성한다.

【보도자료 문장 예】

– 더운 날씨로 인해 급속히 식중독 발생이 증가하면서
(잘못된 문장)

– 더운 날씨로 인해 식중독 발생이 급속히 증가하면서
(잘된 문장)

- 수식어, 미사여구 등의 사용을 자제한다.
- 초등학교 6학년 어린이가 읽고 이해할 수 있어야 한다.
- 보도자료 작성 후에는 반드시 큰 소리로 읽어 보고 매끄럽지 않은 부분을 수정한다.

보도자료를 작성했으면 해당주제를 담당하는 기자에게 배포한다. 평소 언론사별로 담당기자의 이름과 연락처를 확보하고 있으면 좋다. 보도자료의 가치는 뉴스가치이며, 뉴스의 가치는 시의성에 의해 크게 좌우된다. 따라서 보도자료의 시의성을 고려해 배포 시점을 정하고, 자료 배포 시에는 보도자료에 대한 추가정보가 필요할 때 접촉할 수 있는 연락처를 반드시 명기한다.

또한 보도자료 배포 전후에 보도자료 배포에 대해 알려 줌으로써 기자들이 보도자료에 대한 관심을 갖게 하면 기사화 가능성이 높아질 수 있다.

8) 캠페인 평가 및 모니터링 방법 수립

전략적 캠페인에 있어서 '평가'는 필수 항목이다. 평가는 캠페인의 기획 단계에서 실시하는 형성평가(formative evaluation), 캠페인이 진행되는 중간에 시행하는 과정평가(process evaluation)와 총괄평가(summative evaluation)로 나눌 수 있다.

(1) 형성평가(Formative evaluation)

형성평가는 캠페인을 기획할 때, 즉 캠페인 실시 이전에 진행하는 연구를 말한다. 캠페인의 콘셉트, 캠페인을 위해 개발된 메시지나 이미지 등이 기획 의도대로 수용자에게 받아들여지는지를 평가하고, 형성평가 과정에서 얻어진 피드백이나 수용자들의 반응에 근거해 캠페인 기획을 수정해야 한다(Atkin & Freimuth, 2013). 이를 통해 캠페인의 목표에 더 효과적이고 효율적으로 도달할 수 있는 캠페인 전략과 전술을 개발할 수 있게 된다. 또한 캠페인의 의도하지 않은 효과를 최소화할 수 있다.

형성평가는 캠페인 기획을 위해 자료를 수집하는 단계와 캠페인 기획안에 대해 피드백을 구하는 단계로 나눌 수 있다.

① 자료조사: 타깃수용자의 구체적인 특성, 권고(혹은 권고하지 않는) 행동에 대한 태도, 수용자의 신념, 동기 및 인식 등 수용자에 대해 알아보는 단계이다. 대개는 포커스그룹 인터뷰나 심층 인터뷰, 수용자 관찰 등과 같은 질적 연구를 한다.

② 사전조사: 캠페인의 콘셉트나 메시지, 제작물 등에 대해 수용자들의 피드백을 구하는 과정이다. 포커스그룹 인터뷰를 통해 진행되는 경우가 많은데 수용자 프로파일을 갖는 사람들 8~10명을 한 방에 모아 놓고 캠페인 메시지를 보여 준 후 그들의 반응을 수집한다. 메시지가 그들의 주목을 끌지 못하거나, 메시지에 부정적인 반응을 보이거나, 메시지를 오해하는 등 의도하지 않는 반응이 있는 경우 메시지를 수정해 캠페인을 집행한다(백혜진, 이혜규, 2012).

(2) 과정평가(Monitoring)

캠페인이 계획한 대로 잘 진행되는지를 평가하는 모니터링 과정이다. 사회마케팅에서는 과정연구를 산출평가(output evaluation)라고도 하는데, 과정평가를 통해 캠페인 활동의 일환으로 배포되는 교육자료나 포스터 등이 얼마나 배포되었으며, 광고를 했다면 도달률이나 집행횟수, 보도자료 배포횟수 등의 산출지표를 모니터링하기 때문이다.

(3) 총괄평가(Summative evaluation)

총괄평가는 캠페인의 최종 결과, 즉 캠페인의 영향을 평가하는 과정으로 '결과평가'라고도 한다(Valente & Kwan, 2013). 예를 들면, 캠페인의 목표가 지역사회의 금연율 감소였다면, 캠페인 이전과 비교해 지역사회 금연율이 얼마나 감소했는지를 평가한다. 즉, 캠페인의 목표가 달성되었는지를 평가한다.

한편, 총괄평가를 할 때에는 수용자들의 태도 혹은 행동의 변화가 캠페인의 효과인지를 주의 깊게 점검해야 한다. 예를 들어, 금연율의 감소가 캠페인으로 인한 것인지 혹은 금연 정책이나 캠페인과는 무관한 환경의 변화인 것인지를 분간해야 한다. 또한 비용 대비 효과가 적절한지도 파악하는 것이 좋다.

9) 예산 및 실행일정 수립

캠페인에서 수행할 각 활동별로 예산을 분배하고, 세부 예산 기획을 수립한다. 또한 활동별로 실행일정을 만든다. 대개는 월 단위로 일정을 만든다.

공공 캠페인의 예산이 풍족하지 않은 경우 후원 기관을 모집해 캠페인을 진행하기도 한다. 때로는 일반 기업의 후원을 받기도 하는데 이때 캠페인의 주제 혹은 메시지와 일반 기업의 활동이 서로 상충되지는 않는지 확인할 필요가 있다. 예를 들어, 절주 캠페인을 하면서 주류 회사의 후원을 받는 것이 적절한지에 대해서는 논란의 여지가 있을 것이다.

❸ 헬스 커뮤니케이션 이론을 적용한 캠페인 기획

헬스 캠페인은 개인, 조직 및 커뮤니티의 건강과 삶의 질을 목표로 하며, 이를 위해서는 수용자의 행동 변화가 수반되어야 한다. 그러나 모든 커뮤니케이션 활동이 성공적인 것만은 아니다. 커뮤니케이션 활동이 성공적이기 위해서는 수용자의 건강행동 및 이 행동이 이루어지는 환경에 대한 이해가 기반이 되어야 한다.

커뮤니케이션 이론은 어떠한 사건이나 상황을 총체적으로 이해하고 예측하는 데 도움을 준다. 나아가 규명된 상황을 고려해 캠페인의 목표를 설정하거나 캠페인에서 초점을 두어야 하는 메시지를 구성하는 데 기본적인 틀을 제공해 준다.

헬스 커뮤니케이션 이론은 이론을 다루는 다른 교재에서 자세하게 다루므로 본 절에서는 '범이론적 모형'을 적용해 수용자를 세분화한 후 캠페인을 적용한 예시와 '합리적행동론'을 적용한 메시지 기획 예시를 다룰 것이다.

1) 범이론적 모형을 적용한 수용자 세분화

프로차스카와 디클레멘테(Prochaska & DiClemente, 1983)에 의해 개발된 범이론적 모형(Transtheoretical model)은 변화단계 모형이라고도 하는데, 이 모형은 어떤 행동의 변화는 한 번에 일어나는 사건이 아니라 점진적인 단계로 일어나는 과정이라고 가정한다. 범이론적 모형에 따르면, 개인들이 어떤 변화를 시도할 때는 5단계(계획전 단계, 계획 단계, 준비 단계, 행동 단계, 유지 단계)의 과정을 거친다. 한편 유지 단계에 있던 사람들도 일부는 과거의 행동으로 되돌아가는 재발 단계로 들어갈 수 있으며, 이들은 다시 계획전 단계에서부터 행동변화의 단계를 거치게 된다(**그림 7-4**).

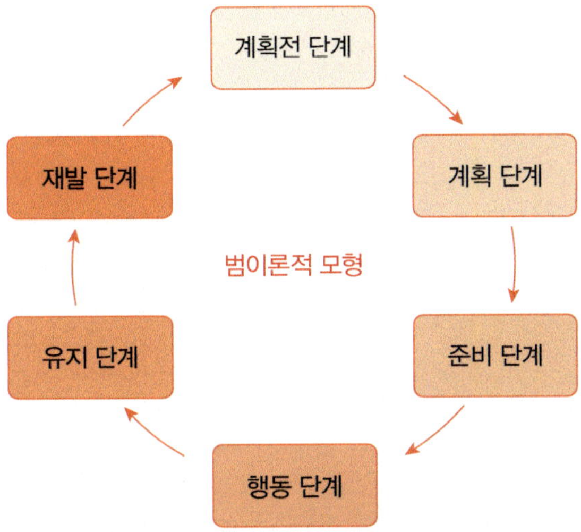

그림 7-4 범이론적 모형

범이론적 모형은 각 변화 단계에서 다음 단계로 넘어가기 위해서는 각 단계별로 개인이 필요로 하는 정보가 다르다고 보기 때문에 수용자를 세분화하고 각각의 세분화된 그룹별로 필요한 메시지를 설계할 때 활용도가 높다.

범이론적 모형을 이용해 수용자를 세분화하려면 우선 전체 수용자를 대상으로 다음과 같은 문항을 이용해 설문조사를 실시한다.

아래 보기는 당신이 현재 하고 있는 생각과 행동의 단계들을 기술한 것입니다. 당신의 상황에 맞는지에 따라 예/아니요로 답해 주시기 바랍니다.

a. 나는 [권고반응]을 수행하는 것에 대해 전혀 생각해 보지 않았다.
(계획전 단계)[1]

예 ______________ 아니요 ______________

b. 나는 [권고반응]을 수행하는 것에 대해 생각해 보았으나 아직 어떤 행동도 취하지는 않았다.
(계획 단계)

예 ______________ 아니요 ______________

c. 나는 [권고반응]을 수행하는 것에 대해 생각해 보았고 조만간 행동을 할 수 있도록 작은 변화를 시도해 왔다.
(준비 단계)

예 ______________ 아니요 ______________

d. 나는 [권고반응]을 수행해 오고 있다.
(행동 단계)

예 ______________ 아니요 ______________

e. 나는 규칙적으로 [권고반응]을 수행해 오고 있다.
(유지 단계)

예 ______________ 아니요 ______________

f. 나는 전에 [권고반응]을 수행했었으나 지금은 하지 않고 있다.
(재발 단계)

예 ______________ 아니요 ______________

---

1 가로 안에 있는 변화 단계는 독자의 이해를 돕기 위해 추가한 것으로 설문조사를 실시할 때는 삭제해야 한다.

출처: Witte, Meyer & Martell (2001). pp 174–176

수용자의 변화 단계가 설문조사를 통해 파악이 되었다면, 수용자들을 각 단계별로 세분화한 후 각 집단별로 차별화된 캠페인 전략과 프로그램을 개발한다. 표 7-4는 각 변화 단계의 정의 및 단계별 전략을 보여 준다. 또한 우울증 극복 캠페인을 위한 웹사이트를 만든다고 가정하고, 각 단계별 수용자에 따라 강조해야 하는 내용의 예시를 보여 준다. 수용자가 캠페인의 웹사이트를 방문하면 변화 단계를 파악하기 위한 설문조사를 실시하고, 그 결과에 따라 차별화된 정보 페이지로 이동하게끔 웹사이트를 디자인하면 된다.

표 7-4 범이론적 모형의 단계별 활용 전략 및 예시

단계	정의	활용 전략	우울증 극복 캠페인의 웹사이트 개발 시 정보 예
계획전 단계 (pre contemplation)	• 문제를 인식하지 못하고, 변화계획이 없는 단계	• 변화의 필요성 인식 증진 • 개인화, 구체화된 위험 및 행동 변화의 이점을 강조하는 메시지 제공	• 우울증의 증상 및 우울증으로 인한 문제점 등에 대한 정보 제공 • 우울증은 마음의 감기라는 인식과 같은 편견 수정 • 우울증 치료를 받고 삶이 바뀐 사람들의 사례 소개
계획 단계 (contemplation)	• 문제를 인식하고 변화하겠다는 생각을 하는 단계. 대체로 6개월 이내에 행동을 변화시키고자 하는 의향이 있음	• 외부자극 및 동기부여를 통해 변화계획을 세우도록 유도함	• 우울증 치료 옵션 소개 (자세한 정보는 필요 없음) • 행동 변화의 이점과 장애를 비교 분석하도록 도와 줌
준비 단계 (preparation)	• 행동을 변화시키고자 하는 구체적인 계획을 갖고 있는 단계. 대체로 한 달 이내에 행동을 변화시키고자 하는 의향이 있음	• 구체적인 계획을 세우도록 도와 줌 • 실행가능한 목표설정을 유도함	• 우울증 극복을 위해 스스로 할 수 있는 활동, 자조그룹, 병원 방문 등 다양한 활동 등을 소개 • 웹사이트를 통해 다른 우울증 환자들과의 우울증 극복활동을 주선해 줌
행동 단계 (action)	• 변화를 위해 구체적인 시간과 노력을 기울이는 단계. 대체로 1일~6개월간 행동이 지속됨	• 변화된 행동에 대한 지지 및 강화	• 온라인 게시판 등에 우울증 극복을 위한 1일 1활동 등록 등을 운영하고 일정 목표 달성 시 보상
유지 단계 (maintenance)	• 변화된 행동이 6개월 이상 지속되는 단계. 행동단계에 비해 변화 이전의 행동으로 돌아갈 확률이 낮음	• 변화 전의 행동을 촉발하는 자극제거 • 행동 변화에 대한 보상강화 • 자조자모임 제공	• 우울증이 재발될 수 있음을 알려 주고, 재발 시의 극복방법을 제시

2) 합리적행동론을 적용한 메시지 기획

개인의 신념, 태도 및 행동의향과 행동 사이의 관계를 규명해 주는 합리적행동론(**그림 7-5**)과 합리적행동론에 '지각된 행동 통제력'을 추가해 이론을 확장한 계획된행동론은 헬스 커뮤니케이션에서 가장 많이 쓰이는 이론들이다(노바 코코란, 2009).

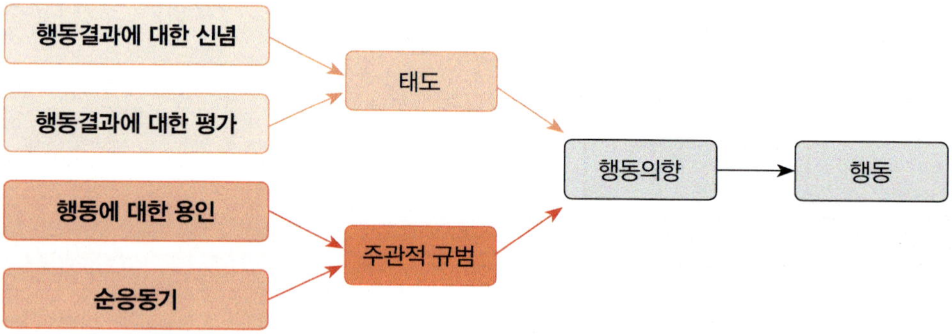

그림 7-5 합리적행동론

합리적행동론에 따라 캠페인을 기획하기 위해서는 특정 행동에 대해 수용자들이 갖는 태도와 주관적 규범을 조사해야 한다. 예를 들어, 직장인 회식에서의 절주를 권고하는 캠페인을 시행한다고 가정하자. 권고행동에 대한 태도를 결정하기 위해서는 권고행동을 취했을 때 얻을 수 있는 결과는 어떤 것들인지를 알아보고, 각각의 결과가 실제 얼마나 나타나게 될지(즉, 행동결과에 대한 신념)를 수용자에게 물어 본다. 또한 각 결과가 수용자들에게 얼마나 가치가 있는지를 평가하게 한다. **표 7-5**는 조사결과를 보여 주는 가상의 예이다.

표 7-5 절주에 대한 태도(가상 예)

행동결과	행동결과에 대한 신념	행동결과에 대한 평가	행동결과에 대한 신념 * 결과에 대한 평가
동료들과 어울릴 수 없다.	3	−2	−6
내게 소중한 사람들과 가치 있는 활동을 하는 데 시간을 더 쓸 수 있다.	4	+3	+12
건강에 좋을 것이다.	3	+3	9
절주에 대한 태도			15

주. 직장 회식에서 절주를 했을 때 일어날 수 있는 결과들을 수용자에게 기록하게 했을 때 상기 표의 첫 번째 칼럼에 열거된 내용들이 나왔다고 하자. 이후 각 다수의 수용자들을 대상으로 설문조사를 실시한다. 먼저, 첫 번째 칼럼에 나타난 결과들이 얼마나 일어날 것이라고 믿는지를 1점에서 5점 사이에서 응답하게 하고(두 번째 열), 각각의 결과들의 가치를 −3점(매우 바람직하지 않다)에서 +3점(매우 바람직하다)으로 응답하게 해 보자. 이 결과들을 가지고 '행동결과에 대해 믿는 정도'와 '결과에 대한 가치를 곱해 네 번째 칼럼의 값을 구한다. 이 값의 합계가 직장 회식에서의 절주행동에 대한 수용자들의 태도 점수이다.

유사한 방법으로 주관적 규범도 측정하면 된다. 우선 수용자들이 중요하게 여기는 준거집단(referent group)이 누구인지를 물어본다. 이후 준거집단이 권고행동을 용인할지에 대한 수용자 인식을 -3(전혀 용인하지 않을 것이다)에서 +3(매우 용인할 것이다)으로 측정한다. 또한 수용자들이 준거집단에 얼마나 순응할 의향이 있는지를 5점 척도로 조사한다. 용인 정도와 순응동기를 곱하면 주관적 규범의 점수가 된다(표 7-6).

표 7-6 절주행동에 대한 주관적 규범

준거집단	행동에 대한 용인	순응동기	행동에 대한 용인정도 * 순응동기
직장 동료	-1	3	-3
상사	-2	4	-8
배우자	+3	4	+12
주관적 규범			1

위 예의 결과는 수용자들이 자신에게 소중한 사람들과의 활동을 위한 시간 확보를 매우 중요하게 여기며, 회식에서 절주를 하면 이러한 시간이 확보될 수 있다고 믿고 있음을 보여 준다. 또한 배우자에 대한 순응동기가 높고 이들 준거집단이 절주행동을 용인한다고 인식하고 있다. 따라서 캠페인을 기획할 때에 퇴근 후 배우자와 시간을 함께 보낼 수 있음을 강조하면 캠페인 메시지가 효과적일 수 있다. 한편, 상사들에 대한 순응동기가 높은 반면 상사들이 절주행동을 용인하지 않을 것이라고 여기는 경향이 있다. 또한 동료들과 어울릴 수 없는 것으로 인해 절주에 대한 태도가 감소한 것을 알 수 있다. 이러한 점을 캠페인에 적용한다면, 회식에서 절주를 하면서도 동료와 상사로부터 인기가 있는 역할 모형을 내세우거나 대부분의 직장 상사들은 절주를 용인한다는 메시지를 강조해야 할 것이다.

4 캠페인 기획 시의 고려사항

효과적인 캠페인을 기획하고 이행하기 위해서는 몇 가지 사항을 염두에 두어야 한다.

1) 헬스리터러시(Health literacy)

헬스리터러시는 학자마다 다양하게 정의하지만 보편적으로 사용되는 정의는 "개인이 건강을 위해 최적의 결정을 하기 위해 필요한 기본적인 건강정보나 서비스를 획득하고, 처리하며, 이해하여, 적용할 수 있는 능력의 정도"이다(Ratzan & Parker, 2000). 아무리 캠페인의 기획이 훌륭해도 수용자들의 헬스리터러시 능력이 저조해 캠페인 메시지를 이해하고 적용하지 못한다면 캠페인은 성공할 수 없다. 따라서 캠페인 기획자는 수용자의 헬스리터러시 능력을 파악하고 그에 맞도록 캠페인을 기획해야 한다.

헬스리터러시의 정의가 다양한 것처럼 이를 측정하기 위한 방법에 대해서도 여러 이견이 존재한다. 현재 헬스리터러시를 측정하는 방법은 활자화된 건강정보를 읽고 해석할 수 있는 능력을 측정하는 것에 국한되어 있다. 우리나라에서는 김성수, 김상현, 이상엽(2005)이 외국의 자료를 번역하고 보완한 한국형 헬스리터러시 평가도구(Korean Health Literacy Assessment Tool: KHLAT)가 개발되어 있다. 이 평가도구는 복용량, 안구, 신경섬유, 카페인, 천식, 쓸개 등 건강 및 질병과 관련된 어휘 중 의미를 알고 있는 단어가 몇 개인지를 물어보는 방식으로 헬스리터러시를 측정한다.

최근에는 온라인 미디어를 통해 건강정보를 획득하는 경우가 많으므로 e-헬스리터러시의 능력이 강조된다. 노만과 스키너(Norman & Skinner, 2006)는 온라인에서 정보를 추구하고, 원하는 정보를 찾아내고, 이해하고, 평가하는 능력과 건강문제를 해결하기 위해 그러한 지식을 적용할 수 있는 능력을 일컬어 'e-헬스리터러시'라고 정의한다. 한편, 이병관, 변웅준, 임주리(2009)는 노만과 스키너의 e-헬스리터러시를 아래와 같이 번역했으며, e-헬스리터러시는 의사와의 커뮤니케이션에 영향을 미친다고 보고했다.

e-헬스리터러시 측정 문항

① 나는 인터넷에서 유용한 건강정보를 찾을 줄 알고 있다.
② 나는 나의 건강문제에 대한 답을 찾기 위해서 인터넷을 어떻게 이용할지 알고 있다.
③ 나는 인터넷에서 어떤 건강정보를 이용할 수 있는지 알고 있다.
④ 나는 인터넷에서 유용한 건강정보를 어디서 찾을지 알고 있다.
⑤ 나는 인터넷에서 나를 위해서 찾은 건강정보를 어떻게 이용할지 알고 있다.
⑥ 나는 인터넷에서 내가 찾은 건강정보를 평가할 수 있는 능력을 구분할 수 있다.
⑦ 나는 인터넷에서 낮은 수준의 건강정보와 양질의 정보를 구분할 수 있다.
⑧ 나는 인터넷에서 건강정보를 이용하여 건강에 관한 의사결정을 하는 데 믿음이 간다.

출처: 이병관, 변웅준, 임주리(2009). 개인의 e-헬스리터러시(e-Health Literacy)가 의사-환자 커뮤니케이션에 미치는 영향(eHeals: The e-Health Literacy Scale(Norman & Skinner, 2006을 번역한 것임)

2) 의도하지 않은 효과

캠페인 실무자들에게 완벽해 보이는 캠페인 기획이라도 막상 캠페인을 수행하면 '의도하지 않는 효과'가 캠페인 수행 도중 혹은 캠페인이 끝난 후에 드러난다. 따라서 캠페인 기획자들은 캠페인의 의도하지 않는 효과까지도 최대한 예측하고 이러한 것들이 최소화되도록 대책을 강구해야 한다. 헬스 캠페인에서 특히 주의해야 할 '의도하지 않은 효과' 가운데 일부를 소개한다(Cho & Salmon, 2007).

(1) 혼동(obfuscation)

수용자들이 캠페인 메시지를 오해 혹은 혼동해서 캠페인과는 무관하거나 오히려 바람직하지 못한 효과가 나타날 수 있다. 예를 들면, 자외선 차단 캠페인을 진행할 때 수용자들이 자외선의 위험을 과도하게 해석하고, 햇빛을 극단적으로 피해 비타민 D 결핍이 야기될 수 있다. 미국에서는 에이즈 예방을 위한 콘돔 사용 캠페인을 진행하면서 "네 파트너와 상의하라"라는 메시지를 사용한 적이 있는데, 이 캠페인을 접한 수용자들이 파트너와 의논하는 것만으로 에이즈를 예방할 수 있는 것으로 오해해 캠페인 이후 에이즈 발병률이 오히려 높아진 적이 있었다.

(2) 반작용(boomerang)

반작용은 심리적 반발(psychological reactance; Brehm, 1966)의 일환으로 캠페인 수용자들이 자신들의 자유가 위협받았다고 느껴 자유를 회복하기 위해 캠페인에서 제시하는 행동과 반대로 행동하는 것이다. 헬스 캠페인에서는 공포소구를 이용할 때 반작용이 야기되기 쉽다. 반작용 효과를 최소화하기 위해서는 수용자를 세분화해서 수용자의 상황에 맞는 메시지를 개발해야 한다. 예를 들어, 캠페인의 타깃수용자가 금연을 시도했으나 실패 경험이 많은 흡연자라면 금연을 위한 실제적인 팁을 제공하고 자기효능감을 높이는 메시지를 제시해야 한다. 이들에게 흡연의 폐해를 강조하는 공포소구 메시지를 제시하면 흡연의 위험을 이미 알지만 금연하기 어렵다고 생각하는 수용자들은 자신의 흡연 행동을 합리화하면서 반작용을 일으킬 가능성이 높다.

(3) 낙인

헬스 캠페인으로 인해 특정 집단에 대한 부정적인 인식이 형성될 수 있다. 2007년에 간접흡연의 폐해를 알리기 위해 진행한 캠페인의 "흡연, 보이지 않는 폭력입니다."와 같은 슬로건은 흡연자는 폭력자라는 낙인을 만들 수 있는 위험이 있다. 또한 2016년에 담배를 사는 것은 질병을 사는 것이라는 의미로 "후두암 주세요" "폐암 주세요" 라는 메시지를 제시했던 보건복지주의 금연 캠페인은 질병에 걸린 환자들을 매우 비참하게 그리고 있다. 이러한 캠페인은 환자들이 비참한 삶을 사는 낙오자 혹은 장애인이며, 자신들의 질병을 스스로 초래했다는 낙인을 찍을 수 있다.

질병과 관련한 낙인은 그 자체로도 부정적이지만, 낙인을 경험하는 사람들이 질병을 숨겨

치료가 늦어지는 부작용도 있다. 우리나라에서는 에이즈 환자는 동성애자 혹은 문란한 성생활로 인한 것이라는 사회적 낙인이 심하며 이로 인해 에이즈 환자들이 자신들의 병을 숨기고 치료를 받지 않는 경우가 많다.

캠페인의 의도하지 않은 효과가 항상 부정적인 것만은 아니며 때로는 긍정적인 효과로 나타나기도 한다. 캠페인의 효과가 의도하지 않는 건강 영역으로 확산되거나 타깃으로 삼지 않았던 수용자들의 행동을 바꾸기도 한다. 코로나19 예방을 위해 손씻기 캠페인을 한 결과로 독감까지 예방된 것은 긍정적인 방향의 의도하지 않은 효과라고 할 수 있다. 또한 특정 건강문제의 캠페인을 진행할 때 캠페인의 타깃수용자는 아니지만 정책 결정자에게도 캠페인 메시지가 전달되어 보건 정책의 도입이나 수정이 야기되는 경우도 있다.

결론적으로 캠페인 기획자들은 캠페인이 의도하지 않은 부정적인 결과를 예측하고 이를 최소화할 수 있도록 사전에 계획하며, 의도하지 않은 긍정적인 효과가 예상되는 경우 이를 유도해서 캠페인의 시너지를 낼 수 있도록 노력해야 한다.

요약

본 장은 캠페인의 정의, 캠페인 기획 과정을 살펴보고, 수용자 세분화 및 타깃 선정 등 각 과정별 중요한 이슈를 살펴보았다. 캠페인을 기획할 때는 캠페인의 목표를 SMART(specific, measurable, achievable, realistic, time-bound)하게 정하고, 목표를 달성하기 위한 전략과 계획을 수립해야 한다. 또한 선정된 타깃에 대해 철저하게 사전조사하고 타깃수용자의 관점에서 캠페인을 기획해야 한다.

캠페인을 기획할 때 헬스 커뮤니케이션 이론을 이용하면 좀 더 체계화된 기획을 할 수 있으며, 본 장에서는 수용자 세분화에 유용한 범이론적 모형 및 캠페인 콘셉트를 정할 때 이용할 수 있는 합리적행동론에 대해 알아보았다.

캠페인을 수행하는 동안 과정평가(process evaluation)를 수행함으로써 캠페인이 의도되지 않은 방향으로 진행될 경우 바로 잡아 가며 캠페인을 전개해야 한다. 또한 캠페인이 끝난 후 반드시 총괄평가를 함으로써 캠페인이 의도한 목표를 달성했는지를 평가하고, 다음 캠페인을 위한 참고가 될 수 있도록 한다.

마지막으로 본 장에서는 캠페인을 기획할 때 고려해야 하는 수용자의 헬스리터러시를 간단히 다루었으며, 캠페인의 의도하지 않은 효과에 대해서도 캠페인 기획 당시부터 미리 예측하고 이를 최소화할 수 있는 방안을 마련할 것을 강조했다.

연습문제

1. 사회마케팅에서 '제품'으로 간주하는 것은 다음 중 무엇인가?

① 캠페인의 후원사가 제공하는 제품이나 물품
② 캠페인에서 배포하는 인쇄물 ③ 캠페인에서 제공하는 선물
④ 캠페인에서 권고하는 행동 ⑤ 해당사항이 없음

사회마케팅에서는 수용자들에게 권고하는 행동을 제품으로 간주하며 소비자들이 자발적으로 제품을 구입하듯이 캠페인의 수용자들이 권고행동을 자발적으로 구입, 즉 채택해 실천하는 것을 목표로 마케팅 활동을 실시한다.

정답 ④

2. 다음 중 수용자세분화 및 타깃팅(targeting)에 대한 설명으로 적절한 것은?

① 세분화와 타깃팅을 하면 캠페인의 효율성은 높아지지만 효과성은 떨어진다.
② 세분화와 타깃팅 과정은 캠페인을 진행할 때 반드시 이루어져야 한다.
③ 하나의 변인을 이용해 세분화한다.
④ 세분화와 타깃팅을 하면 캠페인의 수용자 수치가 증가한다.
⑤ 세분화와 타깃팅으로 인해 특정 집단에 대해 낙인이 생길 수 있다.

수용자세분화 및 타깃팅을 하면 캠페인의 효과성 및 효율성을 높일 수 있다. 그러나 동일한 채널을 통해 동일한 메시지를 가지고 전체 수용자를 설득할 수 있거나, 수용자세분화 및 각각의 세분화된 소집단을 대상으로 캠페인을 개발, 수행하는 데 소요되는 비용이 세분화의 혜택보다 크다면 이 과정을 생략할 수 있다. 수용자세분화는 몇개의 변인을 사용하는 경우가 많다. 인구지리학적 변인을 사용하는 경우 특정 계층에 대한 낙인이나 편견이 생길 수 있으므로 주의해야 한다.

정답 ⑤

3. 다음 중 맥과이어의 정보설득 모형에 대해 가장 올바른 설명은?

① 커뮤니케이션은 정보원–메시지–채널의 3요소로 구성된다.
② 메시지가 전달되면 수용자의 행동은 변화된다.
③ 커뮤니케이션 반응은 단계적으로 나타난다.
④ 대인 커뮤니케이션에 초점을 둔 커뮤니케이션 모형이다.
⑤ 커뮤니케이션의 최종 반응은 행동 강화이다.

맥과이어의 정보설득 모형은 매스미디어를 이용한 커뮤니케이션을 다룰 때 사용할 수 있는 모형으로서, 커뮤니케이션의 투입요인을 ① 정보원 ② 메시지 ③ 통로 ④ 수용자 ⑤ 목적지 혹은 원하는 결과로 본다. 커뮤니케이션이 이루어지면 13가지 반응이 단계적으로 진행되지만, 모든 커뮤니케이션 활동이 최종 반응, 즉, 13단계 반응인 타인의 행동전향 (proselytization)까지 가는 것은 아니며, 커뮤니케이션 반응 단계의 중간에서 효과가 멈출 수 있다.

정답 ③

4. A씨는 캠페인을 수행하는 도중에 보도자료 배포 건수와 인쇄물의 배포 건수를 집계하였다. 이러한 활동을 나타내는 용어는?

① 형성평가
② 사전조사
③ 결과조사
④ 산출평가
⑤ 총괄평가

산출평가(output evaluation)는 과정평가라고도 하는데, 캠페인 활동의 일환으로 배포되는 교육자료, 포스터 등이 얼마나 배포되었으며, 광고를 했다면 도달률이나 집행횟수, 보도자료 배포횟수 등의 산출지표를 모니터링하는 평가를 말한다.

정답 ④

5. 합리적행동론을 적용해 '감기 증상이 있을 땐 출근하지 않기' 캠페인을 기획했다. 이 캠페인에서는 직장동료들이 "안 와도 괜찮아"라는 메시지를 전달한다. 이 캠페인에 대한 설명으로 올바른 것은?

① 권고행동에 대한 수용자의 태도 변화가 캠페인의 목표일 것이다.
② 직장동료가 정보원으로 사용되었다.
③ 수용자들의 심리적 반발이 나타날 가능성이 높다.
④ 교육적-오락물의 예이다.
⑤ 권고행동에 대한 자기효능감을 강조한다.

이 예시는 캠페인 수용자의 준거집단 가운데 직장동료를 정보원으로 사용해, 아플 때는 직장에 안 와도 된다는 메시지를 전달함으로써 주관적 규범 인식을 바꾸려고 하는 캠페인이다. 교육적 오락물은 건강 관련 메시지를 인기 있는 오락 프로그램에 삽입해 전달하는 활동이다.

정답 ②

참고문헌

김영석(2008). 설득 커뮤니케이션. 나남 출판.

노바 코코란 엮음, 정희철 이희복 옮김(2009). 헬스 커뮤니케이션: 이론과 전략. 한울.

이병관·변웅준·임주리(2009). 개인의 e-헬스리터러시(e-Health Literacy)가 의사-환자 커뮤니케이션에 미치는 영향. 『사이버커뮤니케이션 학보』, 제27권 3호, 89-125.

이형민(2016). 수용자의 자극추구성향이 공연 콘텐츠 대형 빌보드 광고 효과에 미치는 영향. OOH 광고학연구, 13(2), 5-23.

백혜진(2013). 소셜마케팅. 커뮤니케이션 북스.

백혜진·이혜규(2012). 헬스 커뮤니케이션의 메시지 수용자 미디어 전략 (헬스 커뮤니케이션, 2012, 커뮤니케이션 북스).

손애리(2004). 보건행태 및 보건교육이론. 삼육대학교 출판부.

정만수·이은택(2008). 쉽고 체계적인 설득 커뮤니케이션의 이해, 에피스테메.

Ajzen, I.(1991). The theory of planned behavior. *Organizational Behavior and Human Decision Processes*, *50*(2), 179-211.

Andreasen, A.(1995). *Marketing social change: Changing behavior to promote health, social, development, and the environment*. San Francisco, CA: Jossey-Bass.

Atkin, C. K., & Freimuth, V.(2013). Guidelines for formative evaluation research in campaign design. In Rice, R. A., & Atkin, C. (Eds.) *Public Communication Campaigns* (4th ed., pp. 53-68). Thousand Oaks, CA: Sage

Brehm, J. W. (1966). *A theory of psychological reactance*. New York, NY: Academic Press.

Cho, H. Y., & Salmon, C. T.(2007). Unintended effects of health communication campaigns. *Journal of Communication*, *57*, 293-317.

Hoyle, R. H., Stephenson, M. T., Palmgreen, P., Lorch, E. P., & Donohew, R. L.(2002). Reliability and validity of a brief measure of sensation seeking. *Personality and Individual Differences*, *32*(3), 401-414.

Grunig,G. E., & Hunt, T.(1984). *Managing public relations*. Fort Worth; Holt,Rinehart and Winston, Inc.

Kotler, P., & Lee, N.(2008). *Social marketing: Influencing behaviors for good*. Thousand Oaks, CA: Sage.

Norman, C. D., & Skinner, H. A.(2006). eHealth literacy: essential skills for consumer health in a networked world. *Journal of Medical Internet Research*, *8*(2), e9.

O'Sullivan, G. A., Yonkler, J. A., Morgan, W., & Merritt, A. P.(2003). *A field guide to designing a health communication strategy*. Johns Hopkins Bloomberg School of Public Health/Center for Communication Programs, Baltimore, MD.

Piotrow, P. T., Kincaid, D. L., Rimon, J. G. I., & Rinehart, W.(1997). *Health communication: Lessons from family planning and reproductive health*. Westport, CT: Praeger Publishers.

Prochaska, J. O., & DiClemente, C. C.(1983). Stages and processes of self-change in smoking: Toward an integrative model of change. *Journal of Consulting and Clinical Psychology*, *51*(3), 390-195.

Ratzan, S. C., & Parker, R. M.(2000). Introduction. In C. R. Selden, M. Zorn, S. C. Ratzan, & R. M. Parker. (Eds.), *National library of medicine current bibliographies in medicine: Health literacy*. NLM Pub. No. CBM 2000-1. Bethesda, MD: National Institutes of Health, U.S. Department of Health and Human Services.

Rice, R. E., & Atkin, C. K.(2013). *Public communication campaign*. Thousand Oaks, CA: Sage.

Rimon, J. G. I.(2001). *Behavior change communication in public health*. In Beyond Dialogue: Moving Toward Convergence. Managua, Nicaragua: Presented at the United Nations Roundtable on Development Communication.

Singhal, A., & Rogers, E. M.(1999). *Entertainment–education: A communication strategy for social change*. Mahwah, NJ: Lawrence Erlbaum Associates.

Till, B. D., & Busler, M.(2000) The match–up hypothesis: Physical attractiveness, expertise, and the role of fit on brand attitude, purchase intent and brand beliefs, *Journal of Advertising*, *29*(3), 1–13.

Valente, T. W. & Kwan, P. P.(2013). Evaluating communication campaigns. In Rice, R. Public Communication Campaigns (4th ed., pp. 83–98).

Witte, K.(1992). Putting the fear back into fear appeals: The extended parallel process model. *Communication Monographs*, *59*, 329–349.

Witte, K., Meyer, G., & Martell.(2001). *Effective health risk messages: A step–by–step guide*. Thousand Oaks, CA: Sage Publication.

Zuckerman, M.(1994). *Behavioral expressions and biosocial bases of sensation seeking*. Cambridge university press.

집필자 **이혜규** 한동대학교 경영경제학부
E–mail hglee@handong.edu

공중보건 측면에서의 위험·위기소통

8

학습목표

- 위험과 위험인식을 이해한다.
- 위험소통에 관한 이론 및 모형을 이해한다.
- 정부의 감염병과 관련된 위기소통을 이해한다.

울리히 벡은 현대는 '위험사회(risk society)'라고 하고 있다. 그는 이제 개인은 '좋은 것'을 갖는 것에 마음을 쓰기보다는 가장 최악의 일이 벌어지는 것을 예방하는 데 더 신경을 쓴다고 하였다(Beck, 1992, p. 49; Denney, 2005). 위험사회의 문제를 해결하기 위해서는 산업의 발달에 대한 성찰, 개인의 지각을 통한 대응, 사회운동이 활성화가 필요하다(Beck, 1986/1997). 커뮤니케이션은 위험을 해결할 수 있는 중요한 수단이다. 특히, 커뮤니케이션은 다양한 이해관계자(stakeholder) 간의 쟁점을 조율하고 타협해 가는 과정에 중요한 역할을 한다.

최근 들어 사스, 신종플루, 메르스, 코로나바이러스감염증-19(이하 '코로나19') 등과 같은 감염병의 증가로 인해 공중보건 측면에서의 위험·위기소통은 매우 중요해졌다. 이와 더불어 환경(environment), 안전(safety), 보건(health & medicine) 분야에서도 위험소통을 중요하게 다루고 있다. 위험소통은 예상치 못한 감염 상황이 닥쳤을 때 국민과 이해당사자에게 해당 사건으로 발생할 수 있는 위해(危害)를 빠르고 정확히 알려주는 과정이라고 할 수 있다. 위험소통은 위험관리(risk management), 위험평가(risk assessment), 위험관리 과정(Risk management process)의 개념을 포함하고, 이는 배경, 위해, 선택, 결정, 조치, 평가로 구성된 일련의 개념적 과정이다. 본 장에서는 공중보건학적 측면에서 위험과 위험인식, 위험 관련 이론들을 고찰하고, 정부의 위험소통과 위기관리를 소개하고자 한다.

1 위험과 위험인식

1) 위험

피터 샌드만(Peter Sandman)은 위험(risk)을 위해(hazard)와 분노 혹은 격분(outrage)이 합해진 개념(Risk = Hazard + Outrage)으로 설명한다. 위해(hazard)는 객관적인 위해요소의 발생 가능성(probability, P), 심각성 혹은 크기(magnitude of consequence, M)라고 할 수 있다. outrage의 번역은 학자마다 다르며, 사전에 의하면 "a feeling of anger and shock"로 정의된다. 분노(outrage)는 그 위험을 공중(public)이 어떻게 인식하는지에 관한 감정반응의 정도이다. 위험에 대한 정의는 위험의 객관적인 사실과 사람들이 그 위험을 어떻게 주관적으로 인식하는지 모두 포함한다.

위험에 대한 시각은 전문가나 과학적 측면에서의 객관적인 사실과 일반인의 공중 인식과 같은 주관적인 사실이 함께 작동한다. 역사적으로 보면 과거에는 위험을 과학기술에 기반을 둔 객관성 중심에서 파악하였는데, 최근에는 사회문화적인 맥락을 적용하여 위험을 인식해야 한다는 것으로 변화하였다. 위험은 정보를 소비하는 공중이 위험에 관한 메시지, 의견, 공유 및 학습 경험을 통한 사회적 해석에 따라 형성된다. 그러므로 위험은 사회문화적 맥락이 고려되어 해석되기 때문에 훨씬 더 가변적이고 사회적이다.

2) 위험인식

전문가가 계산하는 객관적 위험(objective risk)과 일반인들이 실제로 느끼는 주관적 위험(subjective risk) 또는 인식된 위험(perceived risk)이 서로 다르게 인식되어 위험 정보 격차(risk information gap)가 발생한다. 최근에는 전문가가 인식하는 위험보다 공중이 받아들이는 위험에 더 주목한다. 비전문가인 일반인의 위험인식은 객관적인 방식보다는 위해요소와 관련된 다양한 외부적, 상황적 요인들에 의해 더 많은 영향을 받는다(Sandman, 1993). 전문가의 위험인식과 일반인의 위험인식의 차이로 위험 정보 격차가 발생한다. 이 위험 정보 격차를 감소시키는 것이 위험소통의 주 기능이다. 전문가는 과학적인 지식에 근거를 두고 위해가 발생할 가능성을 확률적으로 이해하고, 인구 전체의 평균에 바탕을 두어 이 위해가 위험한 것인지 아닌지를 판단한다. 반면 일반 대중은 위해를 개인적, 직관적, 절대적으로 인식하고 위해를 흑백의 단정적인 논리로 이해하고, 자신에게 미치는 결과로 위해의 안전 여부와 심각성에 반응한다. 이처럼 두 집단의 인식의 차이는 의사소통의 장애요인(noise)이 되며, 효과적인 위험소통을 하려면 이 장애를 최소화하는 체계적인 소통이 필요하다.

일반인들은 전문가와 달리 잘 알려지지 않고 새로운 것일수록(unknown), 통제할 수 없는 것일수록(uncontrolled), 결과가 심각할수록(severity), 노출의 크기가 클수록(number of people exposed) 더 위험하다고 인식한다. 예를 들면, 전문가들은 자동차 사고가 가장 위험하다고 계산하는 반면에 일반인들은 원자력발전(핵무기)이 가장 위험하다고 느낀다. 코로나19가 처음 출몰했던 확산 초기 단계에서 코로나19는 무엇인지 잘 몰랐던 신종감염성 질환이었고, 백신과 치료제가 없어 통제할 수 없는 질환으로 인식했기 때문에 위험인식이 매우 높았다. 즉, 코로나19가 가지는 내재적인 속성으로 인해 위험인식이 높았다. 한국 정부가 확진자를 빨리 진단하여 찾아내어 격리하고, 관련 정보를 빠르게 공개하여 신속히 대처하였고, 코로나19에 대한 지식이 축적되고, 손 씻기, 마스크 착용이나 사회적 거리두기가 코로나 감염으로부터 예방할 수 있다는 자기효능감이 높아심에 따라 위험인식도 감소하였다. 이러한 대응은 감정반응에 영향을 주어 시간이 지날수록 코로나19를 극복할 수 있다는 심리적 측면에 영향을 주어 발생 초기보다는 위험인식이 낮아졌다. 이처럼 위험인식은 가변적이며, 위험인식에 영향을 미치는 요인은 내재적일 수도 있고 외재적일 수도 있다.

공중은 전문가가 판단하는 위험의 정도로 인식하는 것이 아니라 스스로 얼마나 위험한지를 표현하는 대상이 되었다(Slovic, 1992). 그러므로 전문가와 공중의 위험인식의 차이가 클수록 효과적인 위험소통이 필요하다. Slovic(2006) 공중의 위험인식은 두 가지 차원, 1) 공포의 정도, 2) 익숙함의 정도에서 위험을 평가한다고 하였다. 공포의 정도는 (1) 통제 가능성, (2) 위해성, (3) 공정성, (4) 자발성, (5) 후유증 정도 등에 의해 결정되며, 익숙함의 정도는 (1) 관찰 가능성, (2) 새로움의 정도, (3) 직접적인 위험 등의 요소로 결정된다. 예를 들어, 코로나19는 신종 감염병으로 백신이나 치료제가 없는 통제 불가능하고, 위해가 크고, 개인들이 스스로 초래한 위험이 아니고, 후유증이 클 수 있다는 점에서 공포감이 매우 크다. 또한, 눈에 보이지 않는 위험이고, 개인적 혹은 과학적으로도 잘 알려지지 않은 새로운 위험이므로 익숙하지 않은 위험이다. 코로나19는 두 가지 차원의 위험이 모두 높게 평가되므로 공중이 느끼는 위험인식은 높을 수밖에 없다. 그러나 코로나19에 대한 인식이 시간이 지남에 따라 익숙해지고 손씻기, 마스크 착용, 사회적 거리두기 등으로 코로나19를 예방할 수 있다는 커뮤니케이션으로 코로나 위험인식은 낮아지는 경향을 보였다(손애리, 한숙정, 2020).

코벨로와 샌드만(Covello & Sandman, 2001)은 기존의 연구를 바탕으로 20가지 분노(outrage)를 제시하였다. 위험인식에 영향을 미치는 요인은 자발성(voluntariness), 통제 가능성(controllability), 친숙함(familiarity), 공평성(fairness), 혜택(benefits), 참사 가능성(catastrophic potential), 이해정도(understanding), 불확실성(uncertainty), 지연효과(delayed effects), 아이들에 미치는 영향(effects on children), 미래 세대의 영향(effects on future generation), 피해자의 정체성(victim's identity), 공포(dread), 신뢰(trust), 미디어의 주목

(media attention), 사고전력(accidental history), 가역성(reversibility), 개인적 이해관계(personal stake), 윤리/도덕적 성격(ethical/moral nature), 인위성/자연적 기원(human vs. natural origin)과 같이 위해요소 자체의 속성과 위해요소의 상황적 속성을 포함하고 있다.

이처럼 공중에 위험인식을 유발하는 요인은 다양하다. 그러므로 전달하는 메시지의 특성이나 메시지가 포함하고 있는 핵심어(key words)에 따라서 공중에게 특별히 민감하게 인식되거나 사회적 쟁점화가 쉽게 이루어지므로 보다 주의를 요한다. 따라서 공중의 위해성에 대한 민감도를 높이는 메시지의 특성과 특히 대중매체를 통해 사회적 쟁점화를 쉽게 야기하는 메시지의 특성을 신경써야 한다. 즉, 비자발적인 위험요소, 불공정한 위험의 분배, 개인적인 주의로도 피할 수 없는 위험상황, 친숙하지 않은 것, 자연적인 재해보다도 인재(人災)의 경우, 위험의 피해가 확실하지도 않고 회복할 수도 없는 경우, 어린이와 임산부 등 미래 세대에 영향을 미치는 경우, 죽음이나 질병과 연관된 특정한 공포를 자극하는 경우, 익명의 피해자보다 인식할 수 있는 범위 안에 피해자가 있는 경우, 과학적인 설명으로 잘 이해되지 않는 경우, 사회적으로 책임 있는 소스로부터 위험이 제기된 경우 등을 말한다.

위험은 미디어에 의해서 보통 확대되며, 미디어가 주목하는 이슈는 공중의 위험인식과 밀접한 관련이 있다. 뉴스 가치, 뉴스선택, 뉴스 가치가 유지되는 사안, 책임을 돌릴 수 있는 확실한 주체의 존재, 인간적인 흥미의 유발, 첨예한 갈등 사안, 선정적인 내용, 계급적인 불평등과 관련된 것, 언론의 이데올로기 등에 대한 미디어의 역할은 공중의 위험인식에 영향을 미친다(Bennett, 1999). 위험소통의 주체가 미디어를 이용하여 소통을 하고자 한다면 미디어와 미디어의 속성을 파악하여 메시지를 준비하고, 사실에 근거한 자료 준비, 투명하고 개방적인 정책을 표방해야 한다. 미디어를 위험 커뮤니케이션의 중요한 파트너로 인식하고 평소 미디어와 장기적인 관계를 구축, 상호 신뢰를 형성해야 한다(Lundgren & McMakin, 2013).

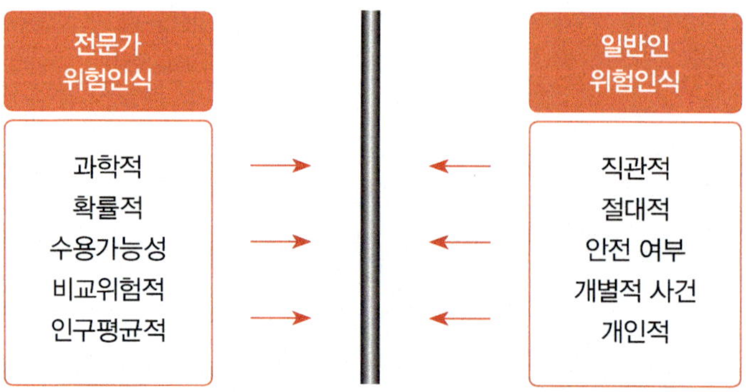

그림 8-1 전문가와 일반인의 위험인식 특성

❷ 위험소통(risk communication)

1) 위험소통의 정의

위험소통은 위험인식 및 해결과 관련하여 이해당사자들 간의 지속적인 정보의 교환과정을 의미한다(McComas, 2006). 위험소통은 사회적인 위해가 발생 시 위험분석 절차에서 위험평가자, 위험관리자, 국민, 관련 기업과 학계 등 관계된 이해관계자 간에 지속적인 정보와 의견을 교환하는 과정이다. 미국 환경보호국(Environmental Protection Agency: EPA, 2007)은 위험소통을 사람이나 재산 또는 지역사회에 발생할 수 있는 잠재적 위해에 대한 정보를 사람들에게 알리는 과정이라고 정의하고 있다.

전문가의 위험분석이 잘 받아들여지지 않는 사회일 경우 위험 주체 간의 소통을 통해서 위험 문제를 해결할 수밖에 없다. 위험소통은 일방적인 정보를 전달하는 것을 넘어서 의미를 공유하고, 관계를 형성하며, 공중의 참여를 통하여 공론의 장을 확장하는 광범위한 커뮤니케이션의 행위로 확장되었다. 그러므로 위험소통에 대한 패러다임에 이를 반영하여 위험소통의 정의는 전문가 중심의 정보 전달과 설득으로부터 일반 수용자의 위험인식에 강조점을 두는 커뮤니케이션으로 변화하였다. 또한, 위험을 둘러싼 사회관계의 형성과 공중의 참여를 중요시하고 있다(Leiss, 1996).

그러므로 위험소통은 "위해관리와 분석을 통해서 정보전달자와 수용자가 합의를 끌어내는 양방향 소통과정(two-way communication)"이다. 위험소통의 유형을 구분할 때 돌봄(care), 위기(crisis), 갈등에 대한 합의(consensus)로 구분한다. 주제별 위험소통의 유형은 환경, 안전, 건강 등이 있다(Lundgren & McMakin, 2013).

미국 CDC를 비롯한 WHO, UN 등 주요 기구들은 공중보건 측면에서의 위험(risk)과 위기(crisis)소통을 아래와 같이 구분하고 있다. 우리나라에서는 위험과 위기를 혼용하여 쓰고 있으며, 어디에 초점을 두느냐에 따라 위험과 위기가 구분된다. 위험소통과 위기소통을 비교할 때 사전 예방적인 성격과 사후 대응적인 성격으로 구분하기도 한다. 일반적으로 위기소통은 조직을 중심으로 실제 현실에 적용하는 활동이라고 정의할 수 있다.

(1) 위험소통(risk communication)

위험소통(risk communication)은 환경 보건 영역에서 자주 활용된다. 예컨대, 우리는 건강을 잃을 수 있는 행동습관이나 바이러스와 세균 등과 같은 외부 요인에 의해 질병에 걸리게 되는데, 이때 발생하는 질병 위험의 종류나 크기를 알려주는 과정이 위험소통이라 할 수 있다.

(2) 위기소통(crisis communication)

위기소통(crisis communication)은 주로 특정 위기 상황에 직면한 조직(organization)의 관점에서 해당 위기에서 벗어나기 위해서 공중이나 이해당사자와 어떤 방식으로, 어떤 것에 대하여 소통해야 하는가에 중점을 둔 것이다. 조직 입장에서의 소통 전략과 전술에 방점을 둔 것이다.

미국 CDC의 위기/응급/위험소통(Crisis and Emergency Risk Communication: CERC)

CERC 매뉴얼의 위기소통은 공공의 위기 상황을 대응하는 기관이나 조직을 대표하여 소통을 하는 관리자를 위하여 근거기반의 체계나 방법을 제공한다. 위기 상황의 발생 시 단기적으로 최적의 수준으로 대응하기 어려울 때 공중은 불안과 공포를 경험할 수 있으므로 위기/응급/위험소통을 통해서 정확한 정보를 신속하게 전달하는 것이 중요함을 강조한다. CERC는 다양한 개념을 내포하고 있고, 위기소통(Crisis communication), 위험소통(Risk communication)을 **표 8-1**과 같이 구분한다. 각 소통 유형의 전달자는 전달 내용과 목적에 따라 차이를 보일 수 있다.

표 8-1 CERC 유형별 전달자, 전달시기, 메시지 목적 비교

소통 유형	Crisis Communication	Issues Management Communication	Risk Communication	Crisis and Emergency
전달자	위기에 의해 피해를 받은 조직의 구성원	위기에 의해 피해를 받은 조직의 구성원	결과에 직접적인 영향을 받지 않은 전문가	결과에 직접적인 영향을 받은 전문가
전달 시기	신속함, 예측불가함	예측가능함. 시기는 다소 전달자에 의해 조절될 수 있음	예측가능함. 시간적인 제약이 거의 없음	신속함, 예측불가함
메시지 목적	설명과 설득	설명과 설득	의사결정에 도움	설명과 설득, 의사결정에 도움

2) 위험소통 패러다임의 변화

과거에는 정부기관이 주로 '위해', '피해 발생 가능성', '노출평가'에 근거하여 단순하게 정보를 전달하거나 이해를 구하고 설득하는 수준으로 위해관리(risk management)를 하는 경향이 있었다. 그러나 이처럼 피해가 발생할 것인지 혹은 아닌지와 같이 이분법적 사고로는 대중을 설득하는 데 한계가 있다. 위험소통의 발달 과정을 살펴보면 1) 수치를 정확하게 제시, 2) 위험수치의 의미를 대중에게 전달, 3) 수치의 의미를 설명, 4) 유사한 위험과 비교, 5) 비용 대비하여 위험 편익을 설명, 6) 공중의 의사를 존중, 7) 공중을 위험소통의 파트너로 인정, 8) 이상의 모든 것을 한꺼번에 적용하는 식으로 변화하고 있다(Fischhoff, 1995).

최근 공중들의 위험인식을 존중하고, 전문가와 대중의 위험인식 차이(risk perception gap)를 감소하여 불필요한 공포심을 줄이고 과소 혹은 과대평가된 위험인식을 올바르게 하여 '사회적 비용(social cost)'을 절감할 수 있도록 하는 방법이 강조되고 있다. 그리고 공중의 참여를 유도하여 함께 문제 해결을 도모하는 수준까지 발전했다. 전문가와 정보 제공자 중심의 커뮤니케이션으로부터 공중과 정보수용자가 중심이 되어 활동하고, 공중이 주체적인 역할을 하고, 공중이 참여하여 공론의 장을 형성하는 것이 소통의 중요한 과제가 되었다.

또한, 위험소통은 다양한 채널을 통해서 활발한 의견과 정보의 교류가 있어야 한다. 그러나 다양한 이해관계자 간의 정보교류나 소통이 결여되면 서로 다른 입장을 이해하지 못하고, 인식의 괴리로 이어져 사회적인 문제를 크게 할 수 있다. 위험소통의 이해관계자는 크게 다음과 같이 분류한다.

- 관련 상품 생산업자
- 유통, 판매업자
- 소비자
- 옹호 집단(종교, 소비자, 환경, 로비 단체 등)
- 보건기관 종사자
- 대학 및 연구기관
- 지역, 문화, 경제, 윤리단체 대표
- 민간협력단체
- 노동조합
- 대중매체

3) 위험소통의 목적

위험소통의 궁극적인 목적은 특정 위험과 관련된 이해관계자 간의 위험 정보 격차를 최소화하고, 대상자의 리터러시 수준을 고려하여 명확하고 이해하기 쉬운 용어로 정확한 정보를 의미 있게 전달하는 데 있다. 위험 정보 격차의 세부목표는 다음과 같다.

① 위험분석 절차 시 관련된 모든 이해관계자의 인식과 이해를 높인다.
② 위험관리 결정 및 수행과정 시 일관성과 투명성을 확보한다.

③ 제안 또는 수행한 위험관리 내용에 관하여 일반적인 이해를 확보한다.
④ 위험분석 절차의 효과를 향상시킨다.
⑤ 위험관리를 위한 정보와 교육 프로그램의 개발에 기여한다.
⑥ 모든 이해관계자 간의 협력관계를 강화하고 서로의 입장이나 관심을 존중한다.
⑦ 의사소통 과정 중에 모든 이해관계자 간에 원만한 관계를 유지한다.
⑧ 쟁점이 된 위험에 관한 모든 관계기관의 지식, 행동, 가치, 규범 및 인지 등에 관한 정보를 교환한다.

4) 공중참여 위험소통

현대 사회 위험소통은 공중의 참여를 전제로 한다. 공중의 참여를 통해서 위험소통을 했던 실증적인 결과는 다음과 같다(Kasperson, 2005). 첫째, 위험과 관련하여 공중참여 과정에서 생기는 갈등은 대부분이 기대하는 목적과 수단의 차이에서 발생한다. 둘째, 발생 초기에 소통의 지속적인 관심과 관여가 부족할 때 공중참여 활동은 실패할 가능성이 크다. 셋째, 위험 정보에 관한 신뢰도는 조직에 대한 신뢰로 결정된다. 넷째, 효과적인 공중참여는 분석에 기반을 둔 경험과 자산을 많이 보유하고 축적된 지식을 활용할 수 있는 조직의 구축이나 체계에 달려 있다. 다섯째, 공중의 구성원은 관여도의 차원과 범위가 다르므로 이를 고려해서 기획하는 전략을 사용할 필요가 있다. 마지막으로, 공중참여와 관련한 많은 수단이 있으나, 현재 어떤 수단이 어떤 조건에서 더 효과적인지를 알려주는 예측이론은 없다. 따라서, 공중참여 위험소통은 처음 기획 시부터 공중의 인식과 관심사항을 고려하여 의사결정에 반영하도록 노력해야 한다. 위험을 다루는 주체인 조직의 신뢰와 역량을 높이기 위한 노력이 매우 중요하다.

3 위험과 위험소통 관련 이론

1) 샌드만의 위험 = 위해(hazard) + 감정촉발 혹은 분노(outrage)

피터 샌드만(Peter Sandman)은 위험을 위해(hazard or danger)와 분노(outrage)가 합쳐진 개념으로 정의하였다. 위해+분노 모형은 유형을 4가지로 분류한다. 각각의 유형에 따라 효과적인 위험소통을 제시한다. 위험소통 실행에 관한 많은 모형이 있으나 샌드만의 모형이 가장 많이 사용된다(Walaski, 2011). 위험상황에서 전문가가 인식하는 위해의 높고 낮음이 있고, 일반인이 인식하는 분노의 정도가 높고 낮음이 있다. 이 두 가지 차원의 높고 낮음에 따라 총 4가지 유형으로 구분된다.

첫 번째 **사전예방옹호(precaution advocacy)형** 혹은 홍보/보건교육(public relations or health education)형으로 높은 위해와 낮은 분노(high hazard, low-outrage)가 합쳐진 상황이다. 이런 경우에 전문가 주도로 객관적인 위해의 심각성을 매우 강조하여 공중들의 분노 혹은 공포 수준을 높이는 전략을 사용한다. 하지만 분노가 높아진 후에 객관적인 위해 정보가 잘못되었다는 판단이 나오게 되면 위험 주체의 신뢰도가 심각하게 손상될 수 있으므로 정확한 정보를 제공하는 것이 중요하다. 그러므로 실제의 위해 수준에 알맞은 위해정보를 제공하여 공중들 스스로 위험인식을 갖도록 한다. 따라서 실제 메시지 전략은 과장하지 않는 범위에서 "위험에 대한 경고 메시지"를 사용한다.

두 번째 유형은 **이해관계자 관계(stakeholder relations)형** 혹은 스윗 스팟(sweet spot) 유형으로 중간 수준의 위해와 중간 수준의 분노 상황이다. 일상적으로 가장 많이 발생하는 위험상황이다. 샌드만은 네 가지 유형 중에서 가장 관리하기가 쉽다고 주장한다. 일단 소통의 목표를 단기로 하기보다는 공중과의 관계 증진을 통한 장기적인 신뢰를 형성하는 데 초점을 둔다. 단기적으로 효과가 없더라도 투명하고 정확한 소통원칙을 지켜서 위험소통 주체에 대한 평판에 손상이 없도록 한다. 공중들 간의 갈등이 있으면 합의를 할 수 있는 시스템을 만들어야 하고, 합리적으로 문제를 해결해야 한다.

세 번째 유형은 **분노관리(outrage management)형**으로 낮은 위해와 높은 분노 상황이다. 이 상황은 공중들의 분노가 실제적인 위험보다 높게 인식하는 경우이다. 이 상황은 전문가들의 위험에 대한 위해 진단이 서로 일치하지 않고 일관되지 않을 때 나타난다. 위험소통의 주목적은 커뮤니케이션을 통하여 위험문제를 해결하는 데 있으므로 집단의 분노를 가라앉히고 차분하게 위험문제를 직시하자는 "분노 혹은 감정폭발을 가라앉히는 메시지"를 보내는 전략을 사용한다.

네 번째 유형은 **위기소통(crisis communication)형**으로 높은 위해와 높은 분노 상황이다. 이러한 상황은 위기상황으로, 공중보건상의 코로나19와 같이 심각한 감염 상황이 발생하는 경우가 이에 해당한다. 이때의 커뮤니케이션 전략은 위험상황이 모든 사람에게 적용되므로 "위기 상황을 함께 극복하자"는 식의 메시지를 제공한다. 수동적인 소통보다는 적극적인 소통을 통해서 소통 주체의 리더십을 발휘하고 대응에너지를 한 곳으로 모아야 한다. "함께 ○○을 극복하자 혹은 극복할 수 있다"라는 메시지를 보내야 한다.

2) 위험의 사회적 증폭모형(Social Amplification of Risk Framework: SARF)

위험의 사회적 증폭모형은 심리학, 사회학, 정치학, 커뮤니케이션학 등 여러 학문이 융합된 이론이다. 위험은 처음에는 실제 위해에서 출발하지만, 개인과 조직의 해석과정을 거쳐 그 영향력이 확대되거나 감소한다. 이러한 해석의 과정에는 문화적인 가치, 조직 논리, 개인의 신념

등 사회문화적인 맥락들이 작용하게 된다. 따라서 위험의 사회적인 확산이론은 사회문화적인 맥락 속에서 어떤 방식으로 증폭 혹은 축소되는지를 통합적으로 보여준다(Kasperson, Renn, Slovic, Brown, Emel, Goble, Kasperson & Ratick, 1988).

위험의 사회적 증폭모형은 위험이 사회적으로 증폭(감소)되는 메커니즘을 규명하고자 하였다. 이를 위해 위험 신호(이미지, 기호, 상징 등)가 사회적으로 증폭되는 과정을 모형화하였다. SARF에서는 위험 신호를 송수신하는 사회적 거점(social stations)이 특히 중요한데, 여론주도층, 정부기관, 시민단체, 뉴스매체 등이 여기에 해당한다. 이런 거점들이 위험 신호를 어떻게 처리하느냐에 따라 위험은 증폭 또는 감소한다. 증폭 기제는 개인적 차원과 사회적 차원으로 구분이 된다. 증폭된 위험 신호는 마치 연못에 돌을 던지면 물결이 연못 전체로 퍼져나가듯 "물결효과(ripple effect)"를 일으키며 위해와 직접 관련된 분야를 넘어서 사회 전반의 분야로 그 영향력이 파급된다. 즉, 위험은 다양한 증폭 기제를 통해서 만들어지고, 그 위험은 다시 상호작용하여 사회 전반에 영향을 미친다.

위험의 증폭 과정은 위험 정보 자체의 속성(정보 메커니즘)과 수용자의 반응(반응 메커니즘)이 상호작용하며 나타난다. 위험이 사회적으로 확산하는 사례를 보면 정보 자체가 가지는 속성과 그것을 받아들이는 수용자의 반응이 상호작용한다. 정보 메커니즘에서 위험이 확산하는 경우는 1) 정보의 양이 많거나, 2) 정보가 사회적으로 논란이 될 때, 3) 정보가 선정적이거나 사람들을 설득할 수 있는 이야기로 구성될 때, 4) 정보가 상징적으로 중요한 의미가 있을 때 증폭된다. 예를 들어, 2008년의 미국산 쇠고기 수입을 둘러싼 광우병 이슈, 2015년의 메르스 이슈는 언론에서 엄청난 정보가 다루어졌고, 사회적 논란과 갈등이 있었으며, 공포스러운 일화나 이야기들로 정보가 선정적으로 전해져 위험인식이 실제보다 증폭된 사례라 할 수 있다. 이때 증폭의 여부는 다양한 요인들이 작용하기 때문에 판단이 쉽지 않고, 객관적 위험과도 직접 관련이 없는 경우가 많다.

반응 메커니즘에서 위험이 확산하는 경우는 위험이 1) 휴리스틱(heuristic)한 의사결정, 2) 집단 성향, 3) 신호의 의미, 4) 낙인의 특징을 갖는다.

① 휴리스틱한 의사결정: 위험과 관련한 과도한 정보가 주어지면 사람들은 정보를 체계적으로 처리하지 못하고 간략한 방식으로 처리한다. 따라서 편견에 사로잡히기 쉬우며 정보를 왜곡할 수 있다(Kahneman, Slovic, & Tversky, 1982).

② 집단 성향: 구성원들의 네트워크 구조가 치밀하고 사람들끼리 부정적인 반응을 공유하면 위험이 증폭될 수 있다.

③ 신호의 의미: 위험이 일상에서 접할 수 있거나 익숙하면 위험 신호의 영향력이 적으나, 위험

이 일상에서 접하기 힘들고 독특해 이해하기 힘들면 위험이 증폭될 수 있다.

④ 낙인: 낙인이란 개인, 집단 혹은 어떤 물체에 대해 부정적 이미지가 각인된 것으로 위험 대상이 낙인화되어 있는 경우 위험이 증폭될 수 있다. 예를 들면, 원자력이나 유전자변형식품은 대상 자체에 대한 낙인으로 위험에 대한 인식이 증폭될 수 있다.

즉, 반응메커니즘은 자신이 가진 가치와 부합하거나 자신이 속한 집단의 입장과 배치되는 경우, 이해하기 어렵고 특이한 위험한 사안인 경우, 위험 판단 과정에 편견이 작용하는 경우, 그리고 위험 대상이 낙인화되어 있는 경우이다. 위험의 사회적인 확산은 낙인화(stigmatization)와 관련이 매우 높다. 코로나19의 경우에도 중국 우한에서 발생하여 감염초기에 세계 곳곳에서 중국인을 비롯한 동아시아인에 대한 혐오가 커졌던 사례를 볼 수 있다. 우리나라도 중국인을 받지 않겠다는 안내문을 써 붙였던 식당도 있었다. 이는 코로나19로 공식적으로 명명되기 전에 언론에 "우한 폐렴"으로 노출되어 코로나19가 중국과 연상이 되어 더 많이 떠오르고, 중국인을 차별하는 낙인화가 심화되었다. 우리나라에서 2020년 5월 초에 이태원 클럽 감염에서 시작된 집단감염으로 성소수자에 대한 차별이 극심하였다. 일부 언론에서 클럽이 게이클럽임을 강조하고 성소수자와 코로나19을 연관지어 자극적으로 정보를 쓰는 사례가 있었다. 이태원 클럽 관련 확진자 중 동선공개를 통해 '강제 아웃팅'을 당할 수 있다. 그러므로 차별이나 낙인이 심할수록 자신의 동선을 공개하기 꺼려질 경우 다른 사람에게 감염시킬 수 있는 확산을 차단하기 위한 관리가 더 어려워진다.

특정한 위험 사건들은 과학적 차원에서 그 위해가 미미함에도 불구하고 여러 사회적 요인으로 인하여 과대하게 증폭됨으로써 심각한 갈등과 문제 해결을 어렵게 만드는 경우가 종종 있다. '위험의 사회적 증폭 모형'은 이 현상에 여러 요인과 과정이 영향을 미칠 수 있다는 사회적 시각을 제공함으로써 그 유용성을 인정받고 있다.

3) 그리드-집단 문화이론(Grid-group cultural theory)

인류학자 매리 더글러스(Mary Douglas)와 정치학자 아론 윌다브스키(Aaron Wildavsky)는 특정한 집단을 세로축의 '위계-평등' 망 혹은 격자(grid)와 가로축인 '개인-집단' 집단(group)이라는 두 개의 축을 이용하여 4가지 유형으로 집단을 구분한다(Douglas & Widavsky, 1982). 집단(Group)은 개인의 삶이 특정 집단에 한정되는 정도를 의미하고, 망(Grid)은 특정 사회적 맥락 내에 존재하는 규제의 정도를 의미한다. 그리드-집단 문화이론은 구조주의적 문화이론이라고도 불린다. 문화이론에 의하면 위험은 객관적인 실체가 아니라 주관적인 해석의 대상이다. 자신이 어떤 사회 혹은 어떤 문화에 속하느냐에 따라 위험인식이 다르다. 예를 들어, 위계적이고 집단주의 사회의 구성원은 개인의 평등을 중시하는 사회의 구성원보다 원자력발전이나 국가 주도의 위기대응을 상대적으로 쉽게 수용한다. 문화이론은 위험에 대한 해석이 각 개인이나 사회가 어느 문화유형인지에 따라 다르다.

세로축의 그리드(Grid)와 가로축의 집단(Group)으로 구분하여 문화적 유형을 4가지로 구분한다. 그리드는 위계-평등 사회적 규범(외부적으로 주어지는 규범)이 공유되는 정도를 의미한다. 집단은 다른 사람들이 개인에게 가하는 압력의 강도, 사회적 연대감의 정도를 의미한다(Douglas & Wildavsky, 1992). 집단과 망은 사회적 개인이 제기하는 두 가지 근본적인 질문인 "나는 누구인가(Who am I?)", "내가 무엇을 해야 하는가(What shall I do?)"와 관련된다. 전자는 정체성(identity), 후자는 역할규정(role definition)의 문제이다(김근수, 조성환, 2018).

네 가지 유형은 계층주의자(hierarchist, 높은 집단과 높은 그리드), 개인주의자(individualist, 낮은 집단과 낮은 그리드), 평등주의자(egalitarian, 높은 집단과 낮은 그리드)와 운명주의자(fatalist, 낮은 집단과 높은 그리드)이다. 계층주의자(위계주의자)는 위험을 관리의 대상으로 바라보면서 사회가 제공하는 규범을 바탕으로 위험에 적극적으로 대응함으로써 집단의 결속을 높일 수 있다고 생각한다. 이들은 개인보다는 집단의 규율 및 권위에 순응하며 집단 구성원 간의 조화를 중요하게 생각한다고 하였다. 반면 개인주의자는 계층주의자와는 반대로 위험은 개인적이고, 개인의 대응이 가장 중요하고, 신뢰할 수 있는 정보를 찾기 위해서 개인적인 네트워크를 강화하는 것이 중요하다고 여긴다. 개인의 자유를 제약하는 것들에 대하여 두려움을 느낀다고 하였다. 따라서 타인에 의해 물리적인 제약을 받을 수 있는 상황, 예를 들면, 전쟁과 같은 위험상황에 민감하게 반응하며, 이들은 시장 자유주의를 지지하고, 정치적으로는 우파에 속할 확률이 높은 집단이다. 또한 개인주의자들은 자연이 스스로 현재 상태를 보존할 수 있는 자기 보존적(self-preserving)이라고 평가한다. 이런 연유로 이들은 사람들이 굳이 자연에 해를 입히는 문제에 대하여 관여하지 않아도 된다고 주장하며, 오히려 자신들의 자유를 제약하지 않는 한 위험요소를 기회요인으로 평가한다(김근수, 조성환, 2018).

평등주의자는 위험으로부터 모든 사람들이 평등해야 한다고 생각하며, 위험에 대한 사회문화적 제약이나 규범은 존재하지 않는다고 주장한다. 이들은 위험은 자연이 취약할 때 발생한다고 여기고 있고 정부나 기업은 위험을 해결하는 측면에서 자신의 이익을 우선으로 하여 진정성이 없으므로 시민이 함께 참여하여 문제를 해결하는 것이 중요하다고 여긴다. 마지막으로 운명주의자는 위험을 우연히 일어나는 것으로 생각하고, 과학지식을 신뢰하지 않기 때문에 위험을 회피하는 태도를 보인다. 평등주의자는 구성원으로서 동등한 권리, 동등한 의사결정 구조를 가진 조직체, 생활방식의 간소함 등에 대해 신뢰를 갖는다. 반면 권력의 불균등을 초래하는 막강한 권위와 시장기능의 무분별한 확대, 자연환경에 대한 부당한 개발 등과 같이 평등의 조건을 위협하는 것들에 대해서는 불신을 가진다.

운명주의자들은 사회적으로 규제를 받기는 하나 그들이 사회에 귀속되어 있다고는 생각하지도 않는다. 따라서 이들은 사회적 단체 행동에 거의 참여하지 않는 성향이 있다. 이런 이유로 운명주의자들은 위험에 대해 무관심하며 위험 자체를 불가피하다고 생각하기 때문에 위험을 인식하려 하지도 않는다. 자연에 관해서 운명주의자들은 자연 자체를 시시때때로 변할 수 있는 대상으로 보기도 한다. 일반적으로 운명주의자들은 그들이 통제할 수 없는 대상에 대해서 알려고 하거나 관심을 가지려고 노력하지도 않는다고 주장했다.

위험인식은 각 개인이 어떤 문화적 편향을 가지고 있느냐에 따라서 다르다고 하였다. 계층주의자는 기후변화나 원자력발전이 위험하지 않다고 여기지만 평등주의자들은 기후변화와 원자력발전을 매우 위험하다고 생각한다. 계층주의자들은 인간이 자연의 힘을 통제할 수 있다고 생각하는 반면에, 평등주의자들은 자연의 힘이 매우 강력하다고 생각한다.

미국의 조사에 의하면 위계주의적인 성향을 가지고 있는 사람 중에는 공화당 지지자가 많고, 반대로 평등주의적 성향은 민주당 지지자가 많은 것으로 나타났다. 2020년 4월의 조사에 의하면 "지난 일주일 동안 집 밖에 나갈 때 마스크를 썼는가?"라는 질문에 공화당 지지자는 47%, 민주당 지지자들은 69%가 마스크를 착용했다고 보고하고 있다. 이러한 마스크 착용에 대한 행동의 차이는 위험인식의 차이에서 비롯된다. 2020년 5월까지도 공공장소에서 마스크를 쓰지 않았던 미국의 트럼프 대통령의 행동은 민주당 지지자들의 강한 비판을 불러일으켰지만, 공화당 지지자들 사이에서는 충분히 동의를 얻고 공감대를 불러일으키면서 이들을 결속시킬 수 있는 행동으로 비쳤다. 우리나라에서는 누구나 마스크를 착용했으므로 정당 간 차이가 없을 것 같다. 서구와 비교해 볼 때 아시아인들은 마스크를 일상적으로 사용하는 것에 부정적이거나 금기 행동이 없었다는 점은 문화적 측면에서 다름을 알 수 있다. 반면에 서양에서는 얼굴을 가린다는 것이 훨씬 더 부정적이고 심지어 "공격적인" 의미를 지녔다. 서구의 많은 나라에서는 공공장소에서 종교적인 이유가 있다고 하더라도 얼굴을 가리지 못하게 하는 법안이 있으며, 이는 공공영역에서 서로 얼굴을 드러내야 한다는 서구사회의 암묵적인 전통인 것이다.

표 8-2 4가지 문화유형에 따른 위험인식

높은 사회규범 영향
외부적으로 주어지는 규범

운명주의자(Fatalists)	위계주의자(Hierarchists)
• 과학은 믿을 수 없으며, 따라서 지식도 신뢰할 수 없다. • 사람들은 위험 문제를 해결하려고 하기보다는 회피하는 경향이 있다.	• 사람들은 자신들이 직면하는 위험을 적극적으로 찾아낼 책임이 있고, 외부에서 주어지는 규범이 필요하다. • 유익한 정보와 사회적인 규범을 얻기 위해서는 공적으로 항의 의사를 표명하는 것이 필요하다.

낮은 집단 영향 — 사회적 연대감이 낮음
높은 집단 영향 — 사회적 연대감이 높음

개인주의자(Individualists)	평등주의자(Egalitarians)
• 개인에게 영향을 주는 위험을 찾아내기 위해서는 개인의 힘을 스스로 믿어야 한다. • 사회적인 위험에 대해서는 좋은 정보를 얻기 위해 신뢰할 수 있는 사람을 찾아내야 한다.	• 정부나 기업은 자신들의 이익을 실현하기 위해 노력하기 때문에 위험 문제에 관하여 신뢰할 수 없다. • 사람들에게 주어지는 위험 관련 지식은 사실을 그대로 반영한 것이라고 보기 어렵다.

낮은 사회규범 영향
내부적으로 주어지는 규범

❹ 위험소통의 원칙

위험소통의 실행은 이론적으로 논의된 것을 현실에 적용한다. 현실에 적용하는 과정은 이론적인 논의를 가설로 설정한 후 위험소통을 일반 공중에게 적용하기 전에 사전 테스트를 통해서 검증해 보고, 그 결과를 기반으로 소통 양식과 내용을 조정하고 올바른 채널을 선정하거나 보완하여 실제 공중에게 적용한다. 이론 대부분은 실험실에서 통제된 상황에서 나온 결과이므로 현실 상황에 그대로 적용하기 어려울 때가 있다. 사전 테스트 과정을 통해 맥락에 대한 이해를 높이고, 메시지와 전달방법을 보완하는 작업이 필요하다. 효과적인 위험소통을 하려면 공중의 특성과 위험인식에 대한 이해가 있어야 하며, 사회맥락을 고려한 메시지와 전달방법을 결정해야 한다(Janoske, Liu & Sheppart, 2012).

1) 위험소통 실행 원칙

위험소통 프로그램의 실행 시 5단계는 1) 위험상황의 분석 및 이론 탐색, 2) 목표 및 관련 공중의 설정, 3) 이론에 근거한 소통 실행, 4) 평가 및 학습, 5) 공중과의 관계를 밟는다(손애리 등, 2015; 김영욱, 2008). 공중의 인식을 파악, 조직의 강점과 약점(한계) 등을 파악, 사회적인 맥락을 충분히 고려 등에 기반을 둔 조사-기획-실행-평가-유지 단계를 적용한다. 미국 EPA에서 제정한 일곱 가지 커뮤니케이션 원칙은 일반적으로 많이 활용되며 다음과 같다(Covello & Sandman, 2001).

첫째, 일반 공중을 정당한 파트너로 인정하고 관여시킨다. 위험소통 시 중요한 점은 위험의 영향권하에 있는 일반 공중의 권리를 인정하고, 이들의 걱정을 정당한 소통의 주제로 삼아야 한다. 따라서 위험 사안과 관련한 의사결정 과정에 초기부터 공중을 관여시키며, 이들의 관심사항을 반영한다.

둘째, 공중의 목소리를 경청한다. 공중은 과학기술적인 판단보다도 위험인식에 영향을 주는 변수에 따라 인식하는 경향이 있다. 따라서 공중은 자신의 걱정과 분노에 대해서 들어주기를 원한다. 전문가 입장에서 위험을 예단하기보다는 공중이 원하는 것과 숨겨진 의제를 찾는 노력이 필요하다. 이를 위해서 다양한 조사방법이 동원되어야 한다.

셋째, 정직하고 개방적인 커뮤니케이션을 실행한다. 공중과 소통이 제대로 이루어지려면 위험소통 주체가 신뢰할 수 있다고 느껴야 한다. 따라서 신뢰를 쌓으려면 장기목표를 설정해 놓고 솔직한 커뮤니케이션을 오랫동안 해야 한다. 신뢰는 한번 잃으면 회복하기 힘들지만, 오랜 시간 쌓아온 신뢰는 커뮤니케이션의 수용도를 높인다.

넷째, 다른 신뢰할 만한 정보원과 보조를 맞추거나 협력한다. 신뢰할 수 있는 제삼자를 통한 위험소통은 수용성을 높인다. 그러나 제삼자들과의 갈등은 부정적인 인식을 낳고 신뢰를 떨어뜨린다. 따라서 신뢰할 만한 제삼자와 협력하기 위해서는 장기적으로 협력 관계를 형성하려고 노력한다. 그러므로 전문가 네트워크를 미리 형성해 두는 것이 중요하다.

다섯째, 미디어의 요구사항에 성실히 응답한다. 매스미디어는 여전히 영향력을 발휘하고 있고, 인터넷과 소셜미디어의 영향력은 위험 정보 전달의 중심 수단이 되고 있다. 특히 미디어는 위험과 같은 부정적인 사안에 대해서 더 민감하게 반응하므로 잘못된 정보를 주거나 폐쇄적인 모습을 보이는 것은 곤란하다. 언제나 접근 가능하며 사실 정보를 가지고 미디어 관계를 구축하는 것이 필요하다.

여섯째, 명확하게 그리고 배려하는 마음을 가지고 말한다. 위험소통에서 전문가들이 범하기 쉬운 실수는 어렵고 전문적인 용어를 사용한다는 점이다. 하지만 이런 태도는 신뢰를 떨어뜨리고 공중과의 관계 형성을 어렵게 만든다. 쉽고 상대방을 배려하는 커뮤니케이션은 신뢰를 형성하고 상황을 이해하려는 동기를 부여한다. 이해를 돕는 도표, 그림, 사례, 이야기, 위험 비교의 사용 등을 권장한다. 언제나 공중의 인식과 감정 차원을 이해하는 공감이 필요하다. 또한, 피해자와 희생자에 대해서 경제적인 차원뿐만 아니라 인간적으로 배려하는 마음을 보이는 것이 중요하다. 어떤 상황에서도 질병, 상처, 죽음에 대한 경외감을 잃어서는 안 된다.

일곱째, 신중하게 계획하고, 종료된 이후에는 항상 행동을 평가한다. 위험소통은 상황, 영향 공중, 사회문화 맥락에 따라 달라질 수밖에 없다. 따라서 이러한 영향변수들을 고려해서 위험소통을 미리 계획한다, 즉 목표의 설정, 목표 공중의 설정, 이해관계자 선정, 필요한 자원의 동원 방법 등이 계획에 있어야 한다. 실행 후 위험소통을 평가하고 피드백하여 위험소통 방법을 개선하는 노력이 있어야 한다.

2) 위험소통 기획 시 고려요소

위험소통을 실행하는 과정에서는 메시지를 기획할 때는 SMART(Specific, Measurable, Achievable, Realistic, Timely) 원칙을 지키는 것이 필요하다. 목표를 세울 때는 구체적이고, 측정할 수 있고, 달성 가능한 목표를 세우고, 현실에 맞아야 하고, 정해진 기간 내에 달성할 수 있는 목표를 설정한다. 목표 공중 설정 시 위험인식 정도에 따라 가장 적절한 변수를 선정하며, 목표 공중을 분류하여 가장 적합한 공중을 찾아내는 노력이 필요하다. 메시지 작성 시 가능하면 인지심리학적 모형에 기반하거나 영향도표(influence diagram)와 메시지 맵(message maps)과 같은 위험 소통 메시지 작성 기법을 사용한다. 만들어진 메시지를 전달하는 방법은 다양한 측면을 고려해서 수행한다. 메시지 표현, 프레임 설정, 수치화, 확률적인 표현, 인포그래픽스의 이용, 위험 비교의 이용 등은 메시지 전달과정에서 항상 고려해야 하는 요소이다. 또한, 이러한 정보를 미디어를 통해 전달하는 방법도 중요한데 전통적인 매스미디어, 인터넷을 기반으로 둔 미디어, 개인적인 네트워크 등을 통합적으로 고려해서 가장 효과적인 전달방법을 찾아야 한다. 효과적인 전달방법을 찾기 위해서는 사안별로 사전 테스트를 통해서 간단한 실증적인 검증을 한다.

위험소통 프로그램의 실제 실행 시 고려해야 할 8가지 원칙은 다음과 같다(Kasperson & Kasperson, 2005). 1) 위험과 관련한 단위의 정확한 서술, 2) 위험의 크기와 발생 가능성에 대한 기본적인 이해 수준을 짐작, 3) 위험상황의 불확실성에 이해를 제고, 4) 위험이 가져올 최악과 최선의 상황을 설정하는 폭넓은 접근, 5) 일반 공중의 인식에 대한 고려와 함께 피해 공중에 대해 배려하는 마음의 표현, 6) 위험과 관련한 수량적인 측면과 함께 질적인 측면을 동시에 고려, 7) 위험에 대해 공중이 가진 불안과 감정폭발의 요소 고려, 8) 다른 위험사항과의 신중한 비교를 말한다. 이러한 원칙은 대부분의 위험소통 사안에 응용할 수 있다.

3) 불신 상황 시 고려할 요소

위험소통은 위험 주체에 대한 낮은 신뢰나 불신 상황을 전제로 기획한다. 따라서 일반적으로 제시하는 커뮤니케이션 프로그램이 위험상황에서는 잘 적용되지 못한다. 따라서 위험소통 주체가 될 수 있는 사람이나 조직은 커뮤니케이션 프로그램의 효과도 중요하지만, 신뢰 형성을 위한 노력을 병행하는 것이 중요하다. 일단 평판이 형성되면, 신뢰를 떨어뜨리는 행동을 하지 않는 한 효과적인 커뮤니케이션 프로그램을 실행할 수 있다. 이미 형성된 불신 상황에서 실시하는 위험소통 프로그램은 다음 네 가지를 고려하는 것이 중요하다(Kasperson, Golding & Tuler, 1992). 그것은 위험 가능성에 대한 철저한 답변, 역사적인 피해자 관점의 수용과 과거에 대한 사과, 공평성 문제 인식에 대한 고려와 해결방안 제시, 보상 합의를 위한 공중참여와 이러한 과정을 지속할 수 있는 인센티브의 제시를 의미한다.

결국, 불신 상황에서 효과적인 커뮤니케이션을 실행하는 방법은 공중의 참여를 통하여 공중이 위험에 대한 의사결정을 하도록 하는 것이다. 공중을 참여시키는 위험소통 프로그램은 1) 과학적인 자료 이전에 공중의 관심과 우려를 반영, 2) 의사결정 시 공중의 참여 보장, 3) 정보의 신속한 공개 및 의견을 실행 과정에 반영, 4) 공중이 이해하기 쉬운 내용을 채택하고 위험 비교 시 쉽게 설명, 5) 사안의 불확실성을 인정하고 최종 의사결정을 하도록 한다(Hance, Chess & Sandman, 1989). 위험소통이 꽉 막혀 있는 경우라고 해도 공중을 참여시키는 것이 불신을 해소하고 장기적인 공중관계를 형성할 수 있다(Kasperson, 2005). 대안적인 갈등 해소 기법, 합의 창출 기법 등을 위험소통에 도입할 필요가 있다.

5 우리나라 질병관리청의 정보공개 및 소통원칙

다음은 우리나라 질병관리청의 공중보건 위기소통의 표준운영절차에 있는 정보공개 및 소통원칙이다. 이번 절에서는 감염병이 발생하였을 때 정부조직 차원에서 대응과 소통의 원칙을 다루므로 위험소통이라는 용어 대신 위기소통(crisis communication)으로 사용하겠다.

1) 정보공개의 목표

재해 예방, 효율적인 구조 활동 지원, 피해자 배려, 위험 대응 관련 정부 신뢰 확보 등 성공적인 공중보건 위험소통을 위해 보건당국은 언론 및 국민을 대상으로 일관된 메시지를 전달하고 국민이 원하는 정보를 신속하고 투명하게 제공해야 한다.

2) 정보공개 시점의 중요성

대중 스스로 정보를 생산하고 공유하는 상황에서 늦은 공개는 정보의 불투명성 혹은 비밀주의로 비쳐 정부 대응의 신뢰를 떨어뜨릴 수 있다. 따라서, 감염병 확산 시 환자 이동경로, 이동수단, 진료 의료기관 및 접촉자 현황 등 국민이 원하는 정보를 신속하게 공개하는 것이 무엇보다 중요하다.

소통과 감염병 발병 간의 그래프(Communication and the Epi Curve)

감염병 발병 초기에 위험소통을 한다면 국민들이 자신과 가족을 보호하기 위해 대처할 수 있는 기회가 더 많아진다.

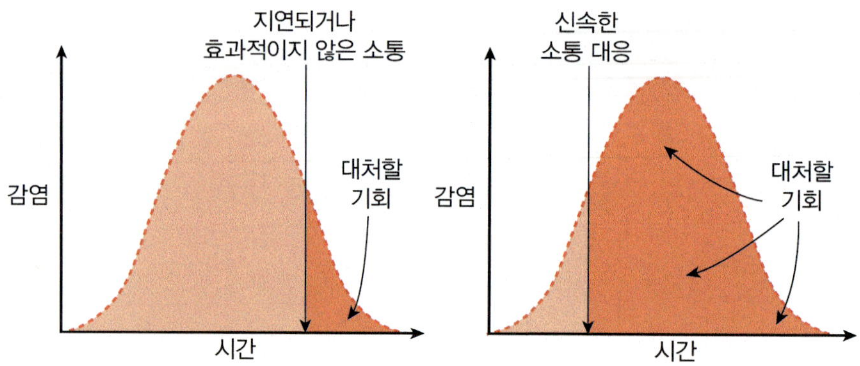

그림 8-2 위기소통과 감염병 발병 사이의 관계

3) 정보공개의 효과

표 8-3 정보공개의 효과

구분	정보공개의 효과	사례
예방적 조치	비감염자에게 선제적으로 감염병에 대처할 기회 제공	예) 병원 내 감염 예방을 위한 의료기관의 노력, 의료기관 방문 시 마스크 착용 등 예방 조치
통제적 조치	잠재적 감염자가 감염병 확산을 자체적으로 통제할 수 있도록 정보 제공	예) 정보공개를 통해 감염자와 접촉이 의심되는 사람이 자발적으로 보건소 및 1339 콜센터 신고 가능하여 추가적 감염 상황 예방

4) 위기단계에 따른 위기소통 원칙

(1) 우리나라 표준운영절차의 위기소통 원칙

위기소통은 위험에 대한 정보를 전달하고 교환하는 과정을 의미한다. 따라서 어떠한 위기소통의 원칙에 따라 코로나19와 관련한 정보를 전달하고, 교환하느냐가 코로나19에 대한 국민의 감염 가능성, 심각성, 중요성 인식에 큰 영향을 미칠 수 있다. 그림 8-2에서 보는 바와 같이 적절한 위기소통은 국민에게 자신과 가족을 보호하기 위해 대처할 기회를 제공할 수 있다는 점에서 큰 의미가 있다.

이러한 문제 인식과 2015년 유행한 메르스 경험을 바탕으로 우리 정부에서는 감염병 위기소통의 5대 원칙(신속, 정확, 투명, 신뢰, 공감)을 설정하고, 이에 따른 대응을 실천하고 있다(질병관리본부, 2018; 박기수, 2015). 이러한 원칙을 바탕으로 감염병의 확산 정도, 심각성의 정도에 따른 위기 상황이 다르고, 이에 따른 위기소통 방향이 달라져야 한다(표 8-4).

표 8-4 위기소통 원칙별 주요 내용

위기소통 원칙	주요 내용
신속성(Be First): 신속한 정보제공	• 위험상황에서 국민에게 전달해야 할 자료나 정보를 만들 때 가능한 한 가장 빨리 해야 함. • 만약 해당 정보를 국민에게 신속하게 제공하기 어렵다면, 그 정보를 생산하기 위해 보건당국이 어떻게 하고 있는지, 그 과정을 국민에게 설명해 주어야 함.
정확성(Be right): 상황에 대한 정확한 정보 제공	• 공중에게 알릴 필요가 있는 정보를 확인했을 때에는 이를 즉시 공중에게 알려야 함. • 보건당국이 현재 파악하지 못하고 있는 것이 무엇인지에 대해서도 공개해야 함. 딱 맞는 정보가 없다면 연관성이 있는 정보라도 제공해야 함.
투명성(Transparency): 모든 상황을 투명하게 공개	• 위험상황과 관련된 보건당국의 입장과 조치사항, 계획들을 국민에게 투명하게 공개해야 함. • 보건당국이 현재 파악하지 못하고 있는 것이 무엇인지도 공개해야 함.
신뢰성(Build trust): 국민과의 신뢰 관계 구축	• 언제나 진실만을 말해야 함. 혹시라도 보건당국이 스스로 창피를 당하거나 국민들이 공포에 휩싸일 수 있다고 우려해서 제대로 된 진실을 숨겨서는 안 됨. • 보건당국이 진실 자체를 알지 못하는 것보다 진실을 모르고 있다는 사실을 숨기는 것이 더 문제임.
공감성(Express empathy): 국민과 환자에 대한 공감대 형성	• 위험상황에서 국민들이 느끼는 불안, 긴장, 슬픔 등에 대해 구체적인 말로 공감을 표현해야 한다. 공중의 감정을 이해하고 표현할 줄 알아야 신뢰를 얻을 수 있음. • 그런데 여기서 간과하지 말아야 할 것은 감염병의 확산 정도, 심각성의 정도에 따른 위기 상황이 다르고, 이에 따른 위기소통 방향이 달라져야 함.

이와 관련해서 우리 정부에서는 감염병 위험단계를 "관심-주의-경계-심각" 단계로 구분하고, 이에 따른 소통 방향의 목표 및 전략을 달리하고 있다.

표 8-5 감염병 위험단계별 상황

위험단계	단계별 위기 상황	소통 방향	
		목표	전략
관심 단계	• 해외에서 신종감염병 유행(아직 국내 유입되지 않음) • 국내에서 원인 불명의 감염환자 발생	• 올바른 상황 인식 • 정확한 감염병 발생 상황 인식	• 감염병 상황 신속·정확·투명한 정보 전달 • 신뢰기반 소통
주의단계	• 신종감염병이 국내에 유입, 국내 확진자 발생 • 국내 신종·재출현 감염병 발생(원인 불명의 환자가 감염병으로 확인)	• 국민 예방 수칙 준수	• 다양한 채널을 활용한 적극적인 국민소통
경계단계	• 해외 신종감염병 또는 국내 신종·재출현 감염병이 다른 지역으로 전파되는 현상이 나타남	• 위기극복 공감 및 참여 유도	• 위기극복을 위한 국민의 자발적 참여 유도
심각 단계	• 해외 신종감염병 및 국내 신종·재출현 감염병이 여러 지역에서 발생함 • 전국 확산 조짐		

표 8-6 우리나라 코로나19 발생 동향에 따른 위험 단계 변화

2019년 1월 8일	→	2020년 1월 20일	→	2020년 1월 27일	→	2020년 2월 23일
• 중국 우한에서 집단 폐렴 확산으로 '관심 단계' 발령 • 우한시 원인불명 폐렴 대책반 구성		• 국내 첫 확진 환자(중국 국적의 35세 여성)가 발생하면서 '주의 단계' 발령 • 중앙방역대책본부 가동 • 지자체 대책반 가동		• 국내 4번째 확진자가 확인되면서 '경계 단계' 발령 • 중앙사고수습본부 설치·운영		• 확진자가 100명을 넘어서고, 최초의 사망자가 발생하면서 '심각 단계'를 발령 • 중앙재난안전대책본부 설치·운영
관심 (Blue)		주의 (Yellow)		경계 (Orange)		심각 (Red)

5) 위험소통에서 루머관리

(1) 루머(가짜 뉴스) 관리의 필요성

국제화 시대의 도래와 IT 기술의 발달로 소셜 네트워크를 통하여 사실 여부를 확인할 수 없는 정보가 빠르고 쉽게 확산할 수 있다. 특히 부정확한 정보나 자극적인 내용은 확산 속도가 높다. 이러한 정보들이 발생하지 않도록 사전에 충분한 정보를 제공함은 물론 온라인 및 소셜 미디어에 특화된 선제적 관리가 필요하다.

(2) 루머 정의

어떠한 상황에 대해 관련 정보를 찾기 어렵거나 의사소통의 통로가 없을 때 불확실하고 의심할 만한 정보가 발생한다. 이러한 공식적인 증거 없이 유포되는 주장은 여러 분야에서 두루 사용되는 용어이지만 학자마다 정의하는 바가 다르다. 기존의 루머는 어떤 이슈에 대해 사실이 아닌 것으로 인식하는 공중들의 커뮤니케이션으로 정의하고 있다. 이는 루머를 사실이 아닌 것으로 제한하여 해석함으로써 공중들이 루머를 수용하고 반응할 뿐 아니라 전파하는 행태를 반영하고 있지 않다고 볼 수 있다. 이에 루머에 관해 확인되지는 않았지만 유용할 가능성이 있는 떠돌아다니는 정보로 정의함으로써 보완할 필요성이 있다.

특히, 감염병의 경우, 의료 분야가 공중들에게 생소한 분야일 뿐만 아니라 직접적이고 신체적인 위협이 될 수 있는 위험상황이기 때문에 관련 정보에 대한 민감성이 높을 수밖에 없다. 또한 '사실일 수도 있는 점'을 회피하지 않아 발생할 것으로 예상되는 피해가 있기 때문에 공중은 과도하게 반응할 가능성이 높다. 이에 감염병 루머는 공중보건 위험상황에서 공중들이 비제도적이고 비공식적인 채널을 통해 부정확한 정보를 획득하고 전파하면서 초래되는 커뮤니케이션 현상이라고 볼 수 있다.

"루머관리 = 확인되지 않은 정보에 대한 관리"

다음은 2000년 이후로 국내에서 발생한 주요 루머 사례다. 이 중 2015년 발생한 메르스 감염 이슈와 2020년에 발생한 코로나19는 전 국민들의 공포를 초래하는 등 그 파급력을 실감하게 만든 대표적인 루머 위험·위기 사례였다.

(3) 루머관리와 대응 원칙

루머의 영향의 심각성에 비하여 루머의 관리와 루머가 유행할 시 어떻게 대응해야 하는지에 대한 연구가 많지 않고, 루머관리를 위한 뚜렷한 해법이 존재하지는 않는다. 루머는 사람들이 불확실한 상황을 이해하기 위해 자체적으로 만들어내는 정보이다. 루머(가짜 뉴스) 혹은 좋은 정보, 즉 정보바이러스가 미디어와 인터넷을 통해 빠르게 퍼져나가는 현상을 인포데믹이라고 한다. 인포데믹은 정보(information)의 유행병(epidemic)의 합성어이다. 사실 이것이 잘못된 정보일 경우 미디어를 통해서 순식간에 퍼져나가므로 인위적인 통제가 불가능할 수도 있고, 사회적 붕괴로 이어질 수 있다.

따라서 루머를 관리하는 가장 효과적인 방법은 공신력 있는 정보를 대중에게 투명하고 신속하게 제공함으로써 감염병 발생 시 **"대중들이 갖는 정보 욕구를 충족시켜 주고 불확실성을 감소시켜 주는 것"**이다. 루머가 유행할 때 루머의 당사자인 기업이나 정부가 사용할 수 있는 대응법은 다음과 같은 것들이 있다(DiFonzo & Bordia, 2007; Paek & Hove, 2019; Tybout, Calder, & Sternthal, 1981). 루머 대응 전략의 효과성에 대해서는 학자들마다 이견이 많지만 대체로 다음과 같이 정리될 수 있다.

① 무대응 전략: 루머에 대한 어떤 대응도 하지 않는 무대응 전략이다. 루머가 유행할 때 어떤 대응도 하지 않으면, 사람들은 루머가 사실이기 때문에 정부나 조직이 반박하지 않는다고 여겨 루머를 사실로 믿을 수 있으므로 무대응 전략은 선별적으로 이루어져야 한다.

② 단순 부인 전략: 언론 기사, 광고, 조직의 웹사이트나 소셜 미디어와 같은 다양한 채널들을 동원해 루머가 사실이 아님을 강조하는 '단순 부인' 전략이다. 이 방법의 효과에 대한 연구결과는 상이하다. 루머를 단순하게 부인하고 사실이 아님을 강조할 때 사람들이 루머를 오히려 더 믿고 확산할 수 있다는 주장이 존재하는 반면, 일부 학자들은 루머를 부인하면 사람들이 루머가 사실이 아닐 수 있다고 의심하므로 루머 부인 전략은 루머를 통제하는 데 효과적일 수 있다고 주장한다(예: Coombs, 2000).

③ 공격자 공격 전략: 루머의 발원지를 찾아내어 처벌하거나 루머를 역으로 공격하는 등, 루머를 전면으로 공격하는 '공격자 공격' 전략이다. 루머의 발원지가 명확히 알려진 경우라면 루머가 누군가에 의해 만들어졌다는 사실을 알려줄 수 있으므로 루머 신뢰성을 감소시키는 데 효과적이다(Coombs, 2000). 그러나 이 전략은 공격자(즉, 루머 발원자)를 공격하는 조직의 신뢰를 무너뜨릴 수 있고, 루머 공유를 오히려 증가시킬 수 있으므로 조심스럽게 사용해야 한다(Paek & Hove, 2019).

④ 반박 전략: 루머가 발생한 상황이나 배경에 대한 사실과 증거를 제시하는 루머 '반박' 전략이다. 커뮤니케이션 전문가들은 대체로 사실 자료를 가지고 루머를 반박하는 전략이 루머 대응에 가장 효과적이라고 꼽고 있다(DiFonzo & Bordia, 2000; Paek & Hove, 2019).

루머가 불확실한 상황에서 상황을 더 잘 이해하고 파악하기 위해 만들어지는 **일종의 '정보'라는 측면에서 사실을 제시하고 상황을 설명하는 방법이 루머를 불식**시키는 데 효과적일 것이다. 위험 루머에 대한 반박 전략은 단순 부인 전략이나 공격자 공격 전략에 비해 루머에 대한 조직의 대응에 신뢰를 증가시키고 이를 통해 루머로 인한 영향력을 감소시켜 줄 수 있다(Paek & Hove, 2019). 루머를 반박할 때는 '신뢰할 수 있는' 정보를 가지고, 신뢰할 수 있는 정보원이 해야 하며, **일시적이나 일회적인 정보 제공이 아니라 체계화된 계획 아래에서 진행되어야 한다**(DiFonzo & Bordia, 2007). 주어진 시점에서 파악된 정보를 자세하고 충분히 설명하되, 불완전한 정보에 대해서는 불완전성을 인정하고 더 완벽한 정보를 제공할 수 없는 이유를 설명함과 동시에 앞으로 어떻게 정보가 업데이트될지에 대해서도 설명해야 한다.

표 8-7 루머 사례

감염병	관련 사례
신종 인플루엔자	• 발병 원인 관련 루머('09) – 미국의 생화학무기 유출로 인해 신종인플루엔자가 확산되었고, 백신 이익을 위해 특정 제약회사에서 퍼트렸다는 루머
사람 유두종 바이러스	• 백신 관련 루머('13~) – 백신에 자폐, 불임의 부작용이 있다는 온라인 루머
메르스	• 감염병 관리 관련 루머-낙타유('15) – 중동지역 출국자 대상 메르스 예방 홍보 이미지 중 낙타 접촉금지에 대한 사항만 따로 편집되어 공유 – 낙타유 발병 가능성에 대한 루머 확산 – 정부 및 질병관리청에 대한 부정적 이미지 형성
	• 전파 관련 루머-공기감염('15) – 메르스는 비말감염임에도 불구하고 다수의 사람이 비말감염과 공기감염을 혼동하여 확산
지카바이러스	• 발병 관련 루머-소두증('16) – '지카바이러스 감염 = 소두증'으로 국민들에게 인식 – 국내 발병 사례 無로 루머효과가 크지 않았으나 루머 자체의 위험성은 높았음
결핵	• 검사 부작용 관련 루머('17) – 잠복결핵 전수 검사가 시작되면서 학생들 사이에 "검사 부작용으로 죽기도 한다", "대규모 생체실험이다" 등 루머 확산
코로나19	• 낙인 관련 루머 – '중국산 김치' 먹으면 감염될 수 있다?
	• 치료 관련 루머 – "말라리아 치료제인 클로로퀸이 코로나19 치료에 효과가 있다." 여전히 사실 여부가 입증되지 않은 내용으로, 과학적 증거가 계속 누적되므로, 이들 정보를 계속 업데이트할 필요성이 있음

6) 위험단계 경보수준

국내에서는 감염병 환자가 발생한 후 확산 수준에 따라 위험에 대한 경보를 관심(Blue) – 주의 (Yellow) – 경계(Orange) – 심각(Red)으로 구분하여 대응하는 관리 체계를 따른다. 감염병 위험소통 담당자는 단계별 물리적 재난대응 시스템에 부합하는 국민소통 목표와 실행전략을 통해 긴박한 상황에서도 국민의 신뢰를 확보, 바른 위험대처 환경을 구축하는 일에 기여할 수 있어야 한다.

7) 인터넷을 이용한 위기소통

한편 온라인 위기소통 채널을 사용할 때 지켜야 할 세 가지 원칙이 있다(Coombs, 2012). 첫째, 항상 숨기는 것 없이 즉각 조직의 입장을 밝힌다. 온라인상에서 누구나 조직의 의견을 들을 수 있도록 해야 하고 홈페이지, 소셜미디어 등 모든 채널을 동원해서 정보를 공개하는 것이 필요하다. 둘째, 위기가 발생한 온라인 유형에 동조하여 즉각적으로 반응하는 것이 중요하다. 즉, 유튜브를 통해서 위기가 일어났다면 유튜브를 통해서 대응해야 하고, 페이스북을 통해서 위기가 발생했다면 조직의 페이스북을 이용해서 대응하는 것이 필요하다. 이는 가장 관심을 많이 가지게 되는 동일한 매체를 사용하는 공중을 중심으로 조직의 메시지를 전달하는 것이 필요하기 때문이다. 셋째, 위기가 일어나기 전부터 온라인 활동을 활발히 해둠으로써 온라인 공중의 신뢰를 확보해둘 필요가 있다. 위기 발생 시 새로운 매체를 만들게 되면 우호 공중을 구성하는 데 많은 어려움을 겪을 수 있다. 인터넷 시대 위기관리는 평소에 조직의 온라인 활동을 충실히 하고 그것을 바탕으로 즉각적이고 공개적으로 대응하는 것이 가장 효과적인 접근이라고 할 수 있다.

요약

위험(risk)은 다양한 시각에서 정의할 수 있으며, 위험인식은 전문가가 결정하는 위험의 정도를 수용하는 명시된 선호 개념에서 공중의 심리적인 인식에 의한 위험의 표현된 선호 개념에 더 주목한다. 위험인식에 영향을 미치는 차원은 공포감의 정도와 익숙함의 정도로 구분, 즉 지식의 정도, 편익의 정도, 통제력의 정도, 관여도, 사회문화적인 가치, 불확실성의 정도, 친밀도, 재앙가능성, 공평성, 치명성, 인위성 등이 있다.

위험소통의 유형은 크게 보호관리(care), 위기소통(crisis), 갈등에 대한 합의창출(consensus) 커뮤니케이션으로 구분하고 주제별로 환경, 안전, 건강과 관련해서 분류하기도 한다. 위험소통 연구 분야에는 위험의 사회적 확산, 위험과 문화, 위험과 신뢰, 위험과 편견, 위험 비교가 있고, 위험의 실제적인 실행은 이러한 연구 분야의 결과를 바탕으로 기본 원칙과 함께 샌드만의 위험=위해+분노 모형 등 실행 모형이 적용된다. 위험소통 실행 과정에서 메시지와 전달을 결정하기 위한 근거기반의 연구를 참조하고 사전 테스트를 통해 최종 실행방법을 결정하는 것이 중요하다.

우리 정부에서는 감염병 위기소통의 5대 원칙(신속, 정확, 투명, 신뢰, 공감)을 설정하고, 이에 따른 대응을 실천하고 있다. 감염 단계에 따른 위험소통 전략과 방법, 루머관리가 필요하다.

연습문제

1. 다음 중 위험인식에 영향을 미치는 중요한 변수라고 보기 힘든 것은?

① 지식의 정도
② 통제력의 정도
③ 사회문화적인 가치
④ 지속성
⑤ 인위성

위험인식에 영향을 미치는 변수는 자발성(voluntariness), 통제 가능성(controllability), 친숙함(familiarity), 공평성(fairness), 혜택(benefits), 참사 가능성(catastrophic potential), 이해정도(understanding), 불확실성(uncertainty), 지연효과(delayed effects), 아이들에게 미치는 영향(effects on children), 미래 세대에 미치는 영향(effects on future generation), 피해자의 정체성(victim's identity), 공포(dread), 신뢰(trust), 미디어의 주목(media attention), 사고전력(accidental history), 가역성(reversibility), 개인적 이해관계(personal stake), 윤리/도덕적 성격(ethical/moral nature), 인위성/자연적 기원(human vs. natural origin) 등이다.

정답 ④

2. 위험소통의 발달 과정을 살펴보았을 때 가장 최근에 이루어진 접근방법은?

① 공중에게 위험 수치가 의미하는 것을 전달하는 수준
② 공중을 위험 커뮤니케이션의 파트너로 인정하는 수준
③ 공중의 의사를 존중하는 수준
④ 위험 편익을 비용에 대비해서 설명하는 수준
⑤ 유사한 위험과 비교해서 보여주는 수준

가장 최근에 이루어진 접근방법은 공중을 위험 커뮤니케이션의 파트너로 인정한 것이다.

정답 ②

3. 위험의 사회적 증폭 모형에 의하면 위해와 직접 관련된 분야를 넘어서 사회 전반의 분야로 그 영향력이 파급하는 효과는?

① 초두효과
② 최신효과
③ 나비효과
④ 후광효과
⑤ 물결효과

증폭된 위험 신호는 마치 연못에 돌을 던지면 물결이 연못 전체로 퍼져나가는 현상처럼 "물결효과"(ripple effect)라고 하였다.

정답 ⑤

4. 우리나라 질병관리청의 소통원칙 중 국민들이 느끼는 불안, 긴장, 슬픔 등에 대해 구체적으로 말을 제시하는 것은 어떤 원칙인가?

① 신속성 ② 정확성
③ 투명성 ④ 신뢰성
⑤ 공감성

위험상황에서 국민들이 느끼는 불안, 긴장, 슬픔 등에 대해 구체적인 말로 공감을 표현하는 것을 질병관리청의 공감성이다.

정답 ⑤

5. 인포데믹은 정보와 어떤 단어의 합성어인가?

① 가짜뉴스 ② 루머
③ 유행병 ④ 불확실성
⑤ 불완전성

인포데믹은 정보(information)와 유행병(epidemic)의 합성어이다.

정답 ③

참고문헌

김영욱. (2008). 『위험, 위기 그리고 커뮤니케이션: 현대 사회 위험, 위기, 갈등에 대한 해석과 대응』. 서울: 이화여자대학교 출판부.

Beck, U. (1986). *Risikogesellschaft: Auf dem Weg in eine andere Moderne, Frankfurt am Main, Suhrkamp Verlag.* 홍성태(역). (1997). 『위험사회 – 새로운 근대(성)을 위하여』. 서울: 새물결 (Mar Ritter (trans.) (1992). Risk society – Towards a new modernity. London: Sage 영역본 주대본 사용).

Bennett, P. (1999). *Understanding responses to risk: some basic findings*. In P. Bennett & K. Calman (Eds.), Risk communication and public health(pp. 3–19). Oxford: Oxford Medical Publications.

Benoit, W. L. (1995). *Accounts, excuses, and apologies: A theory of image restoration*. Albany: State University of New York Press.

Coombs, W. T. (2012). *On–going crisis communication: Planning, managing, and responding*. Thousand Oaks, CA: Sage.

Covello, V., & Sandman, P. M. (2001). *Risk communication: Evolution and revolution*. A. Wolbarst (Ed.), Solutions to an environment in Peril(pp. 164–178). Baltimore: John Hopkins University Press.

Cvertkovich, G., Siegrist, M., Murray, R., & Tragesser, S. (2002). New information and social trust asymmetry and perseverance of attributions about hazard managers. *Risk Analysis*, *22*(2), 359–367.

Douglas, M., & Wildavsky, A. (1982). *Risk and culture: An essay on the selection of technological and environmental dangers*. Berkeley: University of California Press.

Douglas, M. & Wildavsky, A. (1982). *Risk and Culture. Berkeley*, CA: University of California Press.

Earle, T. C. (2010). Trust in risk management: A model–based review of empirical research. *Risk Analysis*, *30*(4), 541–574.

Fischhoff, B. (1995). Risk perception and communication unplugged: Twenty years of process. *Risk Analysis*, *15*, 137–145.

Fischhoff, B., & Kadvany, J. (2011). *Risk: A very short introduction*. New York: Oxford University Press.

Gonzalez–Herrero, A., & Pratt, C. B. (1995). How to manage a crisis before–or whenever–it hits. *Public Relations Quarterly*, *40*(1), 25–29.

Griffin, R., Dunwoody, S., & Neuwirth, K. (1999). Proposed model of the relationship of risk information seeking and processing to the development of preventive behaviors. *Environmental Research*, *80*, 230–245.

Hance, B. J., Chess, C., & Sandman, P. M. (1989). Setting a context for explaining risk. *Risk Analysis*, *9*, 113–117.

Hearit, K. M. (2006). *Crisis management by apology: Corporate response to allegations of wrongdoing*. Mahwah, NJ: LEA.

Heath, R. L. (2010). *Exploring the reach of crisis and risk communication*. In R. L. Heath & H. D. O'Hair (Eds.), Handbook of risk and crisis communication (pp. 1–3). New York: Routledge.

Janoske, M., Liu, B., & Sheppard, B. (2012). *Understanding risk communication best practices: A guide for emergency managers and communicators*. Report to Human Factors/Behavioral Sciences Division, Science and Technology Directorate, U.S. Department of Homeland Security.

Kahneman, D., & Tversky, A. (1979). Prospect theory: An analysis of decision under risk. *Econometrica*, *47*(2), 263–291.

Kasperson, R. E. (2005). *Introduction and overview*. R. E. Kasperson & J. E. Kasperson (Eds.), The social contours of risk: Publics, risk communication & the social amplification of risk (pp. 1–16). Sterling, VA: Earthscan.

Kasperson, R. E., & Palmlund, I. (1989). *Evaluating risk communication*. V. Covello, D. McCallum, & M. Pavlova(Eds.). Effective risk communication: The role and responsibility of government (143–160). Dordrecht: Kluwer Academic/Plenum Press.

Kasperson, R. E., Renn, O., Slovic, P., Brown, H. S., Emel, J., Goble, R., Kasperson, J. X., & Ratick, S. (1988). The social amplification of risk: A conceptual framework. *Risk Analysis*, *8*, 177–187.

Langford, I. H., Marris, C., & O'Riordan, T. (1999). *Public reactions to risk: Social structures, images of science, and the role of trust.* P. Bennett & K. Calman (Eds.). Risk communication and public health (pp. 33–50). New York: Oxford University Press.

Leiss, W. (1996). Three phases in the evolution of risk communication practice. *Annals of the American Academy of Political and Social Science, 545,* 85–94.

Lerbinger, O. (1997). *The crisis manager: Facing risk and responsibility.* Mahwah, NJ: LEA.

Levitt, A. M. (1997). *Disaster planning and recovery: a guide for facility professionals.* New York: John Wiley & Sons.

Littlejohn, R. F. (1983). *Crisis Management: A team approach.* New York: AMA.

Lundgren, R. E., & McMakin, A. H. (2013). *Risk Communication: A handbook for communicating environmental, safety, and health risks.* Columbus, OH: Battlelle Press.

Lupton, D. (2013). *Risk.* London: Routledge.

McComas, K. (2006). Defining moments in risk communication research: 1996–2005. *Journal of Health Communication, 11,* 75–91.

McComas, K. A. (2010). *Community engagement and risk management.* In R. L. Heath(Ed.), The Sage handbook of public relations (2nd ed., pp. 461–476). Thousand Oaks, CA: Sage.

Mitroff, I. I., & Anagnos, G. (2001). *Managing crisis before they happen: What every executive and manager needs to know about crisis management.* New York: AMACOM.

Morgan, G., Fischhoff, B., Bostrom, A., & Atman, C. J. (2002). *Risk communication: A mental models approach.* Cambridge: Cambridge University Press.

Peters, R. G., Covello, V. T., & McCallum, D. B. (1997). The determinants of trust and credibility in environmental risk communication: An empirical study. *Risk Analysis, 17*(1), 43–54.

Poortinga, W., & Pidgen, N. F. (2003). Exploring the dimensionality of trust in risk regulation. *Risk Analysis, 23*(5), 961–972.

Renn, O., & Levine, D. (1991). *Credibility and trust in risk communication.* In R. E. Kasperson & P. J. M. Stallen (Eds.), Communicating risks to the public (pp. 175–217). Dordrecht, The Netherlands: Kluwer.

Sandman, P. (2003). *Four kinds of risk communication.* Posted online at http://www.psandman.com/handouts/sand17.pdf. Accessed on August 24, 2013.

Shariff, K. Z. (2003). Designing institutions to manage conflict: Principles of the problem solving organization. *Harvard Negotiation Law Review, 133,* 133–157.

Slovic, P. (1992). Perception of risk: *Reflections on the psychometric paradigm.* S. Krimsky & D. Golding (Eds.). Social theories of risk (pp. 117–152). Westport, CT: Praeger.

Slovic, P., & Peters, E. (2006). Risk perceptin and affect. *Current directions in psychological Science,* 15(6), 322–325.

집필자 **손애리** 삼육대학교 보건관리학과
E-mail aeree@syu.ac.kr